# トラウマの医療人類学

宮地 尚子



みすず書房

トラウマの医療人類学　目次

## I　トラウマの医療人類学

# I　トラウマの医療人類学

# トラウマと歴史・社会

木洩れ日のまぶしさ。ねむの花の可憐さ。自転車で行きかう学生たち。

四月から新しく移った大学で、私は「平和社会論」というコースを教えている。夏休みを目の前に控え、いま、最後の講義を終えたところだ。といっても後期（この大学では冬学期という）に、同じテーマをさらに探っていくコースが始まるから、中休み地点のようなものである。それでも、はじめてのセメスターがどうやら無事に終わろうとしていることに、私は安堵のため息をつく。

「悲惨な経験」は、平和な地球社会の礎になりうるか？

というのが、「平和社会論」のテーマである。トラウマを歴史社会的な観点から捉えなおしてみたい、これが私のねらいだった。

もともと私は「平和学」や「平和社会学」の専門家ではない。文化精神医学と医療人類学という領域の研究者であり、臨床を週一回のペースで続けている精神科医である。

文化というものに惹かれ、文化による健康や病気のあり方、生命や生活のあり方、医療や身体や精神のあり方の多様性に惹かれて、自分でも意識しないまま、いつのまにか研究者の道を歩いてしまっていた。ただその過程で、文化というものが、必ずしも正しく、また人間にとって優しいもの、すばらしいものであるとは限らず、ときにはきわめて暴力的であり、権力的であり、非倫理的でもありうる怖ろしい一面をもっているのではないかということも、つねに意識してきたような気がする。

人間のつくりあげる文化。その中には、愛情やつながろうとする思い、伝えようとする誠意から生まれてくるものだけではなく、悪意や恨み、恐怖や憎しみから生まれてくるものも多々まじっている。ここでいう文化とは、民族文化にとどまらず、この地球社会を覆ういくつもの流れのようなもの、人間の営みを左右する価値観とか、美学とか、自他を分ける意識とか、そういったもののことを意味している。

世界のあちこちに散らばる悲惨な状況。戦争、内戦、貧困、飢饉、疫病、離散……。それらは文化がないから起きているのではなく、文化があるからこそ起きている。人間が知恵を働かせ、創意工夫をめぐらせ、戦略を練るからこそ、被害は生まれ、増幅する。では、そんな悲惨な状況を生み出す文化とは何なのか？　逆にそんな悲惨な状況が生み出す文化とはどんなものか？

「平和社会論」という講義を担当することになったとき、私の頭の中に浮かんだのはそんな疑問だった。けれども、それではまだ広すぎる。焦点がぼやけてしまう。「世界とは何か」という究極の問いを発しているようなものではないか。

悲惨な状況。悲惨な体験。私はそこに、トラウマという概念を投げ入れてみようと考えた。トラウマを、社会や歴史とのかかわりから見てみたいと思った。

講義要項には、以下のように書いた。

戦争や経済搾取、差別、環境破壊など、世界はさまざまな「悲惨な経験」で満ちあふれてきた。それらの「悲惨な経験」から学び、二十一世紀を明るく平和なものにしていくことは可能なのだろうか？　忘却されるから「悲惨な経験」は繰り返されるのか？　それとも「悲惨な経験」は新たな「悲惨な経験」を呼び込んでしまうのか？「悲惨な経験」を生み出す人と、被害を被る人とはどうつながっているのか？　公の場の暴力と私的な暴力との関係は？

上記のような問いを、トラウマ（心的外傷）という概念を中心に、学際的に考えていきたい。トラウマの個人心理については、精神医学・心理学の領域で近年理解が深まりつつある。そして、トラウマ概念を歴史や社会分析に用いる試みもすでに始まっている。たしかに、歴史も社会も人間がつむぎだすものであるから、個々の人間の心理を深く理解することは、「平和な地球社会」をめざすために必要なステップであるにちがいない。

しかし、個人の心理理論を共同体や国家、国際社会レベルに適用することに問題はないのだろうか？　また「悲惨な経験」やトラウマを分析対象としてしまうことに、暴力性はないのだろうか？トラウマ概念のもつ可能性とその限界や弊害についても考えてみたい。

計画を立てながら、心の中で「時期尚早だ」という思いはついて離れなかった。

一方では、トラウマという言葉が流行語としてきわめて安易に人々の口にのぼり、他方では、精神医学の領域においてもトラウマの概念に共通理解がないまま、トラウマという現象に深くコミットする治療者と、トラウマを中心にすえた見方を毛嫌いする治療者の二極化が広がっているのが、日本の現状である。私自身にしても、トラウマへの理解は「発展途上」であり、まだまだ揺れつづけている。

また、個人の傷つきという心理現象のレベルから歴史や社会へのつながりを追いかけていくことができるような、確固たる道具を私がもっているわけでもない。へたをすれば、ウケねらいのマスコミ評論家のような大風呂敷にしかならなくなる危険性は十分ある。

けれども、この問題を考えるのに、時期尚早でなくなることなどあるのだろうか。大風呂敷でなくなることがあるのだろうか。こころというミクロから社会というマクロまで、包括して理解したいという欲望。数年やそこらで満足の得られる答えなどみつかるわけがない。一生かけても無理だろう。もしみつかるとするならば、みつかったものが本当の答えだとするならば、それはこの地球上から戦争や虐殺、虐待や暴力をなくしていく解決策がみつかる、実際に戦争や虐殺、虐待や暴力がなくなる、ということであるはずだ。残念ながら私にはそのような楽観的見通しはもてない。

とするならば、このテーマに取り組んでいくプロセスそのものを大切にしたほうがいいのかもしれない。社会科学系の研究をしようとする学生たちに、トラウマという心理的現象をある程度理解してもらい、また、個々人の背負うトラウマが社会や歴史へもたらすインパクトにも関心をもってもらうようにすること。逆に社会や歴史のもつ構造的な暴力が、個々人のこころにどのような影響をもたらしているかを感じ取ってもらうこと。少なくとも、学生たちがこれからさまざまな研究を進めていくなかで、調査対象となった人たちのもつこころの傷つきに敏感になってもらうことくらいはできるだろう。

トラウマという概念はたしかに定義も難しい。拡大解釈をして使われがちで、その危険性には十分気をつけておかなければならない。また、トラウマという現象を実体化して、そこにトラウマがある、ない、というような単純な取り扱い（ときに訴訟などでは、法からそのような判断を求められ、精神科医は言葉に窮してしまうのだが）にも大きな問題がある。けれども、私は、トラウマという現象はさまざまな文化に共通する普遍的な要素をかなり含んでいると考えている。また、トラウマという概念はとても重要で、多くの社会問題を解き明かす鍵としての力をもっていると考えている。あまりにも切れすぎてこわい刀のようなものだとさえ思っている。

たとえば、声を上げることすら不可能になるくらい、人間の尊厳や自己肯定感が根こそぎにされること。たとえば、存在の安心感や安全感が奪われ、つねにこころのどこかが怯え震えていること。出来事が過去とならず、何度も繰り返し回帰してくること。自分が自分を切り離し、また自分が自分から切り離され、統一しているはずのリアリティがモザイク化していくこと。

たとえば、「あなたが悪いのではない」と何度言われても消えない、身を掘り崩していくような罪悪感と自責の念。たとえば、こころの一部を凍結させ、それ以外の部分を過剰に稼動させることで、どうにか平静さが保たれること。

そして、想像を絶するような過酷さの中でほっと息をつくように生まれ出るユーモア。暗い闇のどん底の中でも見出される密やかな優しさ。真っ暗な絶望の中でさえ方向を指し示すことがありうる、幻想や創造の力。

このコースの中で、ベトナム帰還兵や沖縄の女性、ホロコーストの犠牲者や性暴力の被害者、ベトナムの兵士やインドシナ難民、パレスチナ難民といった人たちの文章をとりあげてきたけれど、それらを並べて読んでいけばいくほど、私には、彼ら彼女らが一緒になって、声なき声を上げているように感じられてきた。

もちろん、それぞれの出来事にはそれぞれの背景があり、個別の複雑な状況を把握せずに、なぜその人たちが傷つけられたのかを理解していくことは不可能である。そういった個別の事情を軽視したいわけではない。それらの出来事の一つ一つ、被害者の一人一人に分け入って、なぜ、そのようなことが起きたのか、責任はどこにあるのか、誰が責めを負うべきなのか、どうすれば防ぐことが可能だったのか、を考えていくことは不可欠だと思っている。

けれども、同時に、みんなが一緒になって声なき声をあげているような気がするのはなぜか、私の中でみんなが一つの像に結ばれていくのはなぜか、そこにも考えるべきことがあるような気がする。実際、いまあげた人たちの中には、加害者と被害者の関係にあったり、敵味方として戦いあったりしていた人たちが含まれており、それらの違う立場の人たちを一緒にすることは不謹慎でさえある。にもかかわらず、たとえばベトナム帰還兵と、ベトナムの元兵士の書いた文章から匂い立つ雰囲気は、あまりにも似ている。同じジャングルで戦っていたのだから、一緒で当然だというのだろうか？　ベトナム帰還兵があげる悲鳴や悪夢と、彼らを迎えた沖縄やフィリピン、韓国の軍事基地のまわりで働く女性たちの悲鳴や悪夢も、あまりにも似ている。自分が受けた過酷な体験を別の人間に向けようとする行為の結果だから当然だと言うのだろうか？

そういうことがまったくないわけではないだろう。けれども、もっとも大事なことは、「人が傷つくのは同じ」というきわめて単純なことではないのか。人種にかかわらず、男性・女性にかかわらず、生まれた時代や場所にかかわらず、共通した痛みと苦しみ、共通したうめき声と叫びが、そしてすべてが終わったあとの沈黙と静寂と祈りが、そこには現れているのではないか。
私はトラウマをそのようなものとして捉えたいし、捉えることができると考えている。

ところで、トラウマについては現在、PTSD（心的外傷後ストレス障害）という疾患概念やその診断基準と密接に結びついて語られることが多い。もちろん、フロイトのいう意味でのトラウマ概念を信奉する人もいるだろうけれど、現代社会に生きる私たちにとっては、精神的被害の「立証」とか「客観的」診断、「エビデンスにもとづいた治療」といったことを抜きに、トラウマの問題と関わることはできず、DSM－Ⅳ（米国精神医学会の診断統計マニュアル第四版）の診断体系やPTSDの診断基準を避けて通ることはできないだろう。

DSM－Ⅳの診断体系のあり方やPTSDの概念を批判するのは簡単であるし、実際批判するべきこともたくさんある。けれども、それらも発展途上の概念であると考えれば、建設的に乗り越えていくためのとても力強い足場を提供してくれているのではないかと、私は思っている。

たとえば、DSM－ⅣによるPTSDの診断基準に示されている三つの症状群――再体験、過覚醒、回避・麻痺。このように三つに分けて整理していくことで、ひとりの被害者が示す矛盾した行動や思考、人間関係の中でのずれや歪みとその連鎖が、傷を受けたことのない人間にとっても「了解可能」なこととして受け止められるようになるだろう。症状が長引くことによって、その人の性格や生活パターンにまで影響が広がってくることが理解され、いままで見過ごされてきた被害者の苦悩を感じとることができるようにもなるかもしれない。

または、PTSDの「外傷的事件」の定義。DSM－Ⅳでは以下のように書かれている。「（一）実際にまたは危うく死ぬまたは重傷を負うような出来事を、一度またはは数度、または自分または他人の身体の保全に迫る危険を、患者が体験し、目撃し、または直面した。（二）患者の反応は強い恐怖、無力感または戦慄に関するものである」

単発で急性の被害に偏りがちではあるが、トラウマの核となる出来事の一側面（とくに恐怖のもたらす衝撃）を明確に記述した点では、議論の土台とするにじゅうぶん有効な定義だと思う。もちろん、この定義に合わなくてもトラウマをひき起こす出来事はたくさんあるだろう。それでも、この定義は、どんな点でこの定義を満たしていないか、他のどの要素がその出来事にあったのかを整理することは可能になる(1)。

私自身のトラウマの概念はまだ揺れつづけている。したがって、あらかじめ明快なトラウマの定義をここで提出できるとは思わない。ただ、わたしが議論の出発点としてとても重視したい一つは、「トラウマは本来言葉にならない」ということである。トラウマはトラウマであるかぎり、言葉にはならない。そのぶん、身体症状や行動として制御できないかたちであらわれてくる。もしくは断片的な叫び声やうめき声としてあらわれてくる。そして、言語化されるとすれば、それはうめき声の断片が結晶となった詩のようなもの、そうでないとしたら、トラウマの周りを延々となぞりつづける一見退屈な散文にしかならないのではないかと思う。

言葉が到達しえないトラウマの重みと、その伝達不可能性に耐えかねて、ホロコーストの生き残りであるプリーモ・レヴィやパウル・ツェランは自らの命を絶ったのだろうか？　それとも希有な才能によって伝達不可能なものを伝えることができたときに、そのおぞましさにおののき、同時に生き延びるという自らに与えられた使命を果たしたと感じたのだろうか？

「あかるい石たち」というツェランの詩がある。(2) 一見、希望の見える風景の中ではあるが、そこには、亡くなった人とふたたびつながりあいたいという必死の思いと、その人の不在の中で生き延びざるをえない魂のうめき声があふれている。

本来言葉にならないはずのトラウマを、講義でとりあげ、言葉で論じ理解しようとする、『ショアー』の監督クロード・ランズマンの言葉を借りれば「猥褻」きわまりない営み(3)の中で、せめて私はこの詩の行間にひそむうめき声を拾いつづけたいと思う。

あかるい石たち　Die hellen Steine

あかるい
石たちが空をよぎる、あかるい
白い石たち、光を
はこぶものたち。

それらは
降りようとしない、落ちようとしない、
当たろうとしない。それらは

昇る、
ささやかな
垣の薔薇さながら、それらは花ひらく、
それらはただよう、
あなたのほうへ、あなた、ぼくのひそやかなひと、
あなた、ぼくの真実のひと——

ぼくはあなたを見る、あなたは、ぼくの
あたらしい、ぼくの
誰もの手で、その石たちを摘む。
あなたはそれらを投げいれる、だれも泣かずにすむ、だれも
名づけずにすむ、
ひときわあかるいもののなかへ。

**文　献**

（1）宮地尚子「想像力と「意味」——性暴力と心的外傷試論」、江口重幸他編『文化精神医学序説——病い・物語・民族誌』所収、金剛出版、二〇〇一、一九〇—二一七頁（本書収録）。
（2）パウル・ツェラン（飯吉光夫訳）「あかるい石たち」、『迫る光——パウル・ツェラン詩集』思潮社、一九七二。

（3）クロード・ランズマン（高橋明史訳）「理解することの猥褻さ――クロード・ランズマンとの夕べ」、キャシー・カルース編『トラウマへの探究』第11章、作品社、二〇〇〇。

# トラウマと距離

トラウマには、時間性と空間性がある。トラウマはある特定の場所において、ある特定の時間に発生する。トラウマやトラウマを受けた人を理解しようとする場合、この時間性と空間性に深く配慮しないことは、致命的になる。

文化人類学者であるヨネヤマ・リサは論文「記憶の弁証法——広島」[1]において、このトラウマの時間性と空間性、そしてそれらがもつ政治性について、きわめてすぐれた洞察を行っている。

本章では、この論文を一つの手がかりに、とくにトラウマの空間性について考えてみたい。素材としては、私自身の二〇〇一年の夏と秋のニューヨーク滞在経験をも用いてみたい。

現代社会において、大規模でトラウマティックな出来事が起こった場合、その出来事に対する私たちの「距離」の取り方は、とても複雑で困難なものになっている。

二〇〇一年九月十一日に起きた米国同時多発テロは、そのことを強く感じさせる出来事であった。

私たちはトラウマを受けた人たちにどの程度の共感をよせるかを、出来事との距離によって決めているところがある。距離が非常に近い場合には、共感だけでなく、「自分たちも攻撃された」「自分たちも傷ついた」といった被害者への同一化が起こることにもなる。

そして、こうした被害者への共感や同一化は、トラウマティックな出来事の社会的な意味を変質させる力をもつ。今回の事件においては、それが「国際的な犯罪」であるのか「戦争であるのか」（はたまた「新しいかたちの戦争であるのか」）ということが一つの論点となったが、まさにこの論点は、誰を事件の被害者と認定するのか、どこまでを含むのか、実際の被害者と攻撃の標的に自分も含まれていると考える者をどう分けるのか、ということと密接につながっている。

共感の政治学。誰が誰に共感をもって、痛みを感じ取るのか。誰が誰と自分を同一視して、敵味方の構図を作り上げるのか、痛みを感じ取ることはどう憎悪と復讐に結びつけられるのか。報復を声高く叫ぶ者ははたしてトラウマの当事者なのか。本来言葉には簡単にならないはずのトラウマが饒舌に語られるときこそ、私たちはその言説の空間配置に注意深く目を向ける必要がある。

また、今回は触れないが、言説における空間配置は、当事者と支援者との関係のあり方、死者など声のあげられない当事者と代弁者との関係のあり方、支援運動のあり方、支援者自身が被るトラウマ（代理外傷）などの問題にも関わってくる（サバルタン研究なども参照のこと）。

トラウマをめぐる距離については、とりあえず二つに分けることが可能である。一つは、物理的な距離、客観的に何センチとか何キロメートルと測定できる距離であり、もう一つは、心理的な距離である。

ヨネヤマは、広島の被爆者たちの証言活動をめぐるフィールドワークの中で、この二つの空間把握の仕方を明確に区別し、前者を「戦後日本の法的・医療的言説」と呼ぶ。

「原爆被害の生存者の証言にはほとんど例外なく、被爆当時爆心地から何メートル、何キロの地点にいた、という空間的設定が含まれている。よく見慣れた爆心地から放射状にひろがる同心円を重ねあわせた広島市の地図のイメージによって、被爆体験者の記憶が媒介されているのである」と彼女は言う。たしかに、戦後平和教育を受けた私たちの頭の中には、この同心円を重ねあわせた図は頭にこびりついている。そして被爆者として認定され、治療と補償を受けるうえで、この客観的な距離という尺度はなんと便利かつ決定的だったことだろう。

しかし、ヨネヤマは続けてこう指摘する。

「だがこの同心円のイメージは、爆弾を投下し観測した航空飛行士の視覚を具象化したものでもあった。この視覚こそが、生存者を含む眼下にある総てを対象化・物象化（objectify）し、命名し、決定づける優越的な位置であり、その後の広島の核被害に関する叙述を強力に条件づけるものとなった。この「上から」の視覚はその後の広島の語りに永遠に刻印され、誰もその空間的イメージの外部にたってその後の広島を語ることはできない」

そして彼女は、この優勢な空間的表象に対抗する動きの一つとして、被爆の証言者による「碑めぐり」の活動をあげる。これは、「この町を訪れる人々とともに原爆被害にゆかりのいくつかの場所へと赴いて、自らが直接に目撃した原爆被害を語る作業」のことである。ここでは、語り手の主観性が重視され、語り手の被爆体験に対する意味づけが大きな意味をもってくる。この活動は、同心円に代表される物理的距離に対してだけでなく、戦後日本の「公式の歴史地図」にも対抗するものとなっている。広島の都市再開発に伴い、原爆に関する記憶は、原爆ドームと平和公園の領域に「封じ込め」られてしまった。公式の観光地図に従って歩けば、博物館化された原爆被害の歴史を追体験した後は、戦後日本の平和と繁栄を確認できるようになっている。しかし、碑めぐりにおいては、慰霊塔や記念碑、墓地など死者の記憶や破壊の傷跡だけではなく、植民地からの多くの強制移住者を労働に従事させていた軍事施設なども訪れることになる。こうして、一見無縁と思われていた場と場をつなぐことによって、既存の知のプロセスを不安定化させている、とヨネヤマは言う。これは、距離や共感のもち方のオールタナティブなありようをたしかに示している。

ニューヨークは日本とは時差十三時間、地球の反対側とでもいえる位置にある。それでも、日本人の多くが、テロのニュースに大きなショックを受けた。物理的な距離は遠いといっても、毎日直行便が飛んでいるから時間的にはとても近い。また、「ニューヨークには行ったことがある」「ニューヨークには知り合いが住んでいる」「行ったことはないけれども、テレビドラマや映画のロケ地としてその街並みは見慣れているし、憧れている」など、心理的な距離、主観的な距離の近さを感じる人も多い。

ある友人は三年前、アメリカに住む幼なじみと久しぶりに会うのに、ワールド・トレード・センターで待ち合わせをし、その屋上で延々とお互いの来し方行く末を語り合ったことを、ビルの崩壊画面とともにまざまざと思い出し、強い喪失感を感じたという。

心理的な距離の近さだけではなく、同一化も多かった。米国のある男性は、テレビのインタビュアーに向かって「僕は、このワールド・トレード・センターを建設する仕事に関わったんだ。このテロは自分が攻撃されたのと同じだ」と語っていた。

この心理的距離や同一化には象徴的な意味がしばしば介在している。ニューヨークのもつ象徴性。移民を迎え入れ、多様性を受け入れる寛容な自由の街。アメリカン・ドリームの終着点。

西欧諸国や日本の政府がアメリカの軍事行動への動きを支持したのも、「民主主義への挑戦」「自由な社会が危険にさらされた」「資本主義の繁栄が攻撃にさらされた」といったかたちで、同一化の意識と（たとえそれが被害妄想に近いものであったとしても）自分たちの国も攻撃目標にされているという認識が下敷きになっている。世界の人々の関心の多くはニューヨークの被害に引きつけられ、ペンタゴンは影が薄いことも意識しておいたほうがよいかもしれない。「何の罪もない一般市民の犠牲者」が強調されることで、世界における共感と憎悪の流れにどのような変化がもたらされるのか。

言うまでもなく、技術化とグローバリゼーションの進む現代の世界において、物理的距離と心理的距離という分け方は、あまりにも単純である。まず何よりも、マスメディアによる距離の撹乱の問題、そしてインターネットや電子メールといった新しいコミュニケーションの影響を考える必要がある。物理的な距離と無関係に目の前に映る、飛行機がビルに突っ込んでいく映像。ビルが崩れ、カメラをもつ人が逃げ出していく映像。同時的にしかも繰り返し繰り返し、私たちはそれらの映像を見せつけられた。しかもその映像はナマのものでありながら、既視感を感じさせるものであった。

阪神大震災のときに、へしゃげた高速道路の映像を見て、まるでゴジラ映画を見ているようだ、と言った人がいた。神戸は私にとってふるさとであり、当時住んでいた京都でも地震の衝撃は強烈な恐怖感をもたらすものだったこともあって、そのような発言に私は腹立たしく思っていた。それなのに、ニューヨークのビルの崩れゆくさまには、私自身「映画そっくり」という印象をもってしまった。ほんの一週間前に見た『ファイトバック』という映画のラストシーンが、まさに主人公たちのしかけた爆弾によって、クレジットカード会社の集まる高層ビルが破壊し崩れ落ちていくというものだったのだ（ついでに言うと、その映画は、トラウマと解離性障害の専門家で翻訳された著作[2]もあるラルフ・アリソン氏から、彼の来日の講演の予習として見ておくようにと勧められた映画だったというのも、不思議な偶然と言えるかもしれない）。

歴史に「もしも」はないが、それでも、もしも広島・長崎に原爆が投下されたとき、すでにテレビの衛星放送が存在していたとしたら……。あの惨劇が同時的によその国のリビングルームの食事時に映し出されていたとしたら……。それは身の毛のよだつ暴力だと思うが、今の世界ではそれが日常茶飯事となっているわけだ。そして、メディアが事件をどのように報道するかは、いまや事件そのものよりも、決定的な役割を人々の思考に果たしている。

報道でもう一つ気になったのは、アメリカの戦闘行為を支持するにしろ、しないにしろ、誰もがテロの犠牲者へのお悔やみの言葉を前置きに話を始めることだった。しかしテレビや新聞に日本人以外の犠牲者の名前があげられることはほとんどなかった。私に限らず、アメリカに知り合いをもつ人は日本にも多い。その人たちが事件に巻き込まれなかったのかどうかを知りたいと思う人は少なくなかったと思う。映像の上の部分に「米国多発テロ発生」といったテロップを常時流しているテレビ局もあったのだから技術的には不可能ではなかったと思う。けれども、日本人行方不明者の名前が繰り返し流される一方で、ビルに激突した飛行機乗客の名簿も、ビルの崩壊で行方不明になった人たちの名前のリストも、私の知るかぎり一度も流されることはなかった。

にもかかわらず、事件から数日後の日本の国家予算委員会の開会にあたっては一分間の黙禱が行われ、日米合同の慰霊祭も早々に開催された。一人一人の名前を知ろうともせずに犠牲者を追悼することの矛盾に、私はいちばん欺瞞を感じたような気がする。

テロの犠牲となって亡くなった人たちや愛する人を失った人たちのトラウマに対する共感とはいったい何なのか。人間としての共感能力をはかる踏み絵のようでいて、実は報復という名の軍事行動へのステップにすぎないのか。トラウマへの共感と犠牲者を悼む行為は、使われようによっていったいどんな政治的効果をもってしまうのか？　近いようで遠い、遠いようで近い出来事。まったく身体性を欠いた「国を挙げての」追悼。

だからこそ、私は、この十月末にあえてニューヨークに行くことにしたのだと思う。メディアから溢れる、過剰に刺激的だけれども偏った情報によって攪乱された距離の取り方を見直してみること、自分がニューヨークに対してもつ心理的距離の在処《ありか》を明確にしてみること、そして、なによりも、こういう状況だからこそ、物理的距離というものをしっかりと自分の五感で、身体と感情でもって捉え直してみたかった。「現地にたかが一週間行ったからって何もわからない」としたら、そのことがわかるだけでもいいと思った。

十月末のニューヨークは、紅葉が美しかった。人間の世界がどんなに悲惨であろうとも、自然は変わることなく、生命の息づきと季節の流れを確実に伝えてくれる。

実は、夏にも私は仕事の関係で一カ月ニューヨークで過ごしていた。セントラルパークの芝生は青々とし、グランドセントラル駅から郊外に向かう電車は、絶え間ない木洩れ陽のトンネルの中を走り、私は米国の恵まれた豊かさに複雑な感慨を覚えていたのだった。

季節だけではなく、この二カ月の間に世界が決定的に変わってしまったことを感じながらも、十月のニューヨークは一見、変わりなく見えた。地下鉄は相変わらず雑然とし、道は渋滞し、タクシーを求めて手を挙げる人たちの姿が立ち並ぶ。

ワールド・トレード・センターあたりは、ビルの崩壊現場を囲んで幅広い区域が立ち入り禁止になっており、私はその周りをゆっくりと三時間ぐらいかけて歩いた。慰霊の花束やぬいぐるみ、行方不明の人を捜すポスターの群れ。消防署の前に貼ってある大きな寄せ書き。ときおり現場から出てくる大型トラックの上にはへしゃげた鉄骨。「中はひどい匂いらしい」とか「以前はもっと近くまで入れたけど、その辺に落ちているものを記念品代わりにもって帰る奴らもいて、出入りが厳しくなったらしい」といった、周りの見物人から聞こえてくるうわさ話。毎日十二時間近くの勤務をこなすという警察官。立ち入り禁止区間にぎりぎりあたってしまって、開店休業の浮かない顔をした店主。現場で作業する人たちのためであろう、たくさんの簡易トイレ。そして、ハドソン川を渡ってニュージャージー州から通勤してくる人たちのための、今は閑散としたフェリー乗り場。

爆心地。立ち入り禁止の場所。見えない場所。語れない場所。拒絶の場所。できることはその周りをなぞるように歩くことだけだ。

現場から離れ、グランドセントラル駅に向かう途中の公衆電話から、私はいつも親しくしているニューヨークの親戚に電話をした。ニューヨーク市内で消防士をし、同じ作業班の同僚二人をもビルの崩壊で亡くした彼とその家族に、私は会いにいってお悔やみを言う予定にしていた。けれど同僚の遺体（の一部？）が見つかったとかで、急遽次の日がお通夜、そしてその次の日がお葬式、ということで直接会えずじまいになってしまった。

事件後のアメリカの友人とのメールや、ニューヨークの知り合いとの会話の中で「私たちはとても深いトラウマを受けたwe were heavily traumatized」という言葉と私は何度も出会った。私はそのたびに言葉の「本当の重み」をうまく感じ取ることができず、もどかしい思いをしてきた。

立ち入ることのできない場所、立ち入ることのできない時間。まさにそこにトラウマはある。歩くことのできなかった場所、聞くことのできなかった話、声にならない声、跡形の残らない爆心地。

物理的距離は、たしかにヨネヤマの言うとおり、「法的・医療的言説」、感情のこもらない客観的言説を支持するだけのものにもなりうる。けれども物理的距離こそ、その同心円的な磁場こそ、中心のブラックホールのようなひきこまれる闇こそ、またトラウマを正確無比に表しているものでもあると思う。

帰りの空港のセキュリティには、急遽政府に雇われたらしい西アジアや中東出身のアメリカ人たちが立ち並んでいた。同じ民族の中から怪しい者を見出す役目なのだろうか。誰もが一様に目を半分伏せ、落ち着かなげな面もちでただ立っていた。まるで彼ら彼女ら自身が、執行猶予つきの判決を待ち望む被告であるかのように。その沈黙にも、別のかたちのトラウマが正確無比に映し出されてはいなかっただろうか。

## 文献

（1）ヨネヤマ、リサ「記憶の弁証法――広島」、『思想』一九九六年八月号、五―二九頁。
（2）ラルフ・アリソン（藤田真利子訳）『「私」が私でない人たち』作品社、一九九七。

# 「加害者」の恐怖

米国多発テロが起きる直前に読み終えた本の中に、『ためらいの倫理学』[1]があった。そこに、戦争やジェノサイドにおいて人はみな自分が被害者だと思っていて、誰も加害者だとは思っていない、ということが書いてあった。たしかにそうかもしれないなあと、私はそのとき思った。植民地化の過程で、支配者たちが「未開」の先住民に対してもっていた強い恐怖のことや、ドメスティック・バイオレンスの加害者の男性が「自分のほうが被害者なのだ」と言って、暴力を正当化することなどを思い浮かべたのだった。

そして、九月十一日のテロが起き、米国大統領は「これは戦争だ」とすぐさま明言した。米国国民のみならず、世界の主要国もそれを支持した。私はほとんど既視感さえ感じながら、内田の文章を思い出し、ああそのとおりなのだ、と何度も思った。

内田は言う。

戦争やジェノサイドは社会システムの不調であり、多様なファクターの累積効果として発生する。

「だれか」が意図的に開始できるようなものではない。私はそういうふうに考えるが、ソンタグはそういうふうに考えない。

ソンタグはミロシェビッチが「戦争を起こしている」と思っている。だが、もちろんミロシェビッチ自身は、すでに「別の誰かが」始めた戦争に対して防衛的、報復的に対応しているにすぎないと考えている。

ヒトラーだって、ナポレオンだって、聞かれればみんな「相手が先に攻撃してきたのだ」と答えるだろう。心からそう信じて。

戦争とかジェノサイドというのはそういうものだ。

反ユダヤ主義の文献を少しでも読んだことのあるものなら、そこに横溢している非ユダヤ人のユダヤ人に対する恐怖と被害者意識の底なしの深さに驚くはずだ。

ジェノサイドというのは、「めざわりだから異物を排除する」というような「積極的・主体的な選択」ではない。その「異物」によって自分たちの社会がいま占拠され、自分たちの文化が破壊されようとしているという切迫した恐怖と焦燥に駆られたとき、ぎりぎりの「自己防衛」としてジェノサイドは発現するのである。すべての民族虐殺者たちは涙ながらに「自分たちこそ被害者なんです」と訴えるに違いない。(1)（一三三頁）

この文章は、一九九九年のNATO軍によるセルビア爆撃を支持するスーザン・ソンタグの主張を批判するエッセイの中にある。内田は、ソンタグの発想法が根本的に「アメリカ的」であるとして、その危険性を指摘する。

これまでよその国に「踏み込まれた」経験がないアメリカは、つねに軍事介入を自分たちを「主語」にして考える。「だれか」邪悪な存在がひき起こした戦争やジェノサイドを「阻止する」ために、外側から駆けつける無垢で知的な「騎兵隊的」主体として自分たちを設定する。けれども、自分が「邪悪な主体である」可能性は吟味しない。……そう、内田は言う（二一〇―二一四頁）。

テロによって状況は変わってしまった。アメリカはとうとう、その心臓部に「踏み込まれて」しまった。そこまで内田が予測していたわけではないが、この文章は、なぜ九月十一日の事件があれほどアメリカと世界に衝撃を与えたのか、その理由をあますところなく説明している。

同時に内田のいうアメリカ的発想法が、基本的には何も変わらず、テロ後の動きを支えていることもよくわかる。テロに対する「自己防衛」として報復戦争を準備し、「正義の側」か「テロリストの側」かどちらにつくのか世界に向けて迫ったとき、そして、いつのまにか戦争が、アフガニスタンの民衆をタリバンの圧政から解放する救出劇にすり替えられていったとき、アメリカは、やはり軍事介入を自分たちを「主語」にして考えた。たんなる被害者ではなく、テロリストという邪悪な存在から世界を救う無垢で知的な「騎兵隊的」主体として、自分たちを設定した。自分たちが「邪悪な主体である」可能性を吟味しようとする国内少数派のか細い声は、国歌や国旗の波にかき消されていった。

ちなみに、このエッセイには「アメリカという病」というタイトルがついている。といっても、ここでこの状況をアメリカ特有のものだとみなすこと、正義を振りかざす傲慢な存在としてアメリカのみを特定し批判することは、まさに内田が批判する思考回路に陥ることであろう。

また、内田自身は、加害者の被害者意識よりも、自分が「邪悪な主体である」可能性を吟味せずに正義を主張すること、検察官的な「審問の語法」で語ることの問題性に重点を置いている。しかし、私としては、そこに結論をもっていく手前で踏みとどまり、加害者の被害者意識、誰もがみな「自分たちこそ被害者」だと思っているという現象を、それと関連する「恐怖」という感情とともに、ここで考えてみたいと思う。

まわりから「客観的」にみれば虐殺者、加害者とみなされる人たちもみな、自分たちこそ被害者だと思っているということ、「切迫した恐怖と焦燥に駆られ」てやむなく攻撃に転じるということ、それは考えてみれば、かなりありふれた現象と言えるだろう。

米国の南部で、白人婦女子の安全を脅かしたかどで、どれほど多くの黒人がひどいリンチの末に殺されてきたか、関東大震災の後に朝鮮人暴動説が流れ、それをどれほど多くの日本人が信じ、殺戮にまわったか、イスラエルにおいて国家の安全を脅かすという理由で、どれほど多くのアラブ系の共住者たちの血が流されてきたか、とりあえずは、それだけでも例は十分であろう。

コロンビア出身のノーベル賞作家、G・ガルシア＝マルケスの幻想的な小説『愛その他の悪霊について』(2)の中に、主要な役柄を担う侯爵に関して、こんな一節がある。

「先祖伝来の薄暗い屋敷に生まれて初めてひとりで暮らすことになった彼は、寝ている間に奴隷たちに殺されるのではないかという植民地帰属特有の恐怖ゆえ、暗闇ではほとんど眠ることもままならなかった」(五二―五三頁)

植民地支配において、支配者側が被支配者に対して与えた抑圧や暴力は、今では歴史的にも、とりあえず悪とみなされるようになった。そのため、支配者たちが大きな恐怖を被支配者である先住民や奴隷たちにもたらしてきたことも「歴史的事実」として一応認められている。とはいうものの、彼らの恐怖や無念が十分に記録され伝えられてきたとは言い難く、また、当時の植民地において声高に語られ、記録されていたのは、むしろ、被支配者たちが支配者にもたらす脅威についてであった。

ガルシア＝マルケスの一節を私に教示してくれた文化人類学者の落合は、近代西欧社会がアメリカ大陸の先住民をどう認識してきたかの歴史をたぐりながら、支配者側が被支配者側に抱く「植民地的恐怖」について考察をめぐらせている(3)。

最近のハリウッド映画においても、いまだにメキシコ人やラテンアメリカ人は、無慈悲な悪漢か、せいぜい無垢で柔順な農民としてしか描かれないこと。二十世紀前半の西部劇は、「血の匂いと裏切りに包まれた好色な悪漢メキシコ人すなわち野蛮な〈アメリカ〉の摘発とその征伐」の疑似体験を、合衆国観客に提供しつづけてきたこと。十九世紀前半、独立間もないメキシコは、まず合衆国にテキサスを奪われ、アメリカ－メキシコ戦争敗北によってカリフォルニア、アリゾナ、ニューメキシコその他国土の約半分まで割譲されてしまったこと。この戦争を、合衆国側は「メキシコに蔓延する〈腐敗の元凶〉カトリック教会に対しアングロサクソンが挑む闘い」であり、〈天命〉だとみなしていたこと。そしてこれらすべての源流には、中世ヨーロッパに遡る〈ワイルド・マン／東方の驚異〉複合というものがあったこと。つまりヨーロッパの東方には、巨人、単眼人、単足人、犬頭人、無頭人、といった、怪物的または動物的で野蛮な、しかし〈文明化〉の余地を残す人間が住んでいるという思考が、フーコーの言う〈歴史的アプリオリ〉として存在してきたこと。

資料豊かにその流れを描き出しながら、落合は、人類学も含むヨーロッパの啓蒙的知、〈理解〉そのものが、このワイルド・マンに対する恐怖をもとにして発展してきたと指摘する。

〈新たな人間の発見〉とは、他者という新たな〈恐怖〉の発見にほかならなかった。ヨーロッパにとりアメリカ大陸の征服は領土的な拡張だけを意味したのではなく、他者もふくめた大宇宙の闇に光を当て（Enlightenment = 照明、啓蒙）、具体的に〈恐怖〉を克服していくプロセスだったと言えるだろう。それがヨーロッパにとっての近代化の意味だった。(3)（一七三頁）

落合の指摘で興味深いのは以下の三点だろう。まず、ヨーロッパの対他者戦略、アメリカ大陸の征服は、自分たちの理解を超えているかもしれない〈不気味なもの〉に対する恐怖や不安の軽減願望から発していたということ。つぎに、先住民の物理的恐怖を克服するために用いられたのが軍事的征服であり、そのあと内面的恐怖の克服のために用いられたのが啓蒙的知であること。そして、その啓蒙的知とは、実は、アメリカ大陸とヨーロッパに野蛮と洗練、悪と正義、未開と文明、といった二分法を画像イメージや物語、歴史叙述の中で当てはめることによって、後者による前者の「覚醒」や「救済」が正当化されるプロセス、占有化そのものであったこと。

つまり、植民地支配という過酷な暴力の源泉をたどれば、ヨーロッパ人の恐怖に行きあたるわけである。しかし、その恐怖は、ただ恐怖として現れるのではなく、かたや心の奥に眠るアーカイックな異人像を甦らせる表象の営みによって、かたや自分たちの進歩性をさししめす知的な営みによって、みごとなまでに覆い隠されながら、増幅されてきた。

進歩の語り、正義の語り、勧善懲悪のわかりやすい物語は、恐怖の克服というよりも、恐怖の否認が促したものといっていいだろう。恐怖をそのまま認めてしまえば、相手に弱みを握られ、権威が奪われかねない。優位性を維持するには、おそれではなく理性にもとづいて行動する主体を演じなければいけないのだ。

同様に支配者側、加害者側の抱く恐怖心に注目しながら、社会学者の鄭は、関東大震災のときの日本人の心理を分析している。落合の描く、植民地支配下の異質なものへの恐怖、異質であるがゆえに作動する同化と排除の暴力とは異なって、鄭は加害者たちが自分の犯した過ちに怯え、自分たち自身に怯える「対人恐怖症」に目を向けようとする(4)。

……人々を恐怖に陥れたのは、決して「井戸に毒を入れる朝鮮人」ではなかった。それよりむしろ最も恐ろしかったのは、暴徒と化してとどまるところをしらない自警団、つまり皮肉にも日本人自身の姿だったのである。（中略）

内心では「朝鮮人暴動説」をデマだと思っていた人もいたのに、自警団が怖くてとても言い出せなかった。同調して一緒に朝鮮人を殺さなければ、自分が殺されるからだ。ところによっては、軍隊から「朝鮮人を取りにこい」と連絡を受けて、わざわざ殺すためだけに三人ずつ朝鮮人をもらってきた自警団まであった。現在のいじめと同じ構造がそこにはある。いじめるのは悪いとわかっていても、一緒になっていじめなければ次は自分がいじめの対象にされてしまう……。一緒になっていじめる、つまり共犯関係をつくることで連帯感を高めようとする……。こうした日本人の内なる不安・不満、日本人どうしの間の不信感・恐怖感を解消するために、六千人以上もの朝鮮人が虐殺されたわけだ。自分たち自身の内にべっとりとこびりつく、この「深くて暗い闇」こそが、日本人にとっての真の敵

だろう。(4)(二二一―二二二頁)

もちろん虐殺の発端には、「異質」な存在である朝鮮人への恐怖があったといえよう。けれども、すでにそこには、もしも自分が朝鮮人の立場であれば日本人を恨んでいるにちがいない、という投影があったにちがいない。それは相手との同質性を前提とした恐怖である。自分たちの理解を超えているかもしれない〈不気味なもの〉に対してではなく、わかりやすく身近なものであるがゆえに迫ってくる恐怖である。

そのうえに、自分の所属する集団、「日本人どうし」に対する恐怖が蔓延していた。ある日突然、同質であるはずの誰かが異物として内部から選びだされ、敵として名指され、集中攻撃されるかもしれない集団。そのような集団に所属するよりほかに選択肢がないという恐怖。

しかしそのような自分の所属する集団に対する恐怖も、同質性を前提とし、加害者意識を裏返しにしたような恐怖もやはり否認されざるをえなかった。その否認のために、「異質」な存在の「異質さ」はますます強調されてゆく。自分ではなく、相手が問題なのだと言い張ることが、つねに支配者には必要だからだ。悪いのは私ではない、「異質」なおまえたちなのだ、と。

支配者側の抱く恐怖が、異質なもの、未知のもの、理解不可能なものに対する恐怖なのか、同質のもの、自分たちの中に内在し、あまりにもわかりやすすぎるがゆえに逆に恐ろしい恐怖なのか、実はその違いはあってないようなものなのかもしれない。一見まったく別のメカニズムで発生するようにみえながら、その二つの恐怖は表裏一体となって、否認と増幅を繰り返すのかもしれない。

内田は、別の場所で以下のように述べている。

……戦争が、それなりの合理性や合目的性を見出しうる政治的ファクターよりも、むしろ「「私たち」の存在を脅かす敵がいる」という（場合によっては全く現実的根拠のない）病的妄想によって駆動されているという知見は、いかなる場合でも忘れられてはならない。……南京、アウシュヴィッツ、ヒロシマ、カンボジア、ルワンダ、コソヴォなどの事例が語るのは、人間はどのようなわずかな断片的事実からも「敵」の幻想的な構成を行いうるということ、どんな偶発的な出来事もジェノサイドにまで爆発的に増殖する憎しみの培地となりうるということである。(1)（六八頁）

同じであるはずの仲間からわずかな異質性を見出して、裏切りの可能性に疑心暗鬼になる指導者もいれば、異なり劣っているはずの被支配者の強い眼差しに、自分と同じ誇りや憎しみを読みとって、謀反の可能性に怯える指導者もいる。たしかに、人間はどのようなわずかな断片的事実からも、脅威や敵を見出すことができる。

もちろん感じ取る脅威や恐怖が、「現実的根拠」や「客観的」事実と見合っている程度のものなのか、吟味してみる必要はある。冒頭に引用した内田の文章にある、「「異物」によって自分たちの社会がいま占拠され、自分たちの文化が破壊されようとしているという切迫した恐怖と焦燥」は、後の文章では、病的妄想、「敵」の幻想的な構成、そして憎しみの培地、と言い換えられている。

どこまでがリアリスティックな恐怖と焦燥で、どこからが病的妄想、幻想なのだろうか。どこまでが恐怖で、どこからが憎しみなのか。いつ、どの時点で恐怖は憎しみに転化するのか。恐怖は憎しみに必ず転化するものなのか。そもそも被害者・犠牲者の現実の恐怖体験と加害者の恐怖心は同列に論じることが可能なのだろうか。

また、恐怖というのは、弱点をさらし、権威を下げる働きをもつ一方で、どこか無垢さを秘めている。暴力の陰に、支配欲とか独占欲といった欲望が、もしくは、怒りとか攻撃性とか憎しみが透けて見えたならば、それらを抑制しコントロールすべきだという主張が出てくるだろう。しかし、恐怖は、自分では抑制やコントロールが困難なもの、たとえ理屈には合わないとしてもリアルなもの、自然な感情だと考えられ、悪意はなかったことの証明にさえなりうる。正義にもとづく主張が破綻したとしても、加害者が「怖かったからだ」と「真情を吐露」してしまえば、しかたなかったのだと情状酌量や共感の余地が出てきてしまう。しかし、恐怖とはそれほど自然な感情なのだろうか。恐怖とはそれほど無垢な感情なのだろうか。恐怖こそが真実なのだろうか……根本的でありながら、答えの難しそうな問いがそこにはいくつも横たわっている。

支配者や権力者の側の被害者意識、とくにその根底にある恐怖や不安に注目し、理解しようとすることは、歴史や社会の動きを理解していくうえで、とても重要な方法だと思う。新たな戦争やジェノサイドを防止することを真剣に考えるなら、それはなおさら不可欠な営みであろう。

けれどそのためには、内田の言うように、自分の身の潔白さや善悪の判断を一度掘り崩してみることだけでなく、こういったやっかいな問いを同時に考え抜く覚悟も必要になるだろう。つまり、戦争やジェノサイドをひき起こす当事者たちの恐怖のリアルさにたじろぎながらも、それがどのような恐怖なのか、恐怖がどのように煽られ、対象をねじまげられ、操作されていくのか、誰の誰に対する恐怖がクローズアップされていくのか、恐怖を理由にした言説が誰にどのように受け入れられていくのか、それはどのような道徳的含意をもつのか、といったことをも同時に問うていくということだ。恐怖を理由とした説明は、ある意味で、とてもパワフルで説得力がある。だからこそ、その説得力に圧倒されず、慎重にとりくんでいかなければならない。

## 文献


(1) 内田樹『ためらいの倫理学』冬弓社、二〇〇一。
(2) G・ガルシア＝マルケス（旦敬介訳）『愛その他の悪霊について』新潮社、一九九六。
(3) 落合一泰「東方の驚異、ワイルド・マン、インディアン・グリーザー」、『文化人類学1――新たな人間の発見』所収、岩波書店、一九九七、一四一―一八〇頁。
(4) 鄭暎惠「自分たち自身に怯える「対人恐怖症」」、『石原都知事「三国人」発言の何が問題なのか』所収、影書房、二〇〇〇、一一七―一二二頁。

## ベトナム帰還兵とは誰のことか？

季節は一巡し、大学のキャンパスでは、新入生たちがやって来る前に早くも散りそめた桜の木々と交代に、赤と白の一対のハナミズキが寄り添いあうようにして木陰をつくりだしている。

「平和社会論」の講義も二年目に入った。文献はいろんな方向に相互につながるように選んでいる。いくつかの差し替えはあるものの、基本的には同じテキストで今年も構成している。たとえば、本稿で紹介するベトナム戦争記念碑についての論文の後には、ベトナムに歩兵として一年あまり従軍したティム・オブライエンの『本当の戦争の話をしよう』(1)を読み、ベトナム人作家バオ・ニンの『戦争の悲しみ』(2)を読み、高里鈴代の『沖縄の女たち——沖縄の人権と基地・軍隊』(3)を読むといったぐあいだ。

学生たちははじめ、どうすればトラウマはなくなるのか、被害者はどうすれば癒されるのか、加害をストップさせるのにはどうすればいいのかと、ストレートな論理と、どこか勧善懲悪的な欲望をもってやってくる。けれども、文献を読み進めているうちに、どんどんわからなくなっていく。加害者と被害者の境い目は、トラウマとそうでないものとの境い目は、自分はどんな立場から批判や解決策を議論しようとするのか、などなど。
もちろん、すべてを相対化してニヒリスティックになるのを薦めたいわけではない。どこかで倫理的判断を下し、自分の位置を定めて、声を発することも必要だし、そういうときが必ず誰にでも来るのだと私は思う。ただ、その前に現実の複雑さに大きくとまどい、そこでの混乱や困惑を十分味わってほしいと思っている。トラウマを扱うテキストは、つねにある限られた位置から限られた関係性の中で産出されていること、いろんなものを切り落とし、簡単に分けられないことをむりやり切り離すことによってしか、おそらく声を発することはできないこと、そんなことにも気づいてほしいと思っている。

マリタ・スターケンの「壁、スクリーン、イメージ――ベトナム戦争記念碑」(4)という論文は、ベトナム戦争記念碑が首都ワシントンに建てられていく経緯を追いながら、公的な記憶のあり方に思考をめぐらせている。ベトナム戦争が終わったのが一九七三年。記念碑が建てられたのが一九八二年、論文が出たのが一九九一年である。ちょうど湾岸戦争の時期であり、湾岸戦争への言及も論文の中にある。(注1)

ワシントンD・Cの、リンカーン記念堂やワシントン記念塔などが立ち並ぶモールに建てられたベトナム戦争記念碑、正確にはベトナム帰還兵記念碑（the Vietnam Veterans Memorial）は、今でこそ数多くの人が訪れメモリアルとして深く共感を得ているが、建造にこぎつけるまでには、記念碑のデザインや設計者をめぐって激しい論争が巻き起こった。(注2)

その紆余曲折や論争は、そのままベトナム戦争やベトナム帰還兵に対する、米国国民のもつ複雑な思い、米国内でのベトナム帰還兵が占める位置の複雑さ、そしてベトナム戦争をめぐる米国における集団的記憶の変化を映し出している。

この「映し出す」という意味で、スターケンはベトナム戦争記念碑の黒い壁に「スクリーン」という隠喩をもちだしてくるのだが、彼女はその言葉に、もう一つ隠蔽装置としてのスクリーン、「隠す」という意味をも込めている。

記念碑は何を映し出し、何を隠そうとしているのか。

記念碑のデザインは、黒い御影石で造られた二つの壁が、一二五度の角度で接合しV字型を形成しているものである。リンカーン記念堂やワシントン記念塔など、周りの国立記念建造物がほとんどすべて白い石材で造られ、遠くから見えるようになっているのに比べ、ベトナム戦争記念碑は、傾斜面の地表より低いところに、土にのめり込むように造られている。このことが、「権力と栄誉を象徴する垂直にそびえ立つモニュメントという規範に背いている」として、「戦没者や帰還兵の栄誉を讃えるよりも、むしろ、国民の罪悪感を促す」「恥をさらけ出す黒い傷跡」「みじめな溝」「墓石」などと激しい批判を浴びた。スターケンはここに、黒い壁は「恥と悲しみと堕落」を想起させるという人種差別的な解釈と、そびえ立つのではなく地に食い込むということに対する「大地＝無力＝女性」という性差別的な解釈が組み合わされていたと指摘する。

このデザインの問題は、それを設計した個人の問題とも結びつけられた。設計者はマヤ・イン・リンという中国系米国人で、二十一歳のイエール大学の学生だった。大学の科目の課題として提出したものが、匿名参加によるコンクールで選ばれてしまったのである。最初はコンクールの公明正大さを示すとして好意的にみられていたものの、だんだんリンは米国人ではなく「他者」「アジア人」としてみられるようになり、記念碑建造を推進してきた帰還兵たちからも、「勇気」や「犠牲」といった言葉を理解できない「女性、つまり子ども」としてみられ、対立するようになってしまった。この対立は双方のいくつかの妥協によっておさまったが、結局、写実主義の彫刻家フレデリック・ハートによる三人の男性兵士の像（一人は黒人で二人は白人）が追加して建てられた。それに反応して、その後、女性兵士の彫像が造られ、ほかにも空軍パイロット、海軍水兵、ネイティブ・アメリカンなどのグループが自分たちの彫像を要求しているという。

これらのことは、戦争が象徴的に男性性と切り離せないこと、「敗者」は「女」とつねに重ねあわせられることを示している。また「ベトナム帰還兵」と言われる人たちの中の多様性と、アメリカという国の人種・民族問題の根深さも映し出している。ベトナム戦争では「人口比からいって不釣り合いなほど多くの黒人とヒスパニックが参加し、兵士のほとんど大部分は労働者階級か中産階級の出身」だったし、「七五〇〇人の軍属の女性と、ほぼ同数の女性市民（その多くは看護婦だった）がベトナムに従軍したと推定され」、「八人の従軍看護婦と三人の赤十字の看護婦が命を落とし」ている。

記念碑に名前を刻み込まれるのは、戦死者と戦闘中行方不明になった者だけだが、記念碑は戦争が完全に終わってはいないことをも映し出している。名前が刻み込まれながら、実際には生存していることがわかった人もいるし、「自殺をした者や、枯れ葉剤を浴びた後遺症で死んだ者など、（戦争が原因で）戦争後に死亡した帰還兵の名前をどうするか」といった問題が残っているのだ。

ベトナム戦争は、米国にとって唯一の「負けた戦争」であった。「正しい戦争」なのかどうか、ずっと疑義を呈されてきた戦争でもあった。ベトナム帰還兵は、過酷な戦場をどうにか生き延び帰国しても、凱旋パレードどころか、暖かい出迎えもねぎらいも受けなかった。少なからぬ帰還兵が戦場でのトラウマによる精神症状、アルコールや薬物依存などを抱えていたことも、社会の受け入れ姿勢を悪くし、悪循環をもたらした。

帰還兵は、「戦後社会の彼らに対する扱いへの贖罪の印」という意味を込めて、ベトナム戦争記念碑の建造を求めた。スターケンは、「ベトナム戦争体験の伝達不可能性に対する怒りが、記念碑をめぐる体験なら伝えられるということで、なだめられてきた」という。伝達不可能であるベトナム戦争体験や、記念碑によってなだめられるはずの怒り。もちろん、その主語はベトナム帰還兵である。では、彼らは誰に対して伝達不可能と感じ、誰に向かって怒っているのか？　そもそもベトナム帰還兵とは誰のことか？

「ベトナム帰還兵」という存在の意味するところは、実は自明ではない。ここで私は、先述した帰還兵の中の多様性を言おうとしているのではない。誰と対比して「ベトナム帰還兵」と認識する・されるのか、つまりどのような関係性の中で「ベトナム帰還兵」を想定するかによって、その意味は大きく変わってくると言いたいのだ。

ベトナム帰還兵は、自分たちをさまざまな相手と比べて、その格差に見合った待遇を要求している。たとえば、同世代でありながら徴兵を逃れ、高等教育を受けていた中上流階級出身者たち、にもかかわらず反戦を叫ぶ者たち……本国でぬくぬくと暮らしておきながら、好き放題のことを言い、彼らの苦痛を放置し、スティグマさえ与えてきた人間に対して、彼らは自分たちを明確に被害者と認識し、政府からの補償を求めた。

または、第二次世界大戦や朝鮮戦争などこれまでの戦争の帰還兵たち。彼らが暖かく迎えられ、英雄視されたのだから、自分たちも同様の待遇を受けるべきだとベトナム帰還兵たちは考えた。負けたとしても、それは自分たちのせいではないし、たとえ正しい戦争ではなかったとしても、それは国家中枢の指揮官の判断のあやまりのはずだからだ。

もちろん、自分たちを被害者だとばかり考えていたわけではない。帰還できなかった兵士、つまり戦死者や行方不明者に対して、帰還兵たちは生き残ったことの罪悪感を感じざるをえなかった。記念碑に名前の刻み込まれているのは戦死者と行方不明者であり、自分たちの名前ではない。まさに罪悪感と「戦友の名誉回復」（自分の名誉回復にもつながるのだが）が、記念碑建造の原動力となったと言えなくもない。

では、アメリカ国外の人たちとの関係性はどうなのだろうか？

「ベトナム人たちは、犠牲者としても、敵としても、あるいは当事者としても――表面上の理由とは言え、この人たちのためと称して、彼らの土地で戦争が戦われたのだ――いかなる意味においても、この記念碑からは排除されている」「記念碑をめぐる議論の中で、ベトナムの人々が論じられたことはまったくないが、誰もその事実には触れようとしない」とスターケンは言う。（注3）

ベトナム帰還兵の物語においては、「登場する敵は北ベトナムの人ではなく、反戦運動、冷淡なアメリカ人大衆、復員軍人局、政府へと変えられている」とも言う。

本国に帰還した兵士にとって重要な関係性とは、国家に対してのそれであり、地域社会に対してのそれであり、共に戦争を戦った仲間たちとの間のそれであった。国外に広げて、関係性が想像されることはほとんどなかった。いやそうではない。「はたして帰還兵は犠牲者なのか、それとも戦争への加担者なのかという問題」は、つねに米国社会に通底和音として響きつづけていた。けれども、「記念碑によってベトナム戦争に関する論争に終止符が打たれること」が願望されているかぎり、この問題は隠されるしかなく、そのためには、記念碑をめぐる議論は、徹底的に国外の文脈を排除するしかなかったのだ。

ベトナム帰還兵の「自分たちはアメリカ社会の犠牲者であるという思い」と、一般市民の「正しいか、正しくないか、それはもういいではないか。犠牲者に追悼の意を示そう」という思いが、記念碑建造に向けてさりげなく重ねられ、記念碑には国内の事情だけが映し出され、国外の状況は隠蔽されてしまったといってもいいかもしれない。

授業でこの論文を担当した学生は、自分が訪れたことのあるホーチミン市の戦争証跡博物館のパンフレットを授業にもってきてくれた。紙質のよくないそのパンフレットには、鮮明度の低い白黒の写真がいくつか載っている。

アメリカ兵に拷問にかけられているベトナム農民。ベトナム革命兵士の頭を切り落として、その頭を囲んで笑顔で記念写真に収まるアメリカ兵たち。爆撃されたハイフォン市郊外の病院の瓦礫の山と折り重なった死体。ナパーム弾によって黒焦げになった犠牲者の遺体。戦車に足を縛られ、道路をぼろぼろになるまで引きずり回されているベトナム男性。尋問に答えるのを拒否したために米国軍のへリコプターから落とされ、落下していくベトナム男性の空中写真。そこではまぎれもなく、アメリカ兵は加害者である。それもかなり残酷な。

パンフレットによれば、死亡したアメリカ兵が五万八千人以上であるのに比べ、その時期ベトナム人は三百万人近く死亡し、四百万人近くが負傷したという。

ベトナム帰還兵の「戦争に行く」という経験は悲惨であった。けれども「戦争がやってくる」ことは、もっともっと悲惨であったにちがいない。逃げ場がなく、帰る場もなく、任期という期限もなく、選択の機会も役割も準備も訓練も何もなく、いやおうなしに巻き込まれる戦争。

ベトナム戦争は米国とベトナムだけを巻き込んだわけではない。ベトナム戦争の頃、沖縄をはじめ米軍基地のある町では、アメリカ兵が戦場のストレスを女性たちに向けていた。「戦場より休暇で沖縄にきた兵士たちは、死の恐怖におびえていて、何気なく後ろから肩をたたこうものなら、反射的に戦場での仕草で自分の身を守る構えをしたものです」「ベッドの上で女の子の首を絞め、大騒ぎを起こす兵隊。帳場の私らは、二〇分たっても客が出てこないと、部屋をノック。ベトナム帰りの帰還兵は、すごく殺気立っていた」といった証言を、高里は前掲の本に集めている。

また、トラウマの連鎖ともいうべき精神症状を示す女性たちについても記述している。「C子さん（現在五十四歳）は、現在精神病院に入院中。戦争で両親を失い、兄弟も離散し二十代初めよりAサインバーで米兵相手の売春で生きてきた。C子さんは月に二回異常な緊張と恐怖のリズムを引きずって生きてきた。というのもベトナム戦争当時は、女性たちは月二回のペイデイ（米軍の給料日）には、一日二〇人から四〇人の客を相手にしなければならず、逆にその日に休むと店に損害を与えたとして

多額の罰金を科せられていた」[3]（一五四頁）

このような記述やパンフレットの写真とつなげてみると、ベトナム戦争記念碑をめぐる論争自体が、大きな否認の上に成り立つ、些細で自閉したものに思えてこなくもない。インターネットでバーチャルな記念碑にアクセスすると「犠牲」と「名誉」という文字が画面上に浮かび上がってくるのだが、それさえも白々しく感じられてしまう。

もちろん、このような言い方は、直接自分たちが責任のない問題について、日本から「冷静」に「人ごと」としてみるからこそできることでもある。日本での戦争責任をめぐる議論がどれほどタブーにまみれ、感情を逆撫でしあうものか、戦後帰還した日本兵の傷に社会はどう対応してきたか、従軍慰安婦の問題がどれほど長い間沈黙に閉じこめられてきたか、あわてて思い出す必要があるだろう。

私たちは、テキストを感情移入なしには読めない。異なる文脈で区切られたリアリティを読み、その時々異なる対象に自分を同一化させ、ベトナム帰還兵に激しい憤りを感じたかと思えば、別のときには、彼らの苦悩に言葉を失い、彼らの怒りに深く共感する。

冒頭にあげたオブライエンの著作を読めば、アメリカ兵たちの体験の「伝達不可能な」ほどの悲惨さが、戦争を知らない私たちを圧倒してくる。記念碑のホームページには、アクセスした日が命日にあたる兵士の名前が延々とリストアップされ、そのうちの一つにでも目が合ってしまえば、彼らの無念さと、本来続くはずだった人生の輝きに、おしつぶされそうだ。

アラン・ヤングが『PTSDの医療人類学』[5]で詳しく述べているように、ベトナム帰還兵の問題は、PTSDという疾患概念の成立の根幹に関わっている。診断基準の基礎になった研究もベトナム帰還兵を対象としたものがほとんどであるが、ＰＴＳＤの概念に批判的なヤングは、ベトナム帰還兵ほどＰＴＳＤ研究の対象として不適当な集団はいないと言う。ベトナム帰還兵の「遅れて発症し、診断も遅れ、合併症率も高く、慢性度も高く、経済的動機もあるという」状態では、外傷性記憶と通常記憶との区別が至難だから、ＰＴＳＤのモデルとなるトラウマティックな事件の被害者としては適切でないと言うのである。

しかし、私はこれほどの矛盾を抱えた存在である帰還兵がＰＴＳＤ概念成立のモデルになったということは、むしろ幸いなのではないかと思っている。ベトナム帰還兵のトラウマは「ぐちゃぐちゃしたトラウマ」である。戦闘中のどの経験がトラウマになったのかも、それが被害体験だったのか加害体験だったのかも、いつ発症したのか、どの症状がトラウマによるものでどれが二次的なものなのかもはっきりしない。たしかに「きれいなトラウマ」であれば、研究ははかどるだろう。単発の、誰が見てもトラウマだとみなす純粋な被害であれば、回復支援も楽かもしれない。けれども帰還兵のもつ矛盾や複雑さは、ＰＴＳＤの政治性や社会構築性を可視化させつづける力をもっていると、逆に言えはしないだろうか。

ＰＴＳＤ研究が進み、生物学的アプローチが盛んになり、トラウマ概念の洗練化が進むことは、きれいなトラウマばかりを重視し、「ぐちゃぐちゃした感じ」を切り捨てる流れを生みかねない。けれども、トラウマは徹頭徹尾社会的な文脈の中で起こる。出来事は他者との関係性の中で意味をもち、関係性においてその外傷効果を発揮する。たとえ一回の出来事であっても、トラウマはその人の身体にへばりついて、慢性的に作用しつづける。被害の中にも自責は渦巻き、加害の中にも苦悩は潜む。

そういう意味でも、PTSDの生みの親がベトナム帰還兵であったということは、トラウマを安易な因果関係や加害者－被害者関係に還元することを押しとどめ、多義的で社会文化的な理解を要請しつづける力になりうるのではないだろうか。

（注1）そこには「現在の合衆国政府と軍部は、ベトナム戦争から多くを学んだ。まず、ベトナム戦争では欠けていたが、戦争にはそれを正統化するための精巧に創られた都合の良い物語が必要だということ。次に、軍部による報道等の検閲が必要なこと。最後に、戦争への反論等を封じ込めるには、アメリカ人が直接に命をかけて参加する状況が必要だと言うことである」（五四頁）という、今の米国を予言するような不気味な文章もある。

（注2）建造およびその後の展開については生井英考『負けた戦争の記憶』（三省堂、二〇〇〇）に詳しい。

（注3）ベトナム戦争記念碑は戦死または行方不明になったアメリカ人兵士五万八千人余りの名が刻まれているが、沖縄の「平和の礎《いしじ》」では沖縄のみならず、日本の軍隊、アメリカ兵士、強制連行されてきた朝鮮の労働者、台湾出身者、慰安婦など二十三万余の名が刻まれているという。その思想的深みは特筆すべきであろう。

## 文献

（1）ティム・オブライエン（村上春樹訳）『本当の戦争の話をしよう』文春文庫、一九九八。
（2）バオ・ニン（井川一久訳）『戦争の悲しみ』めるくまーる社、一九九七。
（3）高里鈴代『沖縄の女たち――沖縄の人権と基地・軍隊』明石書店、一九九六。
（4）マリタ・スターケン（中條献訳）「壁、スクリーン、イメージ――ベトナム戦争記念碑」、『思想』一九九六年六月号、三〇―六〇頁。
（5）アラン・ヤング（中井久夫ほか訳）『PTSDの医療人類学』みすず書房、二〇〇一。

# 9・11以前と以後に

昨年二〇〇一年夏、ニューヨークに滞在中、私は「移住——変容の中の人間性」という写真展を見にいった。ブラジル生まれのセバスチャン・サルガドが、六年かけて撮った四十カ国あまりの移民や難民・避難民たちの写真のコレクションである。災害や経済危機、内戦、飢饉などの「不条理」に巻き込まれ、そこから生き残りを賭けて移動する人たちの、多様な表情がそこにはあった。

たとえば、旧ソビエトからイスラエルに向けて出国しようとするユダヤ人たち、クロアチアに逃れようとするボスニア難民たち、メキシコから闇に紛れて米国へ忍び込もうとして国境警備隊につかまった男性たち、ブラジルで路上生活を強いられボンドを吸って悲しみを麻痺させる子どもたち、人が溢れるほど詰め込まれた香港の難民収容所……。

喜びの顔、悲しみの顔、希望と絶望、生命のきらめきと残酷な死の影……。人間の悪意も、醜さも、恐怖も、怒りも、すべてがそこに映し出されていた。

移動をひき起こす元になった悲劇の重みと、移動が新たに生み出すであろう喪失や憎しみや悲しみ。国境の恣意性と残酷性。ひとりの人間が占めることのできる空間の極端な格差や生活レベルの段差。

そこからさらに生まれる差別意識や排除行動の惨《むご》さ。

法のもつ保守性や、「所有」ということの根本的な意味についても、考えずにはいられなかった。ストリート・チルドレンの盗みも、都市ゲットーでの暴動も、パスポートなしの国境越えも、「違法」であり「犯罪」なのだから。ようやくたどりついた国の土地は、すでにくまなく誰かに所有されており、木陰につかのま身を休ませることも、「不法侵入」になるかもしれないのだから。写真展の中の、希望を募って撮ったという子どもたちのポートレート集さえ、彼らに所有権があるわけではなく、子どもたちには、自分の写真を見る機会も焼き増しを頼む機会も――この写真展を訪れる機会などはいうまでもなく――なかったのかもしれないのだから。

もちろん写真展は、何があっても生きのびようとする、そのためにはどこまでも移動していこうとする人間の果てしないエネルギーに溢れてもいた。定住ではなく移動や漂泊が人間の本質なのだとあらためて私は確信したし、みすぼらしいスラムの片隅で生まれたばかりの赤ん坊の写真に、思わず「ソレデモ、ワタシタチハ、ハンショクシテイル」と内田春菊ふうにつぶやいてみたりもした。

移民の国アメリカ、移民の街ニューヨーク。多くの漂泊者にとっての最終目的地。ニューヨークでの写真展の最終日は九月九日だったようだ。

八月のニューヨークは平和な陽光に輝いていた。

写真展を見終わって、私はミュージアムショップに立ち寄った。そこで『退屈絵葉書』(1)という本をみつけた。それは、味も素っ気もない写真の絵葉書ばかりを集めたものだった。マンハッタンを一歩出れば、アメリカのそこここで見られる風景、郊外のショッピング・モールの建物だとか、高速道路だとか、モーテルの外観だとかを、大枠でとらえた写真の束。芸術的な「美」とは無縁な、それどころか機能的な「美」さえも感じがたい写真の束。保存価値はなさそうで、撮影者の名前も不明なものが多い写真の束。まさに退屈な写真の束。けれどもそれは確実に、ある種のアメリカらしさを映し出してもいた。写真集が、米国生活の長かった友人にウケることを確信し、そのあと手元に大事に置いておかれることはないとしても、そのおもしろみをわかる人に写真集がまた手渡されていくことを想像しながら、私は大枚二十五ドルを支払ったのだった。

帰国して、友人にその写真集を手渡したのは「9・11以降」だった。アメリカは、もはや退屈な国ではなくなってしまっていた。『退屈絵葉書』は、私にとって「9・11以前」の象徴となってしまった。

あの退屈さは、鄭暎恵が言う、カナダに逃げ出した香港の中流階級の移民が耐えきれなかった清潔な多文化主義、「理性的・合理的・人工的」な「文化的砂漠」とも共通しているのかもしれない(2)。退屈でなくなったアメリカは「感情とパッション」を取り戻し、移民同士が「おかしくも親しくもないのに、ほほえみを交わし合」うのをやめてしまった。一方でテロリストという「病原菌」、異物を根絶した「清潔な地球社会」を実現するための管理を着々と進めはじめた。抗生物質は病原菌どころか身体に不可欠な菌をも、時には人体をも直接攻撃することがあるのに。抗生物質は、さらに強力な耐性菌を生む原動力でもあるのに……。ここは、サナダ虫のキヨミちゃんをお腹の中に飼っているという寄生虫学の藤田紘一郎教授あたりに、在米日本大使になってもらうしかないのではないかと、私は夢想する。

十一月にニューヨークを再訪したとき、ショックなことがあった。「こんな時期に外からやってきてそんなふうに意見を言うなんて！」そんな言葉がある人から返ってきたのだ。彼女はトラウマサバイバーの治療について素晴らしい本を書いたセラピストだった。夏に本を読んで感動し、講演を楽しみに聞きにいったら、その中で「戦争は九月十一日に始まったのだ」と彼女は明言した。「サバイバーは自分を責めすぎてしまう」という文脈の中で語られた言葉だったのだが、それは明らかにアフガニスタンへの報復爆撃を正当化するものだった。あんな素晴らしい本を書く人と分かり合えないはずはないという思いもあって、私は彼女に講演のあと自分の感じた違和感を伝えようとした。そうして返ってきた言葉だったのだ。彼女は傷ついていたのかもしれない。知り合いに犠牲者がいたのかもしれない。けれど、私も深く裏切られたように感じた。「感情とパッション」が高まったときには、しょせん異邦人は排除されるしかないのだろうか。

9・11から半年後の二〇〇二年三月十一日、私は三たびニューヨークを訪れ、ワールド・トレード・センターの跡地――グラウンド・ゼロ＝爆心地という言葉をこの場所の固有名詞として使うことには、とても抵抗がある――から夜空にまっすぐ延びる二本の光のメモリアルを、聖ポール教会のそばで見上げていた。「催し物はここじゃない、今から急げば歌には間に合うかもね」と警官が観光客に親切に案内するのが聞こえた。幸い「アメリカ、アメリカ」という歌声はそこには届かなかった。光は直進性という性質をもつのだなあ、と私はそのとき、なんだか当たり前のことを考えていた。

光のまっすぐさは、うらめしいほどだ。啓蒙という言葉は、英語ではEnlightenment、闇に光を照らすという意味をもつ。自分が教える主体であること、知識をもち、他者より秀で、他者の蒙を啓く義務がある主体であることを疑わない、まっすぐな視線とそれは共通する。光源はつねに欧米にあり、危険な闇を照らし、「無知蒙昧」な輩に光明を与えるのだ。

ずっと以前に別のところで見た情景が、いや、まさに「光景」が、フラッシュバックしてくる。似たような光。レーザー光線のような直進性の光。けれどもそれは回っている。サーチライト。潜んでいるテロリストをあぶり出すサーチライト。守られる側からすれば、安全の証。

場所は、ヨルダン川西岸のヘブロンに近いユダヤ人入植地。鉄条網に覆われ、近くにイスラエル軍が手厚く配備されている、紛争の地。その旅についてはすでに書いたことがあるので、詳しくは述べないが（拙著『異文化を生きる』参照）、私はそこに数日間滞在し、自爆テロのターゲットになりやすい入植者用のバスでエルサレムに通ったのだった。

ニューヨークにおいて、光のメモリアルは、透明な追悼感情を表すものと受けとめられるのだろう。まっすぐ天に吸い込まれていく、物質性を欠いた、まぼろしのような光。それはまさに、あの日あの場所で忽然と消え去った者たちの、魂のありかを指し示していると言えなくもない。けれども、同じ光が、サーチライトとして、国境を越えようとする不届き者の姿を浮かび上がらせ、アメリカ都市ゲットーの夜間外出禁止を促し、法や命令に逆らおうとする者を「テロリスト」としてあぶり出し、光に捕捉された姿には容赦なく銃口が合わせられるのだということを、忘れるわけにはいかない。自主投降によって、もしくはお慈悲によって、引き金が弾かれずにすむことは多いとしても。

## 文献

（1）Parr, Martin : *Boring Postcards USA*, Phaidon Press, 2000.
（2）鄭暎惠「文化の根っこと共生の思想」、『書斎の窓』二〇〇二年六月号。

# 二〇〇二年に観る『ショアー』

「また、こんなふうにも、考えてました。もし生きていられるものなら、
欲しいものは、一つしかない。
食べるために、パンを五つもらうことだけ……、ほかには何もいらない、と。
考えていたのはこんなことで、ほかには、何も考えませんでした。
もう一つ、まるで夢のようですが、こう空想していました。
もし生きていられるとしても、世界に残るのは、ぼく一人だけだろう。
一人の人間も残らず、ぼくだけだろう、一人だけだろうと。
ここから出て行けるとしても、ぼくが、世界に残る唯一人の人間だろう、と[1]」

クロード・ランズマン監督による映画『ショアー』の冒頭で、小舟の上で歌を歌うのはシモン・ス

レブニク。四〇万人も抹殺されたポーランドにあるヘウムノ収容所のわずか三人の生き残りの一人。ランズマンに説得されてヘウムノを再訪したのは三四年ぶりだった。

当時十三歳半。ウッジのゲットーで父親を目の前で撃ち殺され、母親はヘウムノのトラック内で、ガス殺された。ヘウムノで、彼は労働用ユダヤ人特別班に編入され、毎日遺体を処理する仕事にあたった。週に何度か兎の餌を集めるため、看守とともに舟に乗り、歌を歌いながら川をのぼっていった。ポーランド民謡と、看守から教わったプロシア軍歌。ほれぼれするような歌声が、彼を生き延びさせた理由の一つだった。そして、ヘウムノの村人たちは、彼の歌声を毎日聞いて過ごしていた。

昨年に引きつづき、今年も平和社会論の講義の一環として、学生と『ショアー』全編を観た。『ショアー』の冒頭の小舟のシーンが目に焼き付いた人は少なくないだろう。私も昨年観たときに強い印象を受けたのだが、第一部の最後のほうに出てくる場面、ヘウムノの教会の前で、村人たちに囲まれているスレブニクの表情については、なぜかあまり記憶になかった。

今回、いちばん深く心に残ったのが、その場面だった。

その教会は、ポーランドがナチ占領下にあった時代、ユダヤ人ゲットーのあったウッジからトラックで連れてこられたユダヤ人たちを収容するのに使われていた。ユダヤ人たちは、服や所持品をそこにすべて残し、教会の入り口につけた別のトラックに詰め込まれた。そのトラックの荷台にはガスホースがひきこまれ、焼却炉のある森に着くまでに、詰め込まれた人々はみな殺されるという仕組みになっていた。

三十四年ぶりに戻ってきたスレブニクのまわりを、村人たちがにぎやかに取り囲む。そしてランズマンの問いにわれさきに答える。

「スレブニクと再会して、みんな、満足してるのですか?」

「そりゃあ、もう。みんな、たいへんな喜びようだよ」

「なぜ?」

「だって、再会できたんですもの、
こんな嬉しいことはないわ。
あの人がくぐりぬけてきた体験のことを、
私たち、よく知ってますからね。
今、こうやって元気でいる姿を見て、
ほんとうに安心したわ」

「みんな、(2)喜んでいるんだね?」

「ええ」

みんなスレブニクのことを覚えている。足に鎖をはめられて歩いていたこと。がりがりに痩せ細っていたこと。歌声のこと。父親と母親の元へ返してやりなさいよとドイツ兵に言ったら、近いうちに父親と母親のところに行くさ、と空を見上げて言われたこと。村人はつぎつぎと思い出をなつかしげに口にする。スレブニクは、それを、真ん中で微笑みながら聞いている。まるで、村人たちの郷愁を自分も分かち合っているかのように。

たしかに彼らは、三十四年前、いま立っている場所と同じ場に、共に存在した。共に、とはいっても一人は、数限りない死に囲まれ自分も死を運命づけられた少年であり、村人たちは、ナチの占領下に脅えていたとはいえ、自由で人間的な生活を送っていたのだが。

ランズマンが問いを重ねるなかで、村人たちは、連行されてきたユダヤ人たちが金持ちで二重底の鍋に財産を隠していたことや、教会の倉庫にユダヤ人のスーツケースが山のようにおいてあったこと、イエス・キリストを裏切ったユダヤ人の罪をいま償うべきだと彼らの宗教的指導者であるラビが言ったという逸話を話し出す。その間も、スレブニクは静かにたたずんでいる。途中で彼はたばこを吸う。腕を組む。ほとんどの場合、表情は穏やかに微笑んだままだ。自分を救おうともせず傍観者でいつづけたポーランド人たちに囲まれ、好き放題言わせておいて、あなたは怒りを感じないのですか？　ふと、そう問いかけたくなる。このような残酷な配置に彼を立たせたランズマンを批判してみたくもなる。スレブニクの微笑みは時にこわばりとなり、異議申し立てをしているように見えなくもないが、その変化は微妙で、こちらの思い入れが投影されたにすぎないようにも見える。

私は、村人たちの「今、こうやって元気でいる姿を見て、ほんとうに安心したわ」という喜びの言葉から、重症PTSDの診断で半年あまり外来で診ていた女性クライアントのことを思い出す。知り合って間もない男性から長期間監禁生活をしいられ、ひどい暴力を受けつづけた彼女がようやくそこから逃げ出したときに、親しかった女友だちは「無事でよかったね」と彼女に言った。彼女はその言葉を聞いて、「無事じゃない。たしかに命は助かったけど、全然無事なんかじゃない。身体も心もぼろぼろで、もう、以前の自分はどこにも存在しない」と心の中で叫んでいたことを、私に教えてくれた。自由になったことを喜んでくれる友だちに、あたりさわりのない答えを返しながら、彼女は、友だちとの間に越えられない大きな溝ができてしまったこと、友だちと自分はもはや別の世界に住んでいること、自分はどうしようもなく孤独であることを感じていた。

死体が投げ込まれると炎が天まで立ち上がったという焼却炉の跡地に立って、スレブニクは、本文の冒頭に引用した、パンを五つ欲しいと願っていたことと、世界に残るのは自分一人だけだと思っていたことを、問わず語りに語る。

ヘウムノの村人たちに囲まれながら、彼はみんなから切り離され、一人きりだったにちがいない。彼はいつも、世界に一人だけで残されている。一人きりで残されつづけている。生き残った喜びを村人たちとかみしめあうなど、ありえないことなのだ。生き残った喜びというもの自体、おそらく彼は一度も感じたことなどないのではないか。

スレブニクは戦後イスラエルでずっと過ごし、ランズマンが最初に会ったときは、話がほとんど支離滅裂で、映画に出て証言するなどとてもできない状態だったという。ゆっくりとランズマンが時間をかけて付き合うなかで、少しずつそれが可能な状態になっていったらしい(3)。収容所の跡地で、スレブニクはつぶやく。

「ああ、あれはね、言葉にするわけにいきませんよ。
どんな人にも、
ここで行なわれたことは、想像できません。
無理です。だれにも理解は、不可能です。

今、考えたって、ぼくにももう、わからなくなっているんですから……」(4)

自分でも理解できないことをどうやって他者と共有するというのか。絶対的な孤独。言葉にしてしまえば、うすっぺらにしか伝わらないかもしれないその孤独を、にぎやかな教会で大勢の村人に囲まれ、おだやかに微笑みながら佇みつづけるスレブニクの姿は、逆説的にも、いちばん鮮やかに映しだしているように私には思える。

「ヘウムノ収容所にいた時、死に絶えたものは何か」と問われて、ヘウムノのもう一人の生還者、モルデハイ・ポドフレブニクもこう答える。

「何もかもです。心のすべてが死に絶えました」と。

そして、「話しながら、いつも微笑んでいますね。それはなぜですか？」というランズマンの問いには、静かに言い返す。

「どうしろ、とおっしゃるんです？　泣けとでも？　微笑む時もあれば、泣くことだってありますよ。でも、生きている以上、微笑むほうが、ましというものでは……」(5)と。

穏やかな微笑みが薄皮のようにしてどうにか覆ってきたものを、映像は光のもとにさらしだしていく。

『ショアー』は、十一年の制作期間を経て、ヨーロッパと米国で一九八五年に封切られ、その後数カ月の間に世界各地で上映された。

サルトルの秘書だったランズマンが『ショアー』制作にあたった背景には、ベトナム戦争の終結、フランスの左派とソビエト・東欧の社会主義体制との関係、シオニズム運動、ヨーロッパでの修正主義の動きなどが存在するという。

日本での公開は、十年の時差を経て一九九五年。大きな反響をよび、いわば「ショアー・ブーム」のようなものが起きた。九時間を超える映画にもかかわらず多数の人が上映会に集まり、テレビで関連番組が放映され、後には『ショアー』そのものも放映され、関連書籍や論文も多く出版された。

日本での公開が一九九五年になったことについては、第二次世界大戦の終結五〇周年でもあるこの年を逃せば機会がなくなってしまうという危機感が、関係者にはあったようだ。同じ年に、阪神淡路大震災と地下鉄サリン事件が起き、「こころの傷」「こころのケア」といった言葉が一躍脚光を浴びることになったのは、皮肉な偶然といえるかもしれない。

ランズマンは、日本での公開が一九九五年になったことを「機が熟するのを待つことが必要だった」とみなし、「広島と長崎の原爆によって突如切断され、いわば「暗殺」され、なすところを知らぬまでに自失していたみずからの「記憶」への問いかけを、日本人が再び始めようとする時期にあたったのは、偶然の符合だろうか。日本の歴史は、かくて世界の歴史とともに、再び歩み始めるのだ」と記している(6)。

このように一つの映画が生まれ、社会に受け入れられた歴史的背景をみてみると、逆に歴史社会的な条件のために（つまり早すぎたり遅すぎたりして）、理解されることなく埋もれていった映画、制作されても上映を許されず抹殺された映画、制作も不可能でいまだ観ることのできぬ映画が、たくさんあるにちがいないことに思いが至る。

『ショアー』の日本上映にあたっても、ショアーに相当するものがなぜアジア・太平洋戦争に関してはないのか、それに対応するようなものができる条件はいったい何なのかといった問いが発せられている。後述するように、『ショアー』は、生還したごくわずかの者の証言によって、記録も残されず声も発することのできない圧倒的多数の死者を浮かび上がらせるという手法をとっている。ならば、この映画の存在によって、たくさんの「ありえた映画」の不在に思いをめぐらせるというのは、制作者の意図に合っているかどうかは別にして、『ショアー』のいちばん正しい見方とさえいえるかもしれない。

ところで、制作者のランズマンは、かなりこだわりのある人である。彼の文章は論争的で、自分の考えと相容れないものに対する批判は容赦なく、相手に歩み寄ろうといった姿勢は感じられない。来日したときの言動もけっして「平和的」でおだやかなものではなかったようだし、映画の中での彼の尋問調のものいいに不快感を感じた人も少なくないようだ。私としては、こだわりの強い人だからこそ、このような作品を生み出すことができたのだろうと思う半面、ランズマンが熱烈なシオニストであり、現在の中東情勢においてもかなりイスラエル政権の肩をもった発言をしていることに、「彼のトラウマ理解はパレスチナの犠牲者には向かないのだろうか」という素朴な問いをぶつけたくなってしまう。あのように、人間の根元的なものを破壊する暴力システムと、それを被った人々の苦悩をみごとに映像化した人が、その理解と技術を、ますます悪化するパレスチナ＝イスラエル問題の解決に向けて利用することはできないのか。やはり「悲惨な体験は平和の礎にはならないのだろうか」と。

たとえ、それらの問いが、ホロコーストという出来事の固有性・絶対性を無視してしまうというそしりを受けることを免れないとしても。

実はこのあたりは、すでに日本での公開の時点でも議論の対象になっていた。『ショアー』上映にも関わった鵜飼は、ランズマンが、「イスラエル＝パレスチナ問題については二つの真理がある」というサルトルの考えを踏襲していて、自分はそのうちの一方の真理の側にしか立てない、というポジションをとっていると指摘する。あちら側から見れば全然別に見えるわけだから、客観的に真理とは言えないところに難しさがある、そういうことが分かりながら自分にはこれしかないというところで「半面の真理」に加担している、と言う。そして、鑑賞する側も、シオニストのランズマンがほかの仕事で何かしているということにはとりあえず目をつぶって、『ショアー』からとにかく最大の、引き出せるかぎりのものを引き出そうという、いい意味で政治的な対応をしていると説明する。(7)

『ショアー』から引き出せる最大のもの、それは、証言と歴史との関係であり、その奥にある記憶とトラウマの表象であろう。また、シモン・スレブニクに代表されるような証言者・生存者たちのふるまいに、臨床的な文脈から、「離断」や「絶対的孤独」といったトラウマの普遍的な徴候を見出す者も少なくないだろう。だからこそ私は、まったく関連のない別の暴力の被害者を、スレブニクに重ねて見てしまったのだ。

しかし、ランズマンは『ショアー』において、けっしてトラウマの普遍性をしめそうとしているのではない。彼の関心はあくまでもユダヤ民族の被った「喪失」、何十万、何百万ものユダヤ人たちが抹殺されたうえに、その記憶までもが消されそうになったことにある。はっきり言ってしまえば、生存者たちの証言さえも、死者を想起させるための手段として用いられているにすぎない。

彼は言う。「『ショアー』に出てくる生き残りのユダヤ人は……絶滅の連鎖の最後まで行った人々、自分の民族の死の直接の証人となった人々である。『ショアー』は死についての映画であって、生き残ることについての映画ではまったくない」と。

また、「『ショアー』に出てくる生き残りたちは、だれ一人として「私は」と言わない。だれ一人として自分の個人史を語らない。理髪師は、三カ月の収容所体験の後どうやってトレブリンカから脱出したかを言わない。それは私の関心をひかないし、彼の関心もひかない。彼は「われわれは」と言い、死者たちのために語り、死者たちの代弁者となる。私はといえば、ユダヤ民族に全体として妥当する構造、ある形式を構築したいと思っていた(8)」とも言う。

しかし同時に、ランズマンはトラウマの本質をしっかり把握していたと、私は思う。収容所跡地という場所にこだわり、記憶が再帰していくさまを執拗に写し撮ったのもそのせいだろう。また、スピルバーグ監督の映画『シンドラーのリスト』を批判して、ランズマンは以下のように言う。

「事件の全体像の歪曲が、歴史的真実の歪曲があるのだろうか？　そのとおりだ。この映画の中ではだれもが人間的関係を持っているし、ユダヤ人とドイツ人も人間的関係を持っている、しかもたえずそうなのだから。逆に『ショアー』の中では、だれもがだれにも出会わない。そしてこのことは私にとって、一つの倫理的立場だったのである(9)」

「だれもがだれにも出会わない」。それがホロコーストという歴史的事件の真実の核であることを彼は指摘している。その真実を歪めないことが自分の倫理であるとさえ言う。けれども「だれもがだれにも出会わない」というのは、ホロコーストに限らず、あらゆるトラウマティックな出来事からもたらされうる極限的なものであるはずだ。そのことにランズマンはどれだけ気づいていたのだろう。気づいていても、彼の主要な関心事にはならなかっただけなのだろうか。そのことに関心を向けたら、何かが大きく変わる可能性はないのだろうか。

もちろん、ランズマンが、「ユダヤ民族」の受難に徹底的にこだわり、ホロコーストを他の事件と比べようもない特別な出来事として捉えつづけたからこそ、『ショアー』という作品は制作可能になったともいえる。「ここになぜはない」という収容所での言葉にならうように、彼は、「理解することの猥褻さ」を述べ、あたかも自分の解釈以外を拒否するかのような姿勢まで見せている。(注1)(10)かりたてられるように、突き動かされるように行動をする個人。過剰さや強い思い入れをもつ個人がいるからこそ新しいものが創造され、歴史は動いていくにちがいない。

また、イスラエル＝パレスチナ問題については二つの真理があり、そのうちの一方の真理の側にしか立てない、「半面の真理」に加担するしかない、というポジションのとり方自体にこそ、「だれもがだれにも出会わない」ということ、つまりトラウマの核が徴《あらわ》れているのかもしれない。

イスラエルとパレスチナは出会わない。出会うことは真実を歪めてしまう。絶滅収容所とパレスチナ難民キャンプを、ワルシャワ蜂起とインティファダを一緒に論じようとするのは、民族迫害というトラウマの刻印を受けていない傍観者の戯言かもしれない。ランズマンを批判するのは簡単だが、たしかに民族という枠組みを考えずにすむことがいかに特権的なことか、まず考えるべきかもしれない。

それでも、『ショアー』ブームから七年、完全に時流からはずれて、二〇〇二年に『ショアー』を観ることになんらかの意味があるとしたら――そもそもこの映画は「時流に乗って」観るようなものなのか、「今時ショアー？　古いよね」と、話題性やブームで終わるべきものだろうか――ホロコーストをめぐる映像や語りを、ホロコーストのもつ固有性を妨げることなく、しかし、そこに閉じることなく、他の悲劇にもつきまとう現象として理解することでしかないと思う。たとえば離断や、絶対的な孤独、語ることの苦痛など、トラウマの普遍的徴候が、歴史の構築においてどのような作用を及ぼすのか。それを、死者と生存者のレベルだけでなく、映画制作者と観衆、映像の内容とそれが予期せず生み出す波紋や効果、存在した映画と「ありえた映画」の不在、といったレベルにおいても考えつづけることだと思う。

（注1）ランズマンは逆説的なものの言い方をしているのだと解釈できなくもない。「そのとおりです。私たちは何も知りません。のほほんと暮らしています」とひれ伏し、「なぜ」と問うことをやめる、理解しようとすることをやめることほど、猥褻なことはないだろう、と私は思う。「なぜ」と問うことは、収容所の囚人が厳しく禁止されていたこと、生き延びるために一時停止しなければならなかったことであり、裏返せばいちばん取り戻したい権利・能力だったのではないかと思うからだ。

## 文献

（1）クロード・ランズマン（高橋武智訳）『ショアー』作品社、一九九五、二三〇頁。
（2）『ショアー』二一六頁。
（3）鵜飼哲・高橋哲哉編『「ショアー」の衝撃』未來社、一九九五、六九―七〇頁。

（4）『ショアー』三五頁。
（5）『ショアー』三八―三九頁。
（6）『ショアー』九頁。
（7）『「ショアー」の衝撃』七五―七七頁。
（8）クロード・ランズマン（高橋哲哉訳）「ホロコースト、不可能な表象」、『「ショアー」の衝撃』所収、一一四頁。
（9）「ホロコースト、不可能な表象」一二〇―一二一頁。
（10）クロード・ランズマン（高橋明史訳）「理解することの猥褻さ」、キャシー・カルース編『トラウマへの探究』所収、作品社、二〇〇〇、二九八―三二一頁。

## トラウマの演出と証言の真実らしさ

「話をつづけて、エイブ。つづけてほしい。ぜひとも、頼みますよ」

「ひどすぎる……」

「お願いしますよ。ぼくらは、そうしなければならないんです。わかってるでしょう」

「どうにも無理だ」

「頑張ってほしい。どんなに、つらいかは、わかります。申しわけないとは思うけど……」

「これ以上は、勘弁してくれ……」

「お願いします。何とかつづけてください」

「言ったとおりだ。やはり、今日は、つらい日になった。

連中は、髪を袋に詰めて……。

ドイツに送っていた[1]……」


もう少し映画『ショアー』を題材にして、いくつかのことを考えてみたい。一つはトラウマを語るときの演出の問題であり、もう一つはそれがもたらす証言や被害者の真実らしさ（authenticity）の問題である。

冒頭に示したのは、ランズマン監督とホロコースト生存者のアブラハム・ボンバとのやりとり。ボンバは、トレブリンカ収容所から生還したポーランド系ユダヤ人男性で、『ショアー』の中でももっとも証言数の多い一人であり、時には室内で、時には海に面したカフェで、たんたんと収容所のことを語る。

ランズマンが撮影のために借り切ったというイスラエルのホロンの理髪店でも、ボンバは客の髪を刈りながら、途中までおだやかにランズマンの問いに答えていく。

ボンバは、ポーランドのチェンストホヴァに住む床屋だった。トレブリンカ収容所に連行されてから四週間後、彼は他の床屋たちとともに特別労務班の一員として、十日間近くガス室内で、殺される直前の女性たちの髪を刈る仕事をさせられた。

裸で連れてこられたおおぜいの女性と子どもたちに、そこではただ髪を切ってもらうだけで、つぎにシャワーを浴び、その後そこから出ていけるのだと思わせなければならなかった。ドイツへ送る女の髪が必要とされていたので、「できるだけ大量に、髪を刈らなければならなかった」と同時に、「ご婦人に素敵なカットをしてあげる、普通の床屋のように見せなければならなかった」のである。ボンバは言う。

「一人のカットに、二分ほどかけましたが、それ以上は無理でした。髪を切ってもらう順番を待つ女性が、大勢いたもんですからね」

女性の多くは、目前に迫った出来事をすでに悟っていた。床屋たちは、「できるかぎりベストをつくそうと、人間的であろうと」するのが精一杯だった。ランズマンは、そのボンバに「裸の女性たちが、子供を連れて入ってくるのを、初めて見た時、どんな感じがしましたか?」と繰り返し問う。

「ご存じでしょう、あそこでは、何かを「感じる」ってこと……、

「感情をもつ」ってことは、とても難しいのです」

とボンバは、何度か質問をそらした後に述べる。それから、「ある出来事」について話しはじめる。あるとき、故郷の町チェンストホヴァ発の移送列車で運ばれてきた女たちがガス室に入ってきた。その中には何人も知り合いがいた。彼の友人で一緒にガス室で働いていた腕のいい床屋の、奥さんと妹もそこに含まれていた。

そのときだ。ボンバははじめて声を詰まらせてしまう。けれどもランズマンは、執拗に彼に話しつづけることを求める。そして冒頭のやりとりがあり、その後ボンバの口からは独り言が漏れる。聞き取りがたく、訳の字幕もつかないつぶやき。

しばらくして、彼は「よし、つづけよう」と意を決する。

彼は、二人に話しかけようとしたが、
奥さんと、その妹、そのどちらにも、
今が、人生最後の瞬間だとは
どうしても言えなかった。
というのも、後ろにはナチが、

SS（親衛隊）隊員が立っていたからだ。
一言でも、口にしたが最後、
死を直後にひかえた、この二人の女性と、
運命を共にすることになると、はっきりわかっていたからだ。
しかし彼は、ある意味で、二人のために、できるかぎりのことはしたのだった。
一秒でも、一分でも長く、二人と共にいようとした。
ただただ、彼女らを抱きしめ、キスをするために。
これが最後の見納めと、わかっていたからだ[2]。

この場面は、前回紹介したスレブニクの場面と並んで、『ショアー』の中でももっともインパクトが強い場面の一つである。はっきりした筋書きのない九時間半という長い映画の中で、クライマックスのような役割を果たしている。あまりの悲劇。あまりの運命の残酷さ。『ショアー』を観て、この場面について言及する人は多い。しかし同時に、この場面にはランズマンに対する批判も集中している。強引すぎる、傲慢である、人の心に土足ではいる権利などない、といったものである。

たとえばドミニク・ラカプラは、「解決されえない問題は、ボンバとのやりとりにおけるように、他人の極度の取り乱しや苦痛を目の当たりにしても、ランズマンがそこに入り込むために、続行することを強要することである[3]」と述べ、「ランズマンの執拗な質問の、異端審問的ではないとしても侵入的で暴力的な性質」を指摘している。ランズマンは「徹底操作についてはほとんど語らず、行動化を絶対化」しており「ランズマンが満足するのは、ただ彼が犠牲者の再トラウマ化を誘発し、過去を生き直すことができるときだけである」(4)というのだ。(注1)しかし、ランズマン自身は『ショアー』の全過程を、フロイトの言葉で言う「徹底操作」であると明言している。(5)

高橋哲哉は、ラカプラの『ショアー』論をランズマン批判の中でももっとも洗練したものとして評価しながらも、「行動化が絶対化されて、徹底操作はなされていない」という主張は妥当ではないとして、このボンバの沈黙の場面を分析する。つまり、この場面では行動化だけでなく徹底操作も起きているとする。その第一の理由としては、ボンバとランズマンの間には出演契約がすでにあり、床屋を借り切った場面の撮影を引き受けた時点で、ボンバはどのような展開が起きるかをある程度予期していたことが挙げられる。ここで出演契約は治療契約になぞらえられている。第二に、映像にはボンバの語ることへの「抵抗」だけでなく、それを「克服」する段階も含まれているということが挙げられる。ボンバの突然の沈黙は抵抗であり、一種の行動化であるが、それを自ら破ってふたたび語りはじめたのは、抵抗の克服であり、それは少なくとも「小規模な徹底操作」だと高橋は言う。(6)

そして「この光景について私はよく批判されます。彼が泣いているところをずっと撮影していたのはサディズムではないか、というのです。彼にとってはつらいことだということは承知していましたが、同時に彼はしゃべりたいという欲求も持っていたのです。また、彼は証人として語る義務があるということを知っていました。ですから私は彼に友愛をこめて、「頑張ってほしい。どんなにつらいかは分かります。申しわけないとは思うけど……」と声をかけたのです」というランズマン自身の言葉を紹介する。(7)

ラカプラの論考を注意深く見ていくと、彼が終始焦点をあてているのは、ランズマンの行動化と徹底操作であって（つまりボンバをぎりぎりまで追いつめる行為をランズマンの行動化とみなしているわけだ）、ボンバの行動化と徹底操作について論じる高橋の問題意識とは微妙なずれがあるのだが、それはとりあえず措いておこう。少なくとも、このときのランズマンの行為がサディスティックで非倫理的であったのか、友愛にもとづく正当なものであったのかという認識の対立は明らかである。

私自身はこの場面を、ボンバが除反応をおこす寸前まで行ったが除反応には至らず、沈黙の時間を経て、トラウマ体験の言語化が可能になった場面だと理解している。「除反応」を「行動化」に、「言語化」を「小規模な徹底操作」に読み替えれば、高橋の説明と大きな相違はないともいえる（そのような読み替えを簡単にしていいのかどうかは問題だし、すでにラカプラや高橋の用語の使い方、たとえば抵抗と行動化がイコールになってしまうようなことに耐え難さを感じている精神分析専門家も多いかもしれない。私自身は、歴史学や哲学が独自の定義で精神分析用語を用いることに反対しないし、そのような「流用」や「誤用」が思いもかけない理論上の発展につながることは少なくないと考えている。トラウマ研究と精神分析の間でも、周知のとおり、用語の混乱は続いている。ただ、集団的記憶や歴史認識の問題と結びつけてトラウマが頻繁に語られるようになった現在、ある程度の用語統一は必要になってくるだろうし、ここではとくに「行動化」にラカプラや高橋が多様な意味を託していることに注意を促しておきたいと思う）。

私は、あそこでのランズマンの行為は、じゅうぶん許容範囲だと思った。そして、ボンバの言動は、抑えの効いた、けれどもトラウマの在処《ありか》とその奥に広がる闇の深さを示すのにとても効果的なものだと思った。ただ、それは私が臨床場面で除反応をある程度見慣れているせいなのかもしれない。

強いてランズマンを批判するならば、記憶を想起させやすくするための床屋での撮影は分かるとしても、ハサミをもたせるのはあまりにも危険ではないのかと思っただけだ。実は、私はあの場面をハラハラしながら観ていた。もっているハサミをボンバが振り回しはじめたらどうしようと心配していたのだ。というよりも、もう少し正確には、収容所での過去に彼が立ち戻ったとき、その苦痛と錯乱の中でハサミを自分に向けて突き立てはしないかと（まさに「行動化」である）恐れたのだ。もちろん私の心配は杞憂に終わり、ボンバは沈黙の後、抵抗を克服して語り終えた。ラカプラの言うような「破壊的な」再トラウマ化は起きなかった。みごとに証人としての役割を果たし終えたことは、ボンバにある種の治療的効果をもたらしたかもしれない。それ以上臨床的な意味でこれが徹底操作であったかどうかは、ボンバのその後の生活状況をみるしか判断のしようはないだろうと思う。

しかしここで私が注目したいのは、たとえ友愛にもとづいていたとしても、ランズマンの言動がサディスティックに映り、観客に感情的反発や生理的嫌悪感を呼び起こすようなものであったからこそ、ボンバの証言の真実らしさは高まったのではないか、ということである。つまり、証人たちに対するランズマンの「執拗な質問」や「侵入的で暴力的な性質」が、『ショアー』の成功をもたらしたのではないかと思うのだ。

もしもボンバが誰からの要請も励ましもなく、沈黙の瞬間もなく、自発的にあの出来事を語ったとするならば、その衝撃力やあの場面の「魅力」は消え失せてしまわないだろうか。ボンバが抱えてきた苦悩の重みや真実らしさが薄らいでしまわないだろうか。

たとえば、ルドルフ・ヴルバの証言は終始にこやかで能弁である。彼はアウシュビッツで抵抗組織に属していたが、リーダーの自殺によって直接行動は頓挫、結局自分で脱獄し生き延びた。彼の証言はその経歴にふさわしく力強いともいえるが、「あのニヤニヤした表情はなんだ」と違和感をもつ人もいるようだ。(8) 彼も言葉にできない悲痛な体験をたくさんしてきたはずだが、彼の証言の様子からそのことに思いをはせる者はあまりいないように思える。

「証人らしさ」。それは、表象における演出の問題である。ボンバは最初、回避的で、どっちつかずで、平板だという感想をランズマンに抱かせた。しかし床屋に連れていかれハサミを手渡されるという演出によって、「客の髪の毛をつかむ。と、まさにその瞬間から真実が体現され、彼は再びその場面を体験(9)」した。そして観客たちはそれを目撃することができたのだ。ランズマンが悪役を引き受けたことで、ボンバをはじめとする何人かの証人たちは、除反応ぎりぎりの淵まで歩み寄り、いかにもホロコーストの生き残りらしい「証言」を行ったのだ。

ラカプラはこの点、禁欲的である。「犠牲者である生存者は、それが映画のためであれ、映画作家のためであれ、観客のためであれ、困難な状況に置かれるべきでない、つまり過去を生き直すように仕向けられるべきではないのである(10)」と言う。

私は映画をはじめ芸術は、たいていトラウマの行動化のようなものであって、その中でも創造性があふれ、かつ社会規範内にある程度収まったものが、作品として「昇華」されるように思う。ただ、それはあくまでも制作者自身の行動化にとどまるべきであり、犠牲者や生還者がそのために除反応や行動化や再演を求められるいわれはたしかにないと思う。

しかし、映画、映画作家、観客のためではなく、自分のための、自分の周りで死んでいった者のための「証人」になることをボンバが望んでいたとしたら話は違ってくる。ボンバはあの場面で、自分が証言をするのだとわかっていた。法廷での証言プロセスに傷つく被害者は多いが、だからといって証言をなしにすることはできないだろう。過去が生々しく甦ってくるとしても、証人となるしかないのだ。もちろん二次被害を最小限に抑える努力は必要だし、被害回復に役立つような治療的機能が法的過程にあればと願わなくもない。しかしそれらは副作用予防と副次的効用の願いであって、主な作用として求めるべきではないはずだ。証言の主な作用は、真実を声に出し伝えることそのものであり、それが公の場で共有され、応答され、社会の公正さが回復されるのを待つことである。

ただ、証言は法廷弁論としてのレトリカルな性質をもつ行為でもある。[11] 証言は「たんにある事実や出来事を報告することでもなければ、生きられ、記録され、記憶されてきたことがらをたんに物語るだけのことでもなくて、他の人々に語りかけることを意味しており、裁判官や陪審員など、聞き手の心にアピールし、印象を刻印することを目的としている。いいかえれば、証言という行為は本質的に非個人的なものであって、その内容は受け手の判断に開かれ、客観的な再構成の可能性を予想していることになる[12]」

演出の効果は大きい。被害者らしさ、証人らしさ、証言の真実らしさ、それらの印象を刻印するには、ランズマンのように被害者を除反応ぎりぎりにまで追い込む味方の弁護士が必要なのかもしれない。

こんなことにこだわるのは、私が臨床現場で性暴力被害者と出会うことが多いせいかもしれない。ほとんどの人が、被害を公に訴える余裕もエネルギーも資源も奪われ、たとえ勇気をかき集めて訴えたとしても警察や司法に無視され、逆に傷つけられる状況。「性暴力とＰＴＳＤ」といった講義や論文を求められるたびに、私は彼女たちの苦しみが言葉ではなかなか伝わらないことに焦燥感をもつ。そして、いっそのこと臨床場面での彼女たちの姿を映像にとって、理解のない関係者に見せたいと思う。怯え緊張した表情。言葉に詰まる姿。除反応を起こして、背中を丸め震える姿（できるだけ、そんなことは起こらないように努力しているのだが）。

『ショアー』に私が惹かれるのは、それが記録資料や記録映像を用いず、生き残った者たちの証言によって成り立っているためだ。性暴力被害は、第三者の目撃も、証拠も得られないことが多い。したがって、真実のありようを示すには、被害者自身の証言しかないことがしばしばだ。加害者側の対立する証言との間で、真実らしさが争われるわけだ。

性暴力被害に『ショアー』のような映画があれば……そう痛切に思う。そして、そのときにはランズマンのような憎まれ役が必要かもしれないと思う。なぜなら性暴力被害ではとくに、自発的に被害を語ることが「被害者らしさ」「証人らしさ」の喪失につながりやすいからだ。前章で、私がスレブニクと重ねてしまった女性クライアントは、受けた被害が「信じがたい」ほどひどいものであったために、それを伝えようとするだけで、警察から「くるくるパー」の手振りをされた。あまりにも被害が「恥ずかしくグロテスク」なものであったために、それを言語化して伝える彼女を「恥知らず」のように扱う者もいた。それでも彼女には、言えないでいることがまだまだたくさんある。証言台に立ち、誰かに問いつめられて、声を詰まらせながら、涙を流しながら、これまで言わずにきたことを吐露する彼女を目撃しないかぎり、彼女の被害は真実と認められないのだろうか。

「証人らしさ」。それは、受け取る観客、裁判官や陪審員など、聞き手の感受性の問題でもある。トラウマは言語では伝わらないから、除反応（かそれに近いところ）を見てもらって聞き手を「感作」させるしかない、トラウマに二次的に「被爆」してもらうしかない。そう私は思いつめてしまうのだが、それは聞き手への希望を捨ててしまった危険なものなのかもしれない。

ラカプラのランズマン批判も実はここにあるようだ。ラカプラは、ランズマンの「伝える」という言葉が「他なるものにおいてトラウマの反復をひき起こす試みであると同時に、疲弊した自己においてその苦痛を再現しようとする欲望でもある」と指摘し、「悲劇的同一化」「抑制されない転移関係」「完全な感情移入」「身体的顕現」「実際の生き直し」「行動化」(14)といった言葉を重ねている。そして、そこでは「二次的目撃証言の域を超えて犠牲者との完全な同一化にまで向かう運動と真正さとが等価になってしまっているのではないか」、それは「犠牲者の代理としての自己においてトラウマを身代わりに行動化させる」のではないかと危惧する。(15)

犠牲者の側にたったランズマンの偏好は、死へとぎりぎりに接近した絶対的無垢のためなのである。……ランズマンの限界点とは、自分が絶対的無垢の体現と見なすものに出会うことなのである。たしかに私も、加害者と被害者との相違の重要性は主張したい。だが、問題は、単純に絶対的なものという基盤が安全に確保されていたり、教義で命令されているのではない世界において、いかに区別したり、批判的判断をするのか、ということなのである。(16)……絶対的罪および絶対的無垢の観念は、ひとの道しるべとなるにはあまりに単純すぎるのである。

他者の鈍感さに絶望する者は、自己の「絶対的無垢」を武器にしてしまう。とくにそれが、映画作家、歴史家、そして治療者といった「二次的証人」である場合は、その武器が簡単に暴力に転化してしまいうる。私は「感作」「被爆」という言葉を用いたが、そこにも「絶対的無垢」への欲望が潜んでいるのかもしれない。

（注1）「徹底操作」（work through）とは抑圧された無意識の内容を意識化し、言語によって解釈し通すこと、「行動化」（act out）は無意識の葛藤を言語化せず行動によって表わすことである。

## 文献

（1）クロード・ランズマン（高橋武智訳）『ショアー』作品社、一九九五、二六一―二六二頁。
（2）『ショアー』二六二―二六三頁。
（3）ドミニク・ラカプラ（高橋明史訳）「ランズマンの『ショアー』」、『現代思想』一九九七年九月号、二五三頁。
（4）ラカプラ、二四二―二四三頁。
（5）クロード・ランズマン（高橋明史訳）「理解することの猥褻さ」、キャシー・カルース編『トラウマへの探究』所収、作品社、二〇〇〇、三二七頁。
（6）高橋哲哉「トラウマと歴史――アブラハム・ボンバの沈黙について」、『越境する知2　語り：つむぎだす』所収、東京大学出版会、二〇〇〇、一六九―一七二頁。
（7）高橋、一七六―一七七頁。
（8）鵜飼哲・高橋哲哉編『「ショアー」の衝撃』未來社、一九九五、八六頁。
（9）クロード・ランズマン（下澤和義訳）「場所と言葉」、『現代思想』一九九五年七月号、八六頁。
（10）ラカプラ、二五三頁。
（11）ショシャーナ・フェルマン（細見和之ほか訳）『声の回帰』太田出版、一九九六。

(12) 多木浩二・上村忠男「歴史と証言」、『現代思想』一九九五年七月号、六六頁。
(13) 宮地尚子「性暴力とPTSD」、『ジュリスト』二〇〇三年一月号。
(14) ラカプラ、二二六―二二七頁。
(15) ラカプラ、二三四頁。
(16) ラカプラ、二四五頁。

# マイノリティのトラウマ

冬学期の講義テーマは「マイノリティのトラウマ」だった。一連の講義も終わり、学生はレポートに追われる時期である。大学構内は冷たく閑散としているが、早咲きの梅が思いがけない場所で待ち伏せし、鮮やかな紅色で心を温めてくれる。

「マイノリティのトラウマ」をテーマにしたのは、マイノリティ体験をどこまでトラウマという概念で捉えられるかを考えてみたかったためである。「マイノリティ」とは、少数民族のことだけではなく、社会において構造的に不利な立場におかれていたり、異なっていると考えられている人々のことを意味している。

戦争や強制収容所、性暴力など人間にとっての極限の体験、いわゆるトラウマらしいトラウマを、夏学期の平和社会論では扱った。しかし、一つ一つの出来事は些細に見えても、その人の存在を蝕み、尊厳や自己肯定を掘り崩していくような状況が、この世の中にはたくさんある。たとえば、少数民族であること、植民地的支配にとどめおかれること、病気や障害、ジェンダーや性的指向等さまざまな理由のために差別や偏見の対象になりつづけること、などなど。ナイフで切り裂くような、目に見えて派手な暴力ではなくて、もっと慢性の、真綿で絞め殺されていくようなかたちの抑圧や暴力がそこには存在する。

そういったマイノリティ体験をもトラウマという観点で理解することが望ましいことなのかどうかはわからない。トラウマ概念の拡散をもたらし、ひいてはトラウマ研究の停滞につながるという批判もあるだろう。政治的な要素が入り込みすぎて、「中立的」で「科学的」な学術的探求を困難にさせてしまうといった懸念もあるかもしれない。逆に、社会的につくり出されたマイノリティの苦悩を病理化、医療化させる危険な試みだと非難されるかもしれない。そういった疑念を認識しつつも、マイノリティ体験をトラウマという概念に引きつけると何がみえてくるのか分析してみたいと思った。

日本におけるトラウマ研究(注1)はまだ緒についたばかりの若い学問であるが、これまでのところPTSDに関心の多くが集中しており、一回の衝撃的な「外傷的事件」を受けた場合の精神的影響が、主に議論されている。米国で確立された基準をそのまま踏襲してPTSDの診断に用いていることもあり、トラウマをもたらす「外傷的事件」の範囲もその診断基準によって定められ、その基準(現在でいえばDSM-Ⅳの「A基準」)にあてはまらない体験やそれによる心の傷は、研究の対象から外されてしまいやすい。実際日本でのこれまでの研究対象は、地震などの自然災害、地下鉄サリン事件などの集団毒物汚染被害、航空機事故などの大規模事故災害、性暴力被害を含めた犯罪被害、交通事故など、被害内容や時期が明確で、加害の責任主体がはっきりしている単回のものが大部分を占めてきた。

もちろん、児童虐待やドメスティック・バイオレンスなど、長期的・反復的な被害もトラウマ研究の重要テーマとして挙がってはいる。そして、それらの慢性的な被害がもたらす影響については、P

ＴＳＤ概念では包含しきれないという認識は早くから存在している。レノア・テアはこの点を踏まえ、単一性外傷の打撃の結果をⅠ型トラウマ、長期反復性で発達にも影響を及ぼすようなものをⅡ型トラウマと分けている。Ⅱ型トラウマでは、否認、心的麻痺、自己催眠、解離、極度の受け身性と憤怒爆発との交代などの症状が含まれる。また、すでによく知られているように、ハーマンは複雑性ＰＴＳＤという疾患概念を提唱し、従来、境界性人格障害や身体化障害、多重人格性障害等の診断を受けていた患者たちの病理をトラウマの観点から解きほぐし、スティグマを和らげる試みをしている。複雑性ＰＴＳＤの診断基準は、感情制御、意識、自己感覚、加害者への感覚、他者との関係、意味体系という六領域における変化である。ヴァン・デア・コークらはこの複雑性ＰＴＳＤの概念に、身体化という項目を加えて、「他に特定されない極度のストレス障害」（ＤＥＳＮＯＳ Disorders of Extreme Stress not Otherwise Specified）という疾患概念を提案し、ＤＳＭ－ⅣのＰＴＳＤに関する委員会においても検討が行われ、独立疾患としての採用は見送られたものの、「関連特徴と障害」の項目にその記述が含まれている。

複雑性ＰＴＳＤやＤＥＳＮＯＳは、長期的な被害体験の反応を考えるうえでは有効であり、マイノリティ体験とそれがもたらす精神的影響を、それらに引き寄せて考えてみるのも興味深い一案である。しかし複雑性ＰＴＳＤでは「全体主義的な支配下に長期間服属した生活史」というふうに外傷体験が定義されており、ＤＥＳＮＯＳにおいても同種の深刻な被害が長期に起こっていることが想定されている。具体的には、人質、戦時捕虜、強制収容所生存者、ドメスティック・バイオレンスや児童虐待などである。あとで見ていくように、マイノリティ体験もこれらと重なってくる部分は多いし、症状

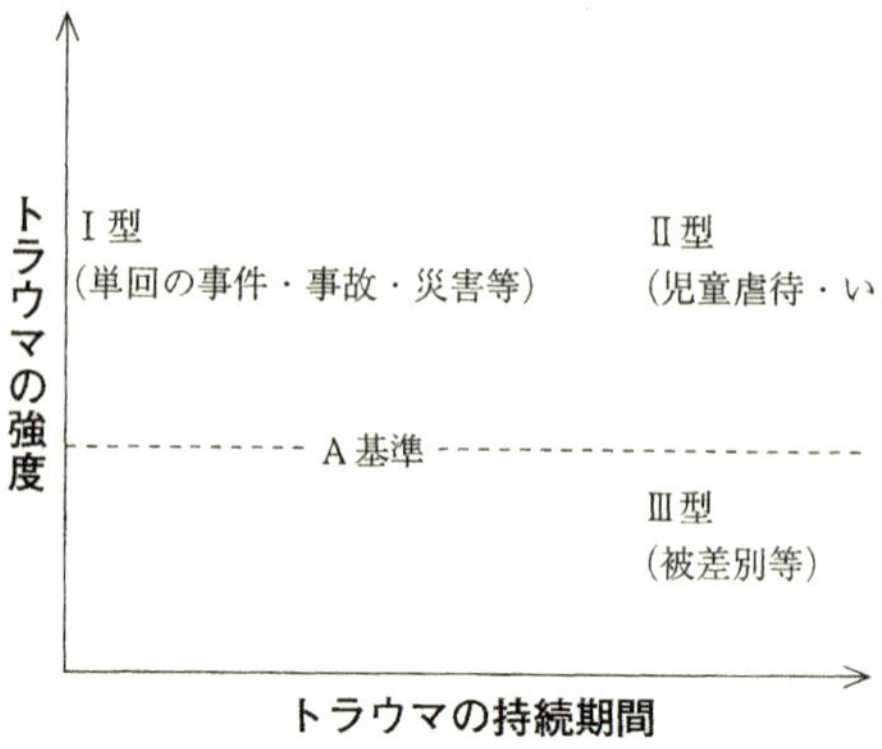


としても、たとえば自己感覚の変化など、共通点も多いように思われる。しかし、一見些細だが長期的に存在を蝕んでいくようなマイノリティ体験、「真綿型」のトラウマ体験を、「全体主義的な支配下に長期間服属した生活史」と一緒に扱うのは少し無理があるだろう。いっそのことテアの分類に追加して、Ⅲ型トラウマという概念をつくってみてもいいのかもしれない（図）。ともかく、複雑性PTSDやDESNOSといった既成の枠にあらかじめ当てはめていくのではなく、まず、個々のマイノリティ体験の中で何が起きているのか、どのような心理的影響や変化がそこからもたらされるのかを民族誌的《エスノグラフィック》に理解することが先だと思われる。

一方、社会科学の領域に目を移してみれば、こういったマイノリティの人たちの抱える困難や苦悩を扱った研究は少なくない。差別論、障害学、ポストコロニアリズム研究、カルチュラル・スタディーズ、エスニシティ論、ジェンダー論、セクシュアリティ論、クレオール研究など、あちこちに散らばっているが、それらの議論の中でも、トラウマという言葉が最近はしばしば出てくるようになっている。トラウマという言葉を用いているからといって、心理的・精神医学的な方向に必ずしも分析が深められるわけではない。しかし、トラウマという言葉を使うには、たんなる流行といったレベルを超えた、それなりの必然性があるはずである。

講義の中でとりあげた文献は、障害者、女性、在日韓国・朝鮮人、黒人、日系アメリカ人、被差別部落、沖縄、同性愛、などに関するものである。いずれも、一つ一つが単独で取り上げられるべき重い問題なのだが、私はあえてさまざまなマイノリティの体験を並列させ、共通の体験や反応、違いを比較してみることにした。マイノリティや差別は、「重い」問題として「中途半端に関わるな、関わるなら百パーセント、コミットするべきだ」といった暗黙のプレッシャーがつきまといやすいのだが、その「重さ」自体にトラウマの影響が見えるように思うからだ。それに個別のマイノリティの差別問題には詳しいが他の差別問題はまったく知らないという人が多い状況も、あまり望ましいものではない気がする。

講義で使用した文献の多くは、著者自ら当事者としてマイノリティの体験を綴りつつ、同時にそれを社会レベルで分析を加えたものである。私が読んで気に入ったものを集めただけなのだが、揃えて見てみると、それぞれの集団の「ネイティブ・アンソロポロジスト」（つまりマイノリティ当事者でありつつ、観察者でもある人）による民族誌《エスノグラフィ》とでもいうべきものに集中している。

これらの文献を一学期間かけて読み継いで気づくこと、とくに多様なマイノリティ体験の中の共通点を整理してみると、以下のようになる。まず第一に自己否定や自己嫌悪など、セルフ・エスティーム やアイデンティティに関わる苦悩が非常に深いこと、第二にマイノリティであるということは、狭義の意味でのトラウマ体験を受ける機会や回数も多いということ、第三にそれらの苦悩やトラウマが集団的アイデンティティの確保とどう結びついていくかによって、ナショナリズムや民族主義、多文化主義、共生か排斥かの選択など、政治・社会的なレベルでの立場が大きく変わりうること、とくにアイデンティティの政治と絡んで、複数のマイノリティ集団の関係は錯綜したものとなるということである。本章では第一点について書くことにする。

「自己嫌悪というのはたちが悪い。これがあれば社会で優勢な側にいるほうは、劣性にいる側を押さえつけていくのにエネルギーを使う必要がなくなる。押さえつけられているほうが勝手に自ら抑え込んでしまうよう仕向けられているのだから」と日系アメリカ人であるケビン内田は言う(1)。「白人が、表向きはどうあれ本当に差別をやめて黒人と融合することなんかできないもんで、黒人の心に自己嫌悪の情を注ぎ込もうとする。その結果、黒人が握る銃はけっして彼ら白人に向けられることはなく、内側に向かって、つまり同じ黒人同士に向かって引き金が引かれることになるわけなんだ」とアイス・キューブは言う(2)。

マイノリティの記述を読むと、ほとんど例外なく出てくるのが、自己嫌悪、自己否定、自己憎悪、自己卑下である。それは読んでいて胸が痛くなるようなものばかりである。差別するほうが悪いのだから、なぜ自分を責めるの？　と遠くからならいくらでも言えるが、日々の現実は周りの視線や言葉かけを内在化させずにすむほど甘くない。

それはたとえばメディアの流すイメージからくる。先ほどのアイス・キューブの言葉。

このアメリカで、黒人であるということは、キツイことだよ。テレビとか、学校とか、その他一般のあらゆる場面で、僕らが出会うイメージの数々を見てみるがいい。こんなイメージに囲まれて生きるのは、本当に辛いことだよ。僕ら黒人は、自分自身を愛するために、必死で闘わなきゃならないんだ。社会やメディアを牛耳っている白人連中は、黒人全員をあまりにも悪いイメージに追い込んでいる。連中は、僕らに何ひとつ価値を置かないんだ。

それは道行く人の些細な言葉からもくる。有名なフランツ・ファノンの『黒い皮膚・白い仮面』から一節。

ほら、ニグロだよ！……ママ、ニグロだよ！……しっ！　叱られますよ……。どうぞお気になさらないで。子供なもんで、あなたが私たちと同じくらい開けていらっしゃるのがわからないんですのよ。
私の身体は引き延ばされ、分断され、再びめっきされて、冬の日の白い光のなかに喪色にうち沈んで戻ってきた。ニグロはけものだ。ニグロは性悪だ、ニグロは悪賢い、ニグロは醜い。おやニグロだ、寒いな、ニグロが震えている、ニグロは寒いので震える、子供はニグロが恐いので震える、ニグロは寒さに震える、白人の子供は母親の腕のなかにとびこむ、ママ、ニグロに食べられちゃう。(3)

それは言語からもくる。英語とスペイン語のバイリンガル・エッセイを八〇年代にいち早く発表し、鮮烈な衝撃を与えたメキシコ系アメリカ人、テキサス人、レズビアンのグロリア・アンサルドゥーア。

チカーノ・スペイン語をしゃべって育ったチカーナは、自分たちが話しているのは下手なスペイン語なのだという確信を内面化している。それは認知されない、私生児の言語。そして私たちの言語が支配的文化によってわたしたちを批判するために使われてきたのを内面化してしまったわたしたちは、わたしたちの言語がはらむ差異を、お互いを批判するために使う。

チカーナのフェミニストたちは、よく疑いとためらいをもって、お互いを避けてとおる。私には長い長いあいだ、なぜそんなことをするのかがわからなかった。それから、突然そのわけがわかった。別のチカーナと親しくするということは、鏡をのぞきこむようなものなのだ。そこに映るものが、怖いのだ。痛み。恥。自己評価の低さ。子供のころ、わたしのことばはまちがっているといわれてきた。母語に対する攻撃がくりかえされれば、自尊心は貶められる。攻撃は生涯にわたってつづく。(4)

人は存在証明にやっきになる動物だ、と社会学者の石川准は言う。自分がいかに価値のある人間であるかを証明しようとする。望ましいアイデンティティを獲得し、望ましくないアイデンティティを返上しようと日夜あらゆる方法を駆使する。自分という存在そのもの、アイデンティティ抜きの裸の「わたし」に価値を実感することができたら、存在証明はいらなくなり、われわれは自由になる。価値あることより好きなことを優先できる。

しかし、人を存在証明に釘付けにするものに差別がある。「差別は人から存在価値を根こそぎ奪う。人は差別から自分の価値を守ろうとして存在証明に拍車をかける」

「私が視力を完全に失ったのは十五歳のときだったが、振り返ってみるとそれから二十年、私は存在証明に躍起になってきた。数学好きで文学嫌いの私が社会学を仕事にするようになったのも、もとはといえば存在証明のためだった」。そう彼は、さりげなく付け加える。(5)

人を存在証明に釘付けにするもの、それが差別。それがマイノリティ体験。もちろん存在証明への渇望がアイス・キューブのラップ音楽を花開かせ、ファノンの人間洞察を深めさせ、アンサルドゥーアの言語能力を豊かにした、という皮肉な見方もできる。けれども、自己尊重感を取り戻し、異議申し立てをするところまで至った彼ら彼女らの陰には、無数の「敗残者」「自己敗北者」がいる。存在証明のエネルギーを暴力や自己破壊的行動に向けた者たち。日々の生活をやりくりするのに力を使い果たさなければならない者たち。存在証明さえ諦めた者たち。

これまで、マイノリティの自己嫌悪や自己否定の苦しみは、「コンプレックス」「劣等感」という言葉で語られてきた。まるで傷つくほうが悪い、差別を内在化するほうが悪いみたいだ。なんという残酷な言葉だろう。差別に負けるな！　周りの言うことなんか気にするな！　それくらいで挫けてどうする！　弱虫！　みかえしてやれ！　コリン・パウェルのように成功する奴だっているじゃないか！　乙武君のように明るい奴だっているじゃないか！……励ましのつもりだとしても、そんな言葉は二重の差別をもたらすだけかもしれない。差別によって自己否定されるうえに、自己肯定できない人間としてさらに否定されるという二重の差別。

トラウマ治療においても被害者の自尊感情の回復は重要なテーマであり、とくにⅡ型トラウマでは核心部分の、時間のかかる困難な作業となる。慢性的な虐待などの場合、たいてい加害者は被害者の生活を支配し、被害者が悪いからそうなるのだと思いこませているからである。これは一種のマインド・コントロールである。また、Ⅱ型トラウマによる反応、感情統御の困難や解離といった症状は被害者をさらなるトラブルや被害に巻き込みやすく、やはり自分がだめだからだという被害者の思いを強化してしまうからでもある。

ただ、PTSDへの効果が実証されているEMDR（眼球運動による脱感作と再処理法）の主要な流れは、トラウマ記憶に貼り付いた自己の否定的な認知と、こう思えるようになりたいという自己への肯定的な認知を明確にし、前者を後者に置き換えていくことであり、I型トラウマであっても自己肯定はやはり核心テーマであると言えよう。被害を受けること、それがトラウマになるということは、自己のバルネラビリティ（脆弱性）や非力さを強烈に過剰認知してしまうことであるからだ。

マイノリティ体験、Ⅲ型トラウマでは、自己への否定的認知は単一のトラウマ記憶に結びついているのではなく、自分を差別的に取り囲む社会全体に、そしてそれをはね返せず内面化してしまった自分に貼り付いている。そのとき自己への肯定的認知はどこから引き出せばよいのだろうか。

I型、Ⅱ型に限らず、トラウマの初期治療においては、安心感や安全の確保が強調される。物理的にはもちろんのこと、安心できる場所（safe place）を心の中にもイメージとしてもつことが重要とされる。安心できる場所とは、言いかえれば自分がそのままでいていい場所、存在証明から解放された場所でもある。そこから自己への肯定的な認知が蘇ってくる。Ⅲ型トラウマにおいて、それがいちばん得やすいのはマイノリティ同士で成立する空間だろう。民族マイノリティにおいて家族意識や集団意識が強くなる一因は、家族や民族集団内では互いに存在証明をしあわなくていいからである。

けれども、マイノリティにもいろいろな種類がある。同性愛などの性的マイノリティにとっては、家族は必ずしも「同類」ではなく、家族や地域コミュニティは、ひょっとするといちばん安心できない場所、自分が自分らしくいられない場所かもしれない。インターネットが有用なのは、そういった身近な人たちからも孤立しがちなマイノリティ同士をつなぎ、仮想空間ではあるけれども、存在証明から解放されたコミュニティをつくることができるということである。絶望して死に向かうのではなく、孤立して自己愛的な幻想の世界に陥るのでもない、第三の選択のためには、一時的にせよコミュニティと、その中での仲間（ピア）や少し前を進む先輩（ロールモデル）との出会いが必要なのだと思う（本書収録の「マイノリティのための精神医学」（二二〇頁）の図を参照のこと）。

（注1）国際トラウマティック・ストレス学会、日本トラウマティック・ストレス学会といった名称にあわせてトラウマティック・ストレス研究といったほうが適切かもしれないが、長ったらしいのでここではトラウマ研究とする。ただ、今後は狭義のトラウマについての精神医学的研究をトラウマティック・ストレス研究、広義のトラウマについての人文社会学的研究をトラウマ研究と呼び分けるという方法もあるかもしれない。

## 文献

（1）ケビン内田（小林洋子訳）「『アイス・キューブ・カルチャー』における自己愛について」、『現代思想』一九九七年十月号、二六〇―二六六頁。
（2）ベル・フックス、アイス・キューブ（西本あずさ訳）「アイス・キューブ・カルチャー」、『現代思想』一九九七年十月号、二四二―二五九頁。
（3）フランツ・ファノン（海老坂武・加藤晴久訳）『黒い皮膚・白い仮面』みすず書房、一九九八。
（4）グロリア・アンサルドゥーア（管啓次郎訳）「野生の舌を飼い馴らすには」、『旅のはざま』所収、岩波書店、一九九六。
（5）石川准『アイデンティティ・ゲーム――存在証明の社会学』新評論、一九九二。

# マイノリティと狭義のトラウマ体験

ひきつづきマイノリティのトラウマについて考えたい。前章では、多様なマイノリティ体験の共通点として、自己否定や自己嫌悪など、セルフエスティームやアイデンティティに関わる苦悩が非常に深いことを指摘し、一つ一つは些細であっても偏見の眼差しや排除的扱いを繰り返し受けつづけることの意味を考えた。この章では、マイノリティであるということは、狭義の意味でのトラウマ体験を受ける機会や回数も多いということについて考えてみたい。

人種差別、民族差別、性差別、障害者差別といったものは、日々の偏見や排除、屈辱的扱いの連続であると同時に、時にはあからさまな暴力となって立ち現れる。リンチや虐殺、民族「浄化」、スパイ容疑の逮捕や拷問、監禁や軟禁、死の脅迫、社会的抹殺をもくろむ誹謗中傷、逃亡や故郷喪失、難民生活、家族離散、レイプ、優生思想にもとづく強制中絶や強制不妊手術など、具体的な内容を挙げればそのリストは延々と続くだろう。いずれも、狭義の意味でのトラウマ体験、つまりDSM‐ⅣのPTSD診断のA基準にあてはまるような「外傷的事件」といえる。

たとえば、「黒人差別」をみてみよう。

フランツ・ファノンは、フランス領マルチニック出身の黒人知識人として、イメージや言語による暴力や疎外と、そういった他からの疎外が自己疎外につながっていく被植民地者の葛藤や苦悩の過程を鮮明に描く。しかし、それと同時に植民地支配への抵抗運動に対する弾圧など直接の残忍な暴力についても詳しく触れ、それらがもたらすトラウマ症状を「反応性精神病」として記載している。(1)

人類学者のシドニー・ミンツは『アフリカン・アメリカン文化の誕生』（岩波書店、二〇〇〇）において、奴隷として連れてこられたアフリカ人たちがアメリカで生み出した文化を歴史的にたどる。まず、強制連行されても「新世界」まで生きて到着できなかった人々が膨大にいたことが指摘される。奴隷狩り戦争で捕囚とされ、沿岸まで残忍な方法で追い立てられ、船倉にぎゅうぎゅう詰めに押し込められて海を越え、「新世界」の浜辺に到着できるだけで、十分ラッキーだったわけだ。「きみはわずか十二歳だった。予想のつく将来に向かって生きていた。ところがある日、青天の霹靂のごとく、突然よそから男の一団がやってきて、きみを捕え、知らない土地へ力ずくで連行して、鎖につなぐ。それから長い長い道のりを歩かされる。そのあと船に乗せられ、船内でも鎖につながれたまま、はるか遠くの未知の土地へ運ばれていった。船から降ろされるや否や、口の中や肛門を乱暴にしらべられ、額あるいは胸に焼き印をおされた。そして死ぬまで強制労働をさせられることになる場所へ運ばれる。きみに子どもがいれば、かれらも死ぬまで働かされる。それが十数世代も、永遠に続く」。ミンツは大学の授業でそう学生に語ると言う。そして、アフリカ系アメリカ人の勝利は彼らが「生きのびた」ことにある、生きのびることこそが「抵抗」なのだと言う。

現代米国社会においても、状況は思うほど改善していない。都市部のゲットーの低所得層住宅に住む黒人少年たちにとっては「きまぐれな警官に呼び止められていやがらせを受けたりしなければ、車のバックミラーに後をつけてくる敵対するギャングの姿が写っていなかったら、また銃の引き金を引くようなことがなければ、それはいい日だということになる」(2)。これは前章でも引用した黒人ミュージシャン、アイス・キューブのラップのせりふなのだが、誇張ではない。実際に黒人の十代の少年の死亡率は高く、死因の一位は他殺である。また二十五歳から三十五歳までの高校を中退した黒人男性の実に七五パーセントが受刑中か保護観察の身であるというし、中嶋によれば、沖縄在住の黒人米兵の多くは、幼い頃からドラッグの売買をしたり、近所の誰某が刑務所に入った、あるいは出所したという話を日常会話として聞いて育ち、軍役への主な志願理由は「ドラッグ・ディーラーになるよりはましだったから」、沖縄・日本の好きなところは「平和で、後ろから刺されたり、撃たれたりする心配がない」からだという(3)。イメージの暴力、つまり映画やテレビなどマスメディアにおけるステレオタイプ的な黒人の表象と、その内在化からくる自己嫌悪の問題もさることながら、もっと生々しい暴力が彼らの日常には渦巻いているわけである。

マイノリティに向けられる生々しい暴力の多くはよその国の話、または過去の話にすぎないと思えたら、気分は楽である。しかし、日本社会に生きるマイノリティの人たちも、これらの暴力体験に容赦なく襲われてきたし、現在もしばしば襲われているし、将来いつ自分に暴力が降り注ぐかわからないという恐怖感をリアルに感じている。

たとえば、身体に障害があったり、外見や言葉がまわりと違う子どもたちが、身体の安全性を奪われるような強烈ないじめを受けたり、存在しないかのように扱われたり、無力感を味わされるという経験は、今も限りなく起きている。「たかがいじめに負けない強い子どもに育てよう」といった論調もあるが、いじめの残酷さや、それがもたらす深刻な精神的影響については、「孤立化」「無力化」「透明化」の三過程を鮮明に描いた中井の論文が必読であろう。(4)

また、軽蔑や憎悪・恐怖・忌避の対象としてマイノリティに残忍なバッシングが行われることも少なくない。たとえばゲイ・スタディーズの風間は、「ちょっとしたからかいや揶揄はあるにしても、同性間の性行為を罰する法をもたず、死に至らしめるような暴力は存在しない」という「同性愛に寛容な日本社会」のイメージのかげで、実際にはゲイ・バッシングが横行している状況を報告する。二〇〇〇年に起きた、同性愛者を狙った連続暴行・強盗事件では、いわゆるハッテンバとなっている公園周辺で、少年たちのグループが「ホモがばれる弱みがあるので、警察に被害届を出さないからやりやすい」「ホモ連中は人間のクズだからどうなってもかまわない」とつぎつぎと「ホモ狩り」を行い、うち一件では、被害者男性は顔や腹部を足蹴にされて気絶し、現金を奪われたあともさらに丸太棒で殴りつづけられ殺されてしまっている。(5)

金石範・金時鐘の対談『なぜ書きつづけてきたか　なぜ沈黙してきたか』(6)からは、在日韓国・朝鮮人の経てきた辛酸な歴史が浮き彫りになる。戦時中のひどい食生活による栄養失調、厳しい軍事訓練、肋膜炎罹患、終戦、そして一九四八年の済州島四・三事件、五月「郵便局事件」での任務失敗、逃走、潜伏、匿ってくれていた叔父の処刑、日本への密航などなど、金時鐘の五〇年の沈黙の陰にあった、たび重なるトラウマの軌跡。大阪までたどり着いた後の、「とにかく表通りが怖い。それに暗がりが怖い。なにか警笛らしい音でも聞こえたら、もう身が立ちすくむ。そういう状態は二年ぐらい続きましたね。緊張いうのかね、角もすぐには曲がられへんかった。誰かがそこで待ち構えてる気がして、いつも大きくカーブを切って曲がっていた」（一一八頁）というのは典型的なPTSD症状である。彼は、自分のためにひどい境遇に追いやられた両親への罪悪感から逃れるために酒をあおり、闘争に体を挺することで逃亡者意識の負い目をぬぐおうとしてきたが、四・三事件は「丸ごといが栗のように凝り固まった、とげとげしい記憶」（一七五頁）として彼の中に今もありつづける。金石範にしても、金時鐘ほど「ドラマティック」ではないにしろ、危険にさらされるような出来事をいくつも経てきている。

彼らの体験は、在日韓国・朝鮮人の中でも特殊な、とくに過酷なものだったのだろうか？　そうかもしれない。けれども、もっと過酷な状況におかれ、命を奪われてしまった人もたくさんいる。二人は生き延び、言葉を発する能力を永遠に失ってしまわなかっただけ、幸運かもしれないのだ。また、これほど過酷な体験を個人的にはしていなくても、いつ自分がそのようなことに巻き込まれるかもわからないという恐怖は在日韓国・朝鮮人の間に広く深く浸透していた（いる）だろう。そして、そういった過酷な体験や恐怖にさらされた人たちを含む共同体や家族が、その傷の直接、間接の影響から逃れることは難しい。べつにマイノリティに限られたことではないが、トラウマ体験がさらなる貧困や生活苦、厄災をひき起こし、親密な関係の中でお互いをいたわる余裕を奪ってしまったり、苛立ちが家庭の中のより弱者に向けられるなどの現象はありふれたことである。拷問や他の深刻なトラウマを受けた被害者と生還後の家庭内暴力の問題については、マルコム・ゴードンの論文等が参考になる。(7)もちろん、トラウマを経験することで、他者に優しくなる人もいるし、家族や共同体の結束が固まるということもあるので、一概には言えないが、外での傷がすべて癒される家族や共同体というのは幻想にすぎない。

ところで、「マイノリティであるということは、狭義の意味でのトラウマ体験を受ける機会や回数も多い」というのは、マイノリティの生きてきた歴史や日々の暮らしをよく知っている人にとっては当たり前の事実であるといえよう。にもかかわらず、マイノリティであることとトラウマ体験の結びつきは、意外と見落とされやすい。

事件の被害者がマイノリティの場合、「マイノリティだからそういう事件にまきこまれたのだ」と勝手にストーリーがつくられ、被害者が非難されることがある。また、「日頃からずっと危険にさらされているんだから、その状況に慣れていて、少々のことがあっても心は傷つかないのではないか」といった、外部の人間にとって都合のいい解釈がされ、トラウマの重みが相殺されてしまうこともある。トラウマに「慣れる」ということはなく、むしろつぎのストレスフルな体験への耐性を弱め、他の人にはトラウマにならない些細なことがトラウマになったりするということは、これまでの研究からすでに明らかになっている。けれども、「これまで耐えてきたのだからこれからも耐えられるだろう、その状況がそれほどいやではないのだろう」という憶測は、たとえば途上国のストリート・チルドレンなど、苦境におかれる人々を放置しつづける一般市民の罪悪感を和らげることには役立つ。

そもそもマイノリティのトラウマ体験の多さを調べる調査がほとんどないというのも指摘しておくべきことであろう。DSM-ⅣのPTSDのA基準にあてはまるトラウマ体験を、マイノリティの人たちがこれまでどれだけ体験してきたかを、たとえば「出来事チェック・リスト」（これまでの外傷的事件の経験の有無をリストによってチェックする質問票）を用いて調べ、それぞれの出来事へのPTSD症状の有無を測定すれば、きっとマイノリティでない人との間に有意差が出るにちがいない。しかし、日本のトラウマティック・ストレス研究で、マイノリティが経験するトラウマの多さに触れたものは見当たらない。もちろん研究の歴史がまだ浅いせいもあるだろうが、ほかにも要因はある。マイノリティの問題については、マジョリティの側からは見えにくく、知られておらず、関心ももたれないこと。マイノリティの抱える苦悩は知られていても、マジョリティには関係がない「特殊な問題」とみなされること。マイノリティという枠をもってトラウマを捉えようとすると焦点が個人から集団に移り、個人の内面を分析・解明しようとする心理学や精神医学の枠組みとずれが出てくること。そして、大きな要因と思われるのが、タブー意識。これはマジョリティの側からも、マイノリティ当事者の側からも作用する。マジョリティの側としては、自分の加害者性を意識しなければいけないテーマは避けたいという思いや、当事者でもないのに語ってよいのかという遠慮、へたなことを口走って批判されるのも怖いという不安、語ること自体が政治的とみなされてしまうことへの恐れなどがある。マイノリティの側としては、そのテーマを取り上げることによって自分がマイノリティの一員であることが明らかになる不安、自分のイメージがマイノリティ一色で染められてしまうことへの嫌悪、被害者意識にこりかたまっていると批判されることへの恐れなどがあるだろう。このほか、タブー意識とも重なるが、さらなる偏見や差別を生み出したくないという配慮もあるかもしれない。PTSDは当初、「異常な出来事に対する正常な反応」とみなされ、比較的スティグマのない病名だったが、それでも精神疾患への強い偏見から逃れられるわけではない。病気に関する疫学調査の結果得られた「ある病気がマイノリティに多い」といった情報は、「科学的な事実」であろうとしても、いや「科学的な事実」であるからこそ、新たな偏見や差別をもたらしかねない。ましてや、トラウマの連鎖とか世代間伝達とか個人的脆弱性といったことが語られるようになると、PTSDもスティグマから自由ではなくなってくる。事例検討の場では、「実は……」と話されることは多くても、民族や出自などを問うこと自体が調査ではタブーであるという事情は、このあたりにあると言えよう。

最後の点は、調査研究が誰によって何の目的で行われるのか、ということとも深く関わっている。この点では、被害者や遺族が主体となって行っている薬害エイズの被害調査研究が意義深い。次章で引きつづき書いてみたい。

### 文献


（1）フランツ・ファノン（鈴木道彦・浦野衣子訳）『地に呪われたる者』みすず書房、一九九六。
（2）ベル・フックス、アイス・キューブ（西本あずさ訳）「アイス・キューブ・カルチャー」、『現代思想』一九九七年十月号。
（3）中里万里子「沖縄より」、『現代思想』一九九七年十月号。
（4）中井久夫「いじめの政治学」、栗原彬編『差別の社会学4　共生の方へ』所収、弘文堂、一九九七、二一六―二四三頁。
（5）風間孝「（男性）同性愛者を抹消する暴力――ゲイ・バッシングと同性愛寛容論」、好井裕明・山田富秋編『実践のフィールドワーク』所収、せりか書房、二〇〇二、九七―一〇二頁。
（6）金石範・金時鐘『なぜ書きつづけてきたか　なぜ沈黙してきたか――済州島四・三事件の記憶と文学』平凡社、二〇〇一。

(7) Gordon, Malcolm: Domestic Violence in Families Exposed to Torture and Related Violence and Trauma. in Gerrity, E., Keane, T. M., Tuma, F. eds., *The Mental Health Consequences of Torture*, Kulwer Academic / Plenum Publishers 2001.

# 薬害エイズとトラウマ

「エイズなんだから。いつ死ぬか分からないんだから。お父さんだけでなくお母さんもなんだから」。お母さんからそう言われた時のショックを、私は忘れられない。（原告番号9　娘　十代後半）三〇頁[1]

今、私には、医者に対する信頼感は残っていません。目の前にいる人が白衣を着た死刑執行人でないという保証はどこにもないからです。あれから間もなく、あなたやあなたと同じような行為に及んだ医者たちは、まるでクモの子を散らすかのように、病院から逃げ出していきましたよね。せめて別れのあいさつぐらいはしてほしかったです。（原告番号13　本人　三十九歳）五九頁[1]

マイノリティのトラウマについていろいろ調べているうちに気づいたことがある。それは、日本のトラウマティック・ストレス研究において、どのようなトラウマがとりあげられていないかということである。もちろん、精神医学や心理学の領域でトラウマに関する臨床や研究活動が始まったのは、日本では阪神淡路大震災と地下鉄サリン事件が起きた一九九五年にすぎない。日本トラウマティック・ストレス学会が発足したのも二〇〇二年のことである。したがって、それ以前に起きた出来事についてトラウマの視点から分析し直されることは少ないし、あらゆるトラウマに、限られた人数の専門家の注意が向けられることを期待するほうがおかしいとも言える。けれども、今までのところ沈黙が守られているトラウマについては、それなりに特徴があることも確かである。

では、その特徴とは何か？　それは、研究や臨床に携わる者が、外部の人間として「客観的」に観察や記述、介入をしにくいタイプのトラウマであり、もう少しはっきり言えば、自己の「加害者性」を問われる可能性をもつトラウマだということである（戦争や植民地支配に伴う加害については、野田正彰や小俣和一郎などの精神科医による著作、中国在住の従軍慰安婦の裁判における桑山紀彦のPTSD診断・意見書などが数少ない例外として挙げられる）。

すでに述べてきたように、マイノリティのトラウマの問題はこれまでほとんど注目されてきていない。その理由は、一回性の因果関係を明確にするのは難しく、PTSDパラダイムにのりにくい長期にわたる累積的なトラウマであることだけではない。マイノリティのトラウマは、植民地支配や民族や障害、出身地などにもとづくさまざまな差別を背景にしている。そして研究や臨床に携わる者の多くは、そういった差別を受けることから免れたマジョリティの側の人間である。とりわけ差別が現在も続いており、他の国ではなく自分の住む国で起こっているものである場合、自分のポジショナリティ（位置）を抜きに、その差別がもたらした傷について真剣に考えることは難しい。けれども、いったん加害者側としての自分のポジショナリティを考えはじめたら、観察や記述、介入をしていくこと

が困難になってしまう。(2)

こういった問題が端的に表れるのが、医療が被害の発生やその持続に関与した出来事、極端な言葉を使うならば、医原性トラウマである。トラウマティック・ストレス研究が精神医学・心理学のパラダイムを基盤とし、社会学や人類学等からのアプローチが入り込みにくいこともここには関わっているだろう。たとえば、社会科学系の研究では「苦悩」「差別」「共生」といったテーマで頻繁にハンセン氏病、水俣病、薬害エイズなどの問題がとりあげられてきた。けれどこのいずれもトラウマティック・ストレス研究やPTSD研究でこれまでとりあげられたことはほとんどない。

そんなことを考えながら、ハンセン氏病、水俣病、薬害エイズに関する本などを読み直していた矢先、「母親の七割にPTSD　薬害エイズ被害者の遺族」という見出しの記事を新聞に見つけた（二〇〇三年三月二十九日、各紙報道）。

亡くなった薬害エイズ被害者の遺族二九四人へのアンケート調査で（二〇〇二年十一―十二月実施）、PTSDの疑われる人が五五・二％、被害者の母親で六九・五％、父親で六三・一％に上ったという報道だった。このアンケート調査の前には家族への面接調査も行われており（二〇〇一年五月―二〇〇二年四月実施）、すでにPTSDが三分の一、うつ症状が半分以上の家族にみられるという結果が報道でも注目されていた（二〇〇二年十月十七日報道）。

私が見過ごしていただけで、ちゃんと調査はされていたのだということに気づくとともに、PTSDが人々の苦悩を表すうえで社会的インパクトを強くもつようになったこともあらためて認識させられる記事だった。

和解後七年たっても過半数の遺族にPTSDが疑われるということは、薬害エイズがけっして過去の解決した問題ではないという事実をつきつけており、研究グループの山崎喜比古が言うとおり、「薬害エイズが被害者だけでなく遺族にとっても、いかに過酷ですさまじい経験だったかを示している」といえよう。

私は詳しい調査結果の内容を知りたいと思い、原告弁護団のメンバーでもある知り合いの弁護士に連絡をして、いろいろ情報や資料をもらった。

そこで知ったのは、一九九六年の薬害エイズ訴訟の和解金の一部を元に「はばたき福祉事業団」が設立され、そこを中心に研究が行われていること、研究の開始段階で「何のための調査研究か、何をめざした調査研究か」が真っ正面から問われ、どのような研究をどのように進めていくかについての報告書まで出ていること(3)、その議論の結果、当事者参加型の研究が行われていること、研究計画やアンケートの質問内容の細部にわたるまで当事者と研究者が対等に話し合って決定していき、報告書にも各項目に両者のコメントが記載されていること、研究グループは東京大学と大阪市立大学の社会科学系の大学院であること、研究調査の実施そのものが当事者のエンパワメント(本書収録の「マイノリティのための精神医学」三三二頁、注(1)参照)をもたらすような配慮がされていること(4)、九七年からまずHIV感染被害者の生活全般にわたる調査が行われ、それに引きつづいて遺族への調査が行われたことなどだった。

このように当事者がイニシアチブをとり、研究者との協力体制のもとで行われる調査研究のあり方は、日本では非常にめずらしく、それ自体とても画期的なことである。血友病の治療や研究が目の前の患者不在で行われていたことが薬害エイズをひき起こした要因の一つであったことを考えると、これは当然の成り行きだったと言えるだろう。医学専門家に裏切られたという思いや、事件が明らかになった後も製薬会社と病院の癒着や医師患者間の力関係が何も変わっていないという当事者側の認識から言えば、社会科学系の研究グループが当事者のパートナーとなったことも、研究グループに医学部出身者がみあたらないことも、当然であろう。

もちろん、こういった調査が可能になったのは、薬害エイズ裁判で原告の訴えが大幅に認められたこと、和解金をもとに調査資金ができたこと、裁判を通して被害者たちが原告として集団を形成し、調査対象としてアクセス可能となっていたこと、研究者側が当事者参加の調査法を提案し、真摯に実践したことなど、いくつもの「幸運」が重なったからだといえる。今でこそ原告の訴えが認められたのは当然のように思えるが、訴訟を起こすことも訴訟で勝つことも、当時はかなり困難視されていたのである。(5)

この研究調査に見られるように、当事者が研究者を「使いこなす」というのは、本来あるべき研究の姿だと私は思うのだが、まだまだ「使われる」ことに強く抵抗する専門家は多い。そもそも日本のように高学歴社会で情報も手に入りやすくなった現在、専門家と一般市民の知識の差はさほど大きくない。自分の病気については動機づけや目標、知りたいことの範囲がはっきりしているぶん、患者のほうが集中的に情報を収集して、より詳しい最新の知識をもつことさえ可能となっている。それは日本の市民社会としての成熟のはずだが、「患者のため」という言葉はあいかわらずパターナリスティックに用いられ、患者に主導権が譲られることはほとんどない。それどころか、参加型リサーチなどをすれば「調査研究が当事者団体の利害に左右されて、結果や結論の科学性にゆがみが生じないか」という疑念さえ寄せられてしまう[4]（実際には科学に求められる独創性や創造性は参加型リサーチによって高められるし、科学的であることへの意義づけや動機づけがむしろ強化されることが報告書では指摘されている。またたとえば米国の拷問被害に関する研究などでも、積極的に被害当事者との協同作業が行われている。本書「拷問とトラウマ」参照）。

さて、それでは調査の内容についてはどうだろうか。

まず一九九七年実施の被害者本人への調査では、「被害者の健康・医療・生活・福祉に関する総合基礎調査」[4]という名にふさわしい多岐にわたる情報が集められている。残念ながらトラウマ反応については探っていないが、これは時期的にはまだPTSDの診断基準やスクリーニング（有病の可能性の高い者をふるいわけるための簡便な検査）の手法が確立していなかったから当然とも言えよう。関連の項目としては精神健康度をGHQ（General Health Questionnaire）12項目版で、ストレス対処能力・健康保持能力を首尾一貫性感覚SOC（Sense of Coherence）の尺度で調べている。生きがいの有無や数も調べている。精神健康度では予想外にも一般と有意差はない結果が出ている（GHQの質問十二項目のうち七項目は、この数週間の状態を「いつもより」どうだったかというかたちで聞くもので、「いつもと変わらなかった」という回答は健康であると評価され、点数は低くなる。薬害エイズのように長期に苦難を強いられた状況では、健康でなくても「いつもと変わらなかった」という回答をする可能性は高く、そのために見かけの健康度が高くなっている可能性があるのではないだろうか）。

興味深いのはSOCで、被害者の一六・七％が四〇点未満（明らかに低い）であり、若年層、配偶者や子どもがいない、就労していない、主観的健康感が低い、精神健康度が悪い、生きがい感がない、情緒的サポート・ネットワークが少ない、経済的不安が大きい人ほど低い、となっている。SOCは「ストレッサーにさらされながらも、それにうまく対処し、うちのめされないばかりか、場合によっては、それを成長や健康の回復・増進の糧にさえしてしまう能力」として紹介されている。が、十三の質問項目を見ていると、「自分の周りで起こっていることがどうでもいいという気持になる」「あてにしていた人にがっかりさせられた」「不慣れな状況にいると感じ、どうすればよいのかわからないと感じる」「自分はだめな人間だと感じる」「日々の生活で行っていることにほとんど意味がないと感じる」「自制心を保つ自信がなくなる」など、外傷的世界観や低い自己評価、混乱や裏切られ感、無力感、絶望感、衝動性、自己コントロール感のなさなど、PTSD症状とは別のレベルの重要なトラウマ反応（認知への長期的な影響）の評価としても使えそうな質問が並んでいる。[4]

一方、遺族の調査では、[6] PTSDの標準スクリーニング検査とも言えるIES－R（改訂出来事インパクト尺度）が用いられ、二五点以上をPTSD疑としている。IES－Rの得点は平均三二・六点で、母親では三七・九点が平均だということは、五〇点を超える人もかなりいるはずで、それらの遺族が症状を軽減できるような、安心して相談できる機関がどれだけあるのかが心配である。

IES－Rに先だって出来事チェックリストは行われていないので、薬害エイズ被害の長い経過の中で何がとくにトラウマ症状をもたらしているのかは明確でない。たとえばIES－Rの「そのことを思い出すと、そのときの気持ちがぶりかえしてくる」といった質問で、遺族は具体的にどのことを思い出し、どんな気持ちがぶり返してくるのだろうか。

私の手元にあるのは速報版なので、クロス集計の結果が出ていないが、感染の危険性をめぐっての不安や主治医からの説明の有無、被害者への感染告知の状況、医療機関での不快経験、看病をめぐる問題、相談相手、偏見・差別や差別不安に由来した自主規制行動などの調査項目もあり、これらとIES－R得点との関連をみていけば、今後この点は明らかになっていくだろう。

薬害エイズのトラウマは、被害者にとっても遺族にとっても、あまりに累積的である。致死性の高い疾患に罹患すること、強烈なスティグマが貼りつく疾患に罹患すること、薬害という人為的な被害にあうこと。一つだけでも重いのに、それらが重なってやってくる。死の恐怖や無力感だけでなく、恥辱感、孤立、喪失、裏切られ感、自責感など質的にもいろいろなものがトラウマの中に混じりあう。長い闘病生活の中で、一つのトラウマがつぎつぎ新たなトラウマをひき起こす。

冒頭にも引用した『薬害エイズ原告からの手紙』には、それらのトラウマが痛みをほとばしらせている。そして、その中での医療の責任は重い。検査は無断でされていたにもかかわらず、告知されなかったために二次感染が起きてしまったこと、入院拒否や医療機関のたらい回し、主治医の態度の豹変……。

一九八五年頃、血友病患者からエイズの感染者が出たというマスコミ報道を見て、俺の母が、あんたに「息子は平気なんですか？　非加熱製剤を使わずに加熱製剤を使わせてください」と頼んだとき、あんたは俺の目の前で、急に人が変わったようにこう言った。「あなたの息子がエイズだったら、私の診ている血友病患者は皆エイズだ。よけいなことを考える前に、いま家にある製剤を使い切りなさい。それからだったら加熱製剤を出します」。ショックだった。ショックで、帰り、バスの中や電車の中で涙が出て止まらなかった。家に着いてからも、俺は母と声を出して泣いた。それでも俺はあんたを信じていた。（原告番号14　本人十八歳）（六〇頁）[1]

私は、非加熱の輸入濃縮製剤を、ＨＩＶの混じった毒入りの薬とも知らずに、冷凍パックに入れて大事にせっせと病院から持ち帰り、息子に注射させていたのです。私が息子の命を奪った製剤を運んだのだと思うと、非常に悔しい。（原告番号1　母　歳）（二頁）[1]

「自分はいったい、あとどのくらい生きられるのだろう」という死への恐怖だけが胸をしめつけた。その日を境に、僕の生活は一変した。

何もかもがいやになり、家族とも顔を合わせず、一日中、自分の部屋で過ごす毎日が続いた。医者になる夢を抱いていた自分が、医者にだまされ、こんな状況にさせられたかと思うと、誰も信じられなくなった。（原告番号11　本人　二十五歳）（四三―四四頁）[1]

こういった記述を読むと、私は医学という領域でトラウマを扱うことは矛盾ではないかとさえ感じてしまう。トラウマがひき起こされるのを横目に見ながら、同時にトラウマ治療が試みられるという皮肉。医療現場には不運や災厄に見舞われた人たちが集まっているからこそ、人間の傷つきに敏感でなければならないはずなのに、「いちいち傷つきやすさにこだわっていては何もできない」といった言い訳が、逆にまかりとおっている現実。医療現場は心かき乱されることが多いにもかかわらず、医療従事者自身がタフで傷つきにくいことを期待される現状。

『薬害エイズ原告からの手紙』は、一九九五年四月に出版されている。ちょうど阪神大震災と地下鉄サリン事件の直後である。トラウマという言葉はこの本には使われていないものの、薬害エイズのトラウマはそのときから叫びをあげていた。なかったのは、トラウマに対する医療従事者側の感受性だったのだ。

## 文献

（1）東京ＨＩＶ訴訟原告団『薬害エイズ原告からの手紙』三省堂、一九九五。
（2）MIYAJI, Naoko : Shifting identities and transcultural psychiatry. *Transcultural Psychiatry* 39. 2. 173–195, 2002.
（3）はばたき福祉事業団『調査研究準備委員会――薬害ＨＩＶ被害救済に関わる調査研究のあり方について』一九九七年十二月。
（4）山崎喜比古・瀬戸信一郎編『ＨＩＶ感染被害者の生存・生活・人生　当事者参加型リサーチから』有信堂、二〇〇〇。
（5）川田悦子・保田行雄『薬害エイズはいま　新しいたたかいへ』かもがわ出版、一九九八。
（6）薬害ＨＩＶ感染被害者（遺族）生活実態調査委員会『薬害ＨＩＶ感染被害者遺族への質問紙調査報告（速報版）』二〇〇三。

# 薬害エイズと告知

薬害エイズのもたらすトラウマは重層的であり、かつ連鎖しながら長期間にわたる。その中でもまざまざと記憶に残っているショッキングな場面として多くの被害者・家族があげるのが、「告知」である。手記[1]や被害者実態調査[2]から気づかされることである。

私は以前、進行癌など致死的な病気の真実告知をテーマに医療人類学的な研究をしていたこともあって[3][4]、告知とトラウマの関係についてはずっと気にかかっていた。告知反対の理由として主にあげられてきたのが、患者にショックを与えるから、精神的に悪影響を与えるから、本人の生きる希望を奪い、元気をなくさせるから、そのために余命が短くなったり、自暴自棄になったり、自殺するかもしれないから、という「告知ショック論」である。実際には告知をしたからといって自殺が増えるといったことは立証されていないし、告知された後、多少時間はかかるとしても、むしろ精神的に安定していく人も多い。ただ、告知がPTSDの原因になりうるという研究報告も読んだことがあり、気にはなっていた。

英語文献を調べると、癌の罹患とPTSDの発症の関係を調べている研究が多い。女性のほうが発症率が高く、たとえば乳癌患者の二五％がＰＴＳＲ（心的外傷後ストレス反応であって障害ではない）を示し、四カ月後には四〇％まで上がったという報告がある。告知の有無とＰＴＳＤの関係をみた先行研究は見当たらなかった。癌であれば本人に知らせるのが当然だから（ただし、米国でも一九七〇年代までは告知をしていなかったことは覚えておきたい）、癌罹患と区別してわざわざ告知との関係を調べないのだろう。受診の機会が多く症状に目が向けられやすいためか、癌患者のＰＴＳＤはけっこう米国では問題になっており、ＤＳＭ－ⅣのＰＴＳＤの診断基準Ａが、トラウマティックな出来事を実際に体験しなくても伝聞でもいいとしているのはそのためだということを、どこかで読んだ記憶がある。

従来トラウマティックな出来事として想定されてきたものは、自然災害や犯罪被害など、それを経験することと知ることが同時に起こるものだった。ところが病気の場合、症状があったとしても、それが何を意味するのかは専門家に教えてもらわなければわからない。米国のように癌罹患＝告知であればシンプルだが、日本のように告知が定着しておらず、知らせずにすむ、知らされずにすむという選択がある場合は、トラウマの原因は癌になることなのか、癌だと知らされることなのかを分けて考え、「知ることのトラウマ」について思いをめぐらせる必要があるかもしれない。もちろん、「知らないでいることのトラウマ」について考える作業もそこには並行するであろう。

薬害エイズにおける告知の問題は、癌告知よりも複雑である。実態調査では問題点として、（一）告知が感染から非常に遅れた時期になされたケースが多いこと、（二）告知の際の説明が不十分であったこと、（三）医師が告知責任を家族に担わせ、本人からの怒り・憎悪まで引き受けさせられた傾向があることなどが指摘されている。(2) 具体的には、告知を受けた時期は一九八〇年代が四〇%、九〇—九五年が四二%、九六年の裁判和解以降が一五%である。ほとんどの感染は一九八五年以前に起きているはずで、八六年には感染の有無の検査が可能になっていることを考えると、八〇年代に告知を受けた患者が半分に満たないというのはどう考えても遅い。この割合は、八三年に十六歳以上だった者に限っても大きく変わらないとのことなので、未成年への配慮というわけでもないだろう（エイズが報道などで日本に広く知れわたるようになったのが一九八三年、同年六月には日本でも汚染製剤の回収が行われ、八五年には加熱製剤が認可されたが、非加熱製剤は回収されないまま二年以上市場に残りつづけ投与されつくしたという。一方、抗体検査は八四年春から米国で可能になり、秋から日本でも一部大学で可能になり、八五年十一月に日本で健保適用になった（二五、二九頁(1)））。

また、患者本人への告知が非加熱血液製剤を処方していた主治医からなされたのは四五%にすぎない。主治医たちが告知を躊躇した理由としては、治療法がない、カウンセリング体制が整っていない、医療者からの差別が考えられる、などが挙げられているが、医療による感染という自分たちの過失を知らせないことで、薬害エイズが社会問題化するのを遅らせ、責任回避を狙ったという見方も強い（三二頁(2)）。

もちろん八〇年代半ば当時、日本の医療はまだまだパターナリズムが強く、癌の病名告知もほとんど行われていなかったという時代背景も考慮する必要はあろう。インフォームド・コンセントの概念が日本に知られるようになったのは八〇年代後半であり、日本医師会から『説明と同意についての報告』が出されたのが九〇年だった。患者の知る権利は、当時まだ芽吹いたばかりだったのだ。二次感染のおそれを防ぐという目的を除けば、癌に比べて薬害エイズで告知を促進する要因はとくになく、むしろ告知を妨げる要因のほうが多かったといえるだろう。

「全く治療法のない時点で、しかも、まだ全く症状のない状態の時、抗体陽性つまり感染者であることを知る（告知される）ことは、不治の癌の宣告と似ており、本人に極めて大きな精神的ストレスを与えることになり、本人の社会生活そのものを崩壊させる恐れが極めて強かったのであります。私どもは、このような観点より、「判定」を公表しないまま、会員（血友病）と密接な連絡を取り、定期的な健康診断管理を行い、必要がある人には必要な処置をとるという方法をとってきたわけであります。つまり、会員自身が「感染」をその時点で知っても、いたずらに「不安」「恐れ」を増すだけで何ら手段を持たないわけで全く無駄であるので「心配」は私どもが受け持って心配をせずに十分な社会活動をやってもらいたいと考えていたわけです[5]」という「当時全国の血友病の専門医の間での共通の考え方」も、時代背景を考えればある程度は納得できる。

ただ、患者たちの手記を読めば、「本人に精神的ストレスを与えない」「本人の社会生活を崩壊させない」「不安や恐れを増さない」「心配は医師が受け持って心配をさせない」という医師の理由づけが、医師自身の行動によって裏切られていることもみえてくる。

たとえば、検査技師や他の医師も周りにいるのに、外来診察室で、新しい注射薬を勧められて疑問に思う患者に「あれ、君は知らなかったのかい？　まだ話してなかったか。分かっていたと思った。実は君はＨＩＶに感染しているんだよ。少し症状が悪くなってきたから、この薬を使ってみてくれないか」と言った医師（一五一頁[1]）。患者を集め、別の人に基金の説明をさせることで間接的に事実を知らせた医師。

「皆さんの机の上に置いてあるのは、エイズの救済基金の申込書です。これからその書き方を説明します」

あの瞬間の会場の雰囲気を、僕はけっして忘れられません。みんなそれまで、自分や自分の子がエイズだなんて想像もしていなかったのです。でも馬鹿じゃなきゃ分かりますよね。「自分で悟れ」って、先生はそう言いたかったのですね。前のほうの席では、午前中に質問をしていた高校生たちが肩をふるわせているのが見えました。血友病の小さい息子がいるらしい若いお母さんが、何人かこらえきれずに嗚咽を漏らしていました。

（中略）

昨年僕が入院していた時、先生は僕の病室に入ってきて、隣のベッドのエイズ発症患者のパジャマの裾を傘の先でめくって、足にできていたできものを診ていましたね。僕の全身に激しい怒りが電流のように流れました。

こいつは医者ではない！

正直そう思いました。

（原告番号41　本人・四十代）（一五七頁[1]）

さらに手記から分かるのは、死や病いへの恐怖、差別への恐れだけではなく、告知が「あのときのあの言葉はなんだったのか」「もっと早くわかっていたらあんなことをしなかったのに」といった、過去の出来事に対する再解釈をとおしてショックを与えたということである。「安全だから心配しないで製剤を使いなさい」と主治医に言われたこと。ＨＩＶの混じった製剤とも知らずにせっせと病院から持ち帰り、息子に注射させていたこと。国産製剤への変更を求めたのに、変更を拒否されたこと。血液製剤をセールスする製薬会社の人を他の病院に紹介してあげたら、そこの患者がその後亡くなってしまっていること。入院中の食器が一人だけ使い捨ての発泡スチロールだったこと。それらの本当の理由をようやく理解する。治療が進まなかったのは医師たちが感染を知っていて手術を拒否していたからだということにようやく気づく。そして、二次感染の悲劇に気づかされる。

そういえば、私がまだ、幼稚園の頃かな？　血液検査したよね。遺伝子がどうとか言って、あれだって何？　もう、あの時、お父さんは、陽性と出てたんだよね。でも、その時はお父さんだけだったでしょう？　どうして、あの時言ってくれなかったの？　言ってくれてれば、お母さんへの二次感染は防げたかもしれないのに。

あの時から、お父さん、イイヤ、私たち家族への実験は始まった。

（原告番号9　娘十代後半、父・四十代後半、母・三十代後半）（三六頁）[1]

情報はリアリティを変える。誰に責任があるのか、何が悪かったのか、なぜそのことが起きたのかという解釈は、「何が起きたか」という理解そのものを変える。情報は、他者に対する認識や自己のアイデンティティをも変える。リアリティとは情報によって構成される、とさえ言ってもいい。

国や製薬会社や医師が患者をだますわけがないと信じていました。ところが、すっかりだまされていたのです。でも、しばらくはそれを認めたくありませんでした。その頃すでに「輸入血液製剤が危険ではないか」と問題にしていた患者さんたちを、医師たちは「過激な人たちだから」と言い、お母さんもやっぱり専門家の言うことのほうが正しいのではないかと思ったのでした。お母さんは愚かな人間だったのです。そのことを認めるのは、つらいことでした。

（中略）

その後心配するお母さんを稲垣先生はノイローゼ扱いしました。安心して使っていいですと言いながら、心配する親をノイローゼ扱いしたのです。

（原告番号67　母・四十五歳　川田悦子　息子・十九歳　川田龍平）（二二〇―二二一頁）(1)

「過激な人たちだから」というレッテル貼り。ノイローゼ扱い。いずれも、人を操作し、沈黙させるうえではとても有効である。いまは国会議員として活躍している川田悦子も、当時はそれらに振りまわされ、リアリティを作り上げていた。

過去の出来事の再解釈がもたらす心の傷つきに関しては、フロイトの「事後性」という概念がある。小此木によると、事後性とは「一定時点でのある体験、印象、記憶痕跡がそれ以降の時点で新しい体験を得ることや、心の発達や成熟と共に新しい意味や新しい心的な作用、影響力を獲得する体験を得る過程」のことである。(6) フロイトの事例――、カタリーナは父といとことの性交場面を目撃し、激しいショックを受け、それ以後、息切れや呼吸困難、頭重、めまいなど不安発作の症状に悩む。目撃に先立つ数年前、酔った父親から性的接触をしかけられ、その後も父から身を守らなければならなかったことをカタリーナはフロイトに語る。しかし、その頃は症状はなかった。フロイトは、父といとこの性交場面ではなく、それによって喚起された父からの性的接触の記憶にカタリーナは嫌悪の念を抱いたと理解した。つまり性的に無知で意味が理解できなかった頃には何の作用も及ぼさなかったが、思春期になって性の意味を理解するに及んで、過去の記憶が外傷的作用を発揮したと捉えたのである。

この事後性の概念は、だから「記憶は書き換えられる」（小此木も事後性の項の副題として使っている）(6) というふうに使われることが多い。また、外的事実より心的事実のほうが重要であるという主張にもつながりやすい。けれどもそれは、個人の内的心理に焦点をおきすぎているように、私には思える。人はつねに関係性の中で生きており、情報が錯綜する中で個々のリアリティを構築し、それを基盤に行動を選択している。薬害エイズほど極端なかたちではないとしても、人はお互いに情報を操作しあうことで、他者の行動に影響を与えている。過去の体験のもつ意味が変わるのは「新しい体験を得ることや、心の発達や成熟とともに」よりも、むしろ「新しい情報を得て」とか「嘘をつかれていたことが分かって」「本当の情報がようやくちゃんと伝わって」というほうが、実生活の中では多くないだろうか？　パートナーの浮気が分かる。東欧の共産政権が崩壊した後、仲のよかった隣人がスパイだったことを知る。家族を殺した犯人が、自分が面倒をみてやっていた従業員だったと知る。あのときの笑顔はなんだったのか、あれも嘘だったのか、これも嘘だったのかと思う。それまでの自分の見ていた世界がすべて虚構だったと気づく。誰を信じていいのか分からなくなる。現実が崩れ落ちる。

告知が進まないのも、おそらく情報がリアリティを変えてしまうこと、これまでの日常を維持してきたリアリティが壊れてしまうことを、先に情報を得た者が躊躇し、抵抗し、先送りするためである。相手の精神的ショックを気遣うというのは嘘ではないにしろ、後知恵のようなものであろう(3)(4)。妻を癌で亡くした外科医は、そのことを手記に正直に記している。

告知すると育子が可哀そうだ、というのが一番の理由であったが、けっしてそれだけではなかったようだ。言わない方が楽なのだった。言わなければ育子は落ち込まず、今までどおり家の仕事をしてくれる。子供たちの面倒を見てくれる。したがって、私の生活はそのまま続いていく。言ってしまったら、常に育子のことを考えていなければならない。自分の生活のリズムに支障をきたす。それがいやだったのだ。難しいことはなるべく考えたくなかった。その場、その場で考えればいいではないか。(7)

リアリティを変えたくないのは、家族もだし、本人もそうかもしれない。薬害エイズ被害者にも家族からまだ告知をされていない者もいるし、同居家族にさえ明かせず一人ひっそり闘病している被害者もいる。(2) 情報操作は生きていくうえで欠かせないものであり、すべてが悪いわけではない。薬害エイズ訴訟は偏見や差別を避けるため匿名裁判で行われたが、それも情報操作といえなくはない。また、すべてを知ることはそもそも不可能である。ただ、情報へのアクセスや分配はけっして平等ではない。専門的分業や国家・家族制度の権力関係によって、情報の流れは規定される。誰に情報が多く流れ、情報操作の権利が与えられ、それによって自分たちのストーリーがどう書き換えられてきたのかを整理することは、未来に向けてストーリーをつむいでいくうえで不可欠な作業である。

告知という「過去の出来事」を調査で掘り起こして何になるのか、という疑問に対し、被害当事者の瀬戸は、あまりにも不適切な告知によって、その後の被害者の医療・生き方に対する態度がひどく阻害されてしまったことを指摘する。そして告知は「現在の・未来の医療と人生への姿勢を生み出す

鏡」であるという。(二七、一四四―一四五頁)(2)

告知の問題は一般化してしまえば、情報とトラウマの問題である。情報によってリアリティは再構成される。トラウマを考えるとき、事後性という視点から、もっと私たちは情報あるいは知をめぐる権力の構図を見抜かなくてはならない。

**文献**

(1) 東京HIV訴訟原告団『薬害エイズ原告からの手紙』三省堂、一九九五。
(2) 山崎喜比古・瀬戸信一郎編『HIV感染被害者の生存・生活・人生　当事者参加型リサーチから』有信堂、二〇〇〇。
(3) 宮地尚子「死にゆく人をめぐるポリティックス」、早川門多・森岡正博編、日文研叢書『現代生命論研究』所収、一九九六、三二一―四一一頁。
(4) 宮地尚子「告知をめぐる日本の医師の死生観」、『ターミナルケア』四巻五号、四二七―四三三頁、四巻六号、四九七―五〇四頁、一九九四。
(5) 森和夫『血友病をめぐる諸問題』(HIV感染者等保健福祉相談推進研究事業・東北ブロック代表(東北大学医学部第三内科)一九九〇)(文献1、二九―三〇頁)より引用。
(6) 小此木啓吾『フロイト思想のキーワード』講談社、二〇〇二。
(7) 熊沢健一『告知』マガジンハウス、一九九九。

# 「慰安婦」問題と現代の性暴力
## ——イ・オクソン・ハルモニの来日によせて

私は大学に勤める傍ら、精神科医として性暴力やDV（ドメスティック・バイオレンス）被害者の回復支援にもあたっている。あるとき、某地方自治体から頼まれて、性暴力が被害者にもたらす心理的な影響について講演をした。性暴力のもつ象徴的な意味と同時に、その身体レベルでの侵襲がもたらす影響についても私は説明をした。

性暴力被害については、他の暴力やトラウマ体験と比較して、その象徴的な意味合いの重さが指摘されてきた。「傷もの」というレッテルを貼られること、汚れや恥の感覚が（加害者ではなく）被害者のほうに与えられること、民族やコミュニティ・レベルにおいても「征服」「所有」「破壊」「汚染」を示す象徴的行為とみなされること。そのため被害者は被害者として名乗りでることが困難で、誰にも語ることができないまま傷を深めていく状況が長い間続いてきた。

これらの象徴的な意味はいくら強調してもしきれないほど重要である。が、同時に実際に被害者と接し、彼女たちが現在いちばん困っている症状や、回復の妨げとなっていることを理解すればするほど、性暴力行為そのものの生々しさにも目を向けざるをえなくなる。

性暴力被害は、加害者との物理的距離が限りなくゼロに近づき、ときにはマイナスになる（つまり体内に侵襲される）現象である。かつ一定期間以上、加害者の姿かたちや声といった視覚および聴覚刺激の他、触覚、痛覚、味覚、嗅覚、位置覚など、あらゆる感覚刺激が被害者に襲いかかる経験である。

近年のトラウマティック・ストレス研究は、トラウマティックな体験がいかに身体に「記録」されてしまうかを明らかにしている。毒入りカレーを食べた人の多くはほんのわずかなカレー風味にも吐き気を催してしまうし、ベトナム帰還兵は焼けた肉の匂いや蠅の羽音だけで耐え難いほどのイライラが高じうる。レイプ被害にあったある女性は、ヘアカットをしてもらう際に首の近くを触れられたり、耳元で男性の声がふいに聞こえたり、たばこの匂いを感じるだけでパニック発作を起こしてしまう。

私たちは映画やドキュメンタリー・フィルム、書物や証言集などで過去の出来事を追体験することはできる。けれどもそこで再現可能なのはせいぜい視聴覚レベルであり、事件当時のすえたような臭いや、うだるような暑さ、しびれるような寒さ、汗や血のぬるぬるとする触覚や、気が遠くなるほどの時間の長さ、震えの止まらない指先、凍りつくような恐怖などまで追体験することはできない。

講演が終わってから、講演を企画した女性たちに道案内してもらって、私は近くにある旧遊郭、今ではソープ街として有名になっている界隈を歩いた。そこは私の予想とはまったく違って、歌舞伎町などのように若い女性による派手な呼び込みはなく、男性の客引き（というか、入り口を見張るガードマン?）の姿しか見えない、静かで地味な街だった。女性といえば場違いな雰囲気で歩く私たちだけで、うさんくさげな視線がどこからか絡みついてくるようだった。なんでも「ソープ嬢」には駅まで送迎の車があるらしい。彼女らは大切な「商品」だし、なんといっても違法産業のはずなので、街全体の警戒心は強いようだ。

底冷えのする街で、入り口の男性たちは時給いくらくらいもらえるんだろうと、私は思った。彼らにもいるだろう妻や子どもを思った。今の仕事にたどり着くまでの彼らの道のりを思った。そして姿の見えない「ソープ嬢」が今の仕事にたどり着くまでの道のりを同時に思った。

その界隈を一緒に歩きながら、「慰安婦」問題に関わってきたというある女性が講演の感想を述べてくれた。

「今日の話を聞いて、元「慰安婦」の方が描いた絵の意味がよく分かりました。目を手でふさぎ身体を丸め込んでいるのは、少しでも身体に入ってくる感覚的な侵襲を防ごうとしていたのですね」

自分の語った言葉を、意図する以上に正確に受け止めてもらえたことに私は驚き、感動を覚えた。彼女の言っている絵がどのようなものかすぐ私にも分かったが、私自身そんなふうにきちんとその絵を見ていたわけではなかったのだ。

あの姿は「乙女の恥じらい」などではない。「汚された」自分の身を隠そうとしているのでもない。自分の故郷や家族を奪われ、安心と自由と選択を奪われ、衣服を奪われ、自分の身を守るためのありとあらゆるものを奪われた者が、それでも自分の身を少しでも守り、生き延びるために行う、主体的な――今はやりの言葉で言えばエージェンティックな――闘いの姿なのだ。

戦時性暴力に対する不処罰の歴史は、現在の日本の法制度における性暴力の不処罰の文化にまで直接つながっている。戦時性暴力には、民族、ジェンダー、セクシュアリティという三重の差別が絡み合っていた。植民地支配下においた民族への蔑視、女性を利用すべき「モノ」としかみない意識、男性の性衝動の自然視と（むりやり）性的に色づけされてしまった女性へのさらなるスティグマ。残念ながらいずれの差別も過去のものにはなっておらず、マイノリティ女性のレイプ被害の内容がポルノグラフィとして消費されるという歪んだ社会的状況に、私たちはいまだにおかれている。

元「従軍慰安婦」の方たちが受けてきた被害は性的なものだけではない。拉致、監禁、暴行、傷害、脅迫、詐欺、など刑法上の罪名がいくつも並ぶことだろう。意図的かつ組織的に苦痛や危害を与えるという意味で「拷問」や「人道に対する罪」というカテゴリーにも十分あてはまる。ただ性暴力被害はとりわけ、さまざまな誤解や偏見を受けやすい。同じ時間に同じ場所にいて同じことをしていても、その経験は加害者と被害者ではまったく違うものである。一方にとっては「慰安」でしかないことが、一方にとっては戦慄に満ちた暴力となる。しかし、そのことを、真に理解するのは容易なことではない。知的な想像力だけでは不十分であって、身体レベルでの経験（せめて疑似体験？）が必要なのかもしれないとさえ、私は思ったりする。

トラウマを受けたクライエントと接するとき、その人の痛みに思いをはせつつも、彼女がちゃんと生きて私の前に存在してくれることに、私は感謝の念を禁じえない。イ・オクソン・ハルモニへも同様のことを感じるだろう。侵襲の苦しみを受けつづけると同時に、彼女を守り彼女を生かしつづけてくれた彼女の身体を前にして、祈りにも似た敬意の念を抱くだろう。

語りを聴くのではない。声を感じるのだ。声を発する身体を、声にならない響きを生み出しつづける身体を、私たちの身体でもって感じるのだ。疑似体験でさえ耐えきれないであろう私たちのこの恵まれた健康な身体で。

そのことが、今この時間にも世界中のあちこちで起きている性暴力——レイプ、近親姦、人身売買、強制売春、セクシュアル・ハラスメント、望まない妊娠や中絶等々——の被害者の、言葉にならない叫び、闇に隠された震えを感じ取るための、せめてもの一筋の道となるように思う。

## ハルモニの証言と傷の存在・不在

不在によって存在のあり方があぶりだされる、ということがある。本来そこにあるはずのものが、そこに見あたらないことほど、雄弁に存在のありようを示す方法はない。けれども、そこに何かがあるはずだということに気づかない人たちの中では、その不在はまったくの無に帰されてしまう。そこには新たな暴力が発生する。この暴力は日常生活の中にあふれすぎるほどあふれている。その暴力が蔓延することを、今か今かと待っている人たちもいる。存在を不在に追いやり、自分たちの罪をも存在から不在に追いやりたい人たち。アーレントの言う「忘却の穴」は確実にある。

だから不在の側は、不在の輪郭を示すことで存在をアピールせざるをえなくなる。本当は何も言いたくない。口をつぐんでしまいたい。けれども、「ほら、何にもなかっただろう!」と大声を張り上げる連中によって、本当に消されてしまうことが恐ろしくて、許せなくて、耐え難いから、重く萎えそうな気分をどうにかごまかして、証言の場に立つ。目をきらきら輝かせ、善意に満ち、健康な、恵まれた体と心をもった若者たちの前に、自らの姿をさらし、傷の輪郭をさし示す。痛みをわかってもらえるように、けれどもけっして見苦しすぎないように。これで何かが変わるのだろうかという絶望感を抑え込みつつ。

二〇〇四年一月、雪混じりの雨が大学入試センター試験の受験生たちの不安をかき立てた週末、韓国の元「従軍慰安婦」のハルモニが日本に到着した。「ナヌムの家」[1]を訪れた学生が、日本で証言したいというハルモニたちの思いを知り、賛同する学生たちと実行委員会を立ち上げ、資金もバイトをして集めて、ハルモニを招待したのだ。そして、私の勤務する大学でも学生の企画実行による証言集会が開かれた[注1]。

来日されたハルモニは、イ・オクソン（李玉善）さんといって、小柄で静かで、七十代後半とは思えないほど肌のきれいな、おだやかな表情をされた方だった。証言では、自分の生い立ち、日本軍に連れていかれたときのこと、慰安所での様子、残虐な日本兵の振るまいなどのほか、強制連行などなかったと主張する歴史修正主義への怒りや、公式謝罪や法的賠償を避ける日本政府への批判などを、兵隊に斬りつけられた足と手の傷を示しながら話された。兵士への怒り、日本人への怒り、日本政府への怒り、「国民基金」への怒りを、ハルモニはときに声を張り上げ露わにする。けれどもそれは自分で自分を鼓舞するかのようでもある。

質疑応答の中で、彼女は言った。

「希望は？」

「希望などない。死ぬこと。……早く日本政府の謝罪と補償を勝ち取りたい。そうじゃないと、死んでも死にきれない」

「今までうれしかったことは？」
「うれしかったことなど一つもない。こんなひどい目に遭ってきて、うれしいことなどあるはずがない。……解放後、お金もないなか、母親のいない子を育てて、孫を育てて、うれしいことがあるとしたらそれだけです」

言葉の中に疲れと抑うつと恨《ハン》とが入り交じる。

質問は難しい。ポジティブなことを聞こうとすると、まるで傷の深さをわかってないようだし、かといってつらかったことや苦しかったことを聞けば、傷を逆なでするような気がしてしまう。どちらにしろ、長い前置きで質問を正当化したくなってしまう。ナヌムの家での日々の暮らしを聞かれて、他のハルモニたちのことを話しながら「でも、自分がいちばんかわいくて賢い」と冗談めかして言うハルモニのいたずらっぽい表情に、参加者はようやく少し救われた思いになる。

トラウマの治療、とくに長期にわたる慢性的な被害を受けつづけてきた被害者の回復にあたっては、その人がどうやって生き延びてきたのか、ポジティブな側面や役に立ってきた内的・外的な資源に目を向けてもらい、それをより豊かにしていくというアプローチをとることが多い。どれほど悲惨な生育歴であろうと、なにかポジティブなものを受け取らなければ、生き延びるというのは不可能だったはずだから、それを内的に育て、増幅させ、自己肯定と回復の土台にしていく。

私はハルモニに「どうやって生き延びることができたのですか？」と聞いてみたいと思いつつ、最後まで口にできなかった。彼女は仲間の少女たちがたくさん殺され、その死体が野原に置き去りにされる状況を見てきたと言う。彼女がその少女たちの一人にならなかったのは、ほんの紙一重の運の差だったのだろう。生き延びられたことが不思議な状況であったたし、それほどひどい状況をつくったのは日本の軍隊だったのだ。のほほんと「どうやって生き延びることができたのですか」と、セラピストづらをして聞くことなどできるだろうか。

彼女は証言の中で、「将校たちはとりわけひどかった。けれども詳しいことはここでは話せない。ここで皆さんに話せないようなことがたくさんあったのです」と言った。「こうやって証言するのは恥ずかしくてたまらない。けれども強制連行などなかったと言う人たちがいるから、私は話をするのです」とも言った。そして、「二十歳の頃の写真があるのだが、それをあなた方に見せてあげたい、今はおばあさんだけど、被害を受けたときはまだ十七だったんです」と言った。いずれも通訳を介してなので一語一句正確な彼女の言葉ではないだろうが、それらの言葉はとりわけ私の心に重く残った。

ほうっておくと末端の兵士が何をするかわからないから、反日感情を煽ることがないよう、町中での性的暴行事件を防止するために慰安所をつくった、という理由付けがこれまでしばしばなされてきた。私も数年前、ある研究会後の議論の中で、男性の法哲学者から「……でも、もし上官が、自分たちの部下が欲求不満で荒れているのを見て、このままだと現地の一般市民を襲いにいくか、自分たちに反乱を仕掛けるおそれがあると判断したら、慰安所を設置して不満を発散させようとするのにも、一理あるのではないか」と主張されたことがある。女性が慰安婦の、男性が兵士の立場にたって議論するためのずれは予想できたが、当時の私は、自分を当たり前のように上官の位置において論を立てることや、自分＝上官の性欲は理性で制御可能であるかのようにみなして棚に上げてしまう彼の主張に、ショックを禁じえなかった。そうした視点が国家政策や軍の管理を考えるうえではいちばん当たり前だということは、その後知った。

「将校たちはとりわけひどかった」というハルモニの証言は、この主張の欺瞞性を明らかにしている。もちろん、上官にも一兵卒にも、まともな人間もいれば極悪非道の人間もいただろう。けれども、「慰安所」が必要だったのは教養のない一兵卒たちが野獣のようだったからだ、とでもいうような「上官」の言い逃れはやはり醜い。私は以前この発言について、こう書いた。「いや、上官の視点を徹底的に暴いてみるといいのかもしれない。視点だけではなく、身体性と感情を含めて、上官のもつリアリティを現象学的に見ていけばいいのかもしれない。無色透明のふりをした統率者の視点に潜む性欲や攻撃欲、支配欲や破壊欲、「被害妄想」や恐怖がそこには明らかにされることだろう。上官と一兵士との関係やその配置の政治性も見えてくるだろう。一兵士の視点から上官を描写することも可能かもしれない」(2)。だとすれば、当然「慰安婦」の視点から上官を描写することも可能だし、それはある意味でももっとも「リアル」に、上官のもつリアリティを明らかにするにちがいない。

けれどハルモニは将校たちにされたことを「ここで話すことはできない」と言った。それは、将校たちをかばうためではもちろんない。あまりに残虐で、あまりに「性的」で、あまりにグロテスクであるために、聴く側が受け止めきれないだろうという思い、言葉にすることさえおぞましいという感覚、言葉にしてしまう・しまえることで、平気だったんだろうと思われてしまうおそれ、興味本位に扱われたり、人間としての品を疑われる可能性、見苦しいと思われてしまう懸念などが、そこには複雑に混じっていたはずである。

性的な内容の発言は、遂行的《パフォーマティブ》な機能をもつ。それは端的に通訳に表れる。最高の通訳とは、移し替えられた言葉を、まるで本人が乗り移ったかのように発する人であろう。しかし、ある単語や内容を発語するのに躊躇して、通訳が一瞬つまってしまうことはよくある。「これを訳せというのか？」と通訳が本人に問い返す場面も、私は以前遭遇したことがある。通訳としてでさえ、性的な言葉を発する人間は色づけされてしまうのだ。

十四歳で連れてこられた女の子が身体的に未成熟なため、性器を刀で切り裂かれてレイプされたことをハルモニはすでに話し、通訳の女子学生もとまどいながら、そのとおり訳していた。つまり、ハルモニが「ここで話すことができない」のはそれ以上におぞましい仕打ちだったということになる。「聴くに耐えない」という表現がある。どんなことでも「される」よりは、「聴くこと」のほうが耐えやすいにちがいないが、実際には「聴くに耐えない」ことを注意深く避けなければいけないのは、「されるに耐えられない」ことをされてしまった人の側になってしまう。本当は恥ずかしくて思い出したくない、いっさい口をつぐんでしまいたいのに、証言の場に立ち、同時に、受け手にショックを与えすぎないよう気遣い、耐え難い真実の輪郭だけを浮き上がらせる役割。

ノーベル文学賞受賞作家でもあるトニ・モリソンは、彼女の受け継いできた黒人文学の伝統の源は、奴隷たちの自伝にあるという。そしてそれらの自伝には読者への気遣いのために語られないことが多いこと、そこに潜む権力について指摘している。自伝が多く書かれた目的は、「これは私の歴史的人生である」と示すことと、「ほかの人たち——あなたがた読者、おそらく黒人でない読者——を、私たちが神の恵みを受けるに値し、すぐさま奴隷身分を放棄するに値する人間であると説得するため」

だった。だから、やたらに怒りに燃えていたり、憤激の度合いが強すぎたり、読者を罵ったりすることで、読者の気分を害することは避けなければいけなかった。

異常な暴力事件、スカトロジー的事件、あるいはなにか「行き過ぎた」事件があったとき、作家は当時の文学的慣習のなかに逃げ込みました。「私は記述できないような乱心状態におかれた」（エクィアーノ）。「さて、畑での手荒な慣行の描写はもうおしまいにしよう……そして、私の子供時代の家で行われていたような、嫌悪すべきところの少ない奴隷生活に注意を向けよう」（ダグラス）。「私はあの恐ろしい抑圧システムの口に出せない恐怖のおぞましい描写によって、読者の感情を傷つけようとしているのではない」（ヘンリー・ボックス・ブラウン）。

作家たちは繰り返し、「ところで、語るにはあまりに恐ろしいこの行為には覆いをかけよう」というような言葉で物語を突然切り上げました。自分たちの体験を改善できる地位にいる人たちに向けて、その体験を口当たりよいものにするために、多くのことを沈黙し、ほかの多くのことを「忘れ」ました。彼らが記録しようとする事実は慎重に選択され、選ばれた事実は慎重に表現されました。

読み書きを奴隷に教えてはならないという禁止令と、奴隷は読み書きをならってはならないという禁止令があった時代。ヘーゲルが「アフリカ人は歴史をもたず、近代言語で書くことができない」と述べ、カントが「この男は頭から足まで真っ黒で、彼の言っていることが愚劣だということをはっきりと証明していた」と述べた「科学的人種差別主義」の時代。奴隷制度廃絶に影響力を及ぼすことのできるのは、（白人である）読者たちだということを、自伝の書き手たちは知りすぎるほど知っていた。だから読者の心の尊さと高潔さを讃えることで、読者をおだてあげる必要さえあったことを、ト

ニ・モリソンは指摘する。(3)

そこまで考えるとハルモニの日本人批判、日本兵士批判、日本政府批判はいっそ小気味よい。それでもやはり性的な被害を公の場で証言する困難は最後まで残る。四〇年近くの沈黙を経て、ハルモニたちの証言が受け入れられるようになったのは、彼女たちが生殖年齢を過ぎ、性的なみずみずしさや芳しさを身体から喪っていく時期だったことも関連していると私は思う。「二十歳の頃の写真があるのだが、それをあなた方に見せてあげたい」というハルモニの言葉は、彼女が最初から「おばあさん」ではなかったという当たり前の事実さえ、受け手は都合よく忘れがちだということを、静かに告発する。過酷な性暴力被害体験を公的な場で証言するのが二十歳の女性なら、誰が冷静にその姿を直視できるだろう?

ちょうどハルモニが日本に到着した週末、私はある民事裁判の判決の知らせを聞いた。私が数年前まで主治医をしていた性暴力被害女性（瑞穂さんとしておく）の事件に関する判決だった。被害によるPTSDが認められ、賠償額はこれまでの性暴力被害の裁判と比べれば高いものだった。また、検察で不起訴とされた事件であることを考えると、「逆転勝訴」と捉えることもできたかもしれない。けれども判決では検察への気遣いもあるのか、強姦という被害者側の主張は否定されていたため、瑞穂さんは控訴するつもりだった。民事訴訟だから金額に意味が込められている、控訴審でよりよい判決を得る可能性は低い、という説得にも、彼女の意志は変わらなかった。

ハルモニが日本政府に公式謝罪と賠償を求める思いの強さと、瑞穂さんが金額ではなく判決文という公的な言葉で加害者の罪を認定してほしいという思いの強さが、私には重なって見えた。癒しがたい傷を負ったからこそ、それが公的に認められなければ、自分の存在そのものが否定されてしまう。損得勘定は、彼女たちの傷には届かない。

もう一つハルモニの証言と重なったのは、判決文の中にそれまで私が知らずにいた被害内容があったことだった。彼女がすべての被害を私に打ち明けているわけではないことはわかっていた。判決文の中のその内容も彼女がすすんで証言したわけではなく、証拠品からわかった内容だった。その内容に私はショックを受けたのだが、ここでそれを具体的に語ることはできない。その理由は、ハルモニが将校の振る舞いに口をつぐんだ理由とおそらく重なる。読者への気遣い、言語化することのおぞましさ、被害者はもちろん書き手まで性的な色づけをされ、品がないかのように思われ、信用を損ない、あげくの果てはポルノグラフィとして消費されてしまう危険（もちろん隠すことが逆に想像をかき立ててしまう危険性もあるが）。被害内容の記録が、文脈が変われば「扇情的」な「猥褻文書」にされてしまうというこの皮肉にこそ、性暴力に立ち向かう困難さがあるといえよう[4]。最近のメールソフトには内容を自動的にチェックして「猥褻さ」を唐辛子マークなどで示す機能があり、性暴力被害に関する文章をメールで送受信すると、たちまちこの唐辛子マークがつく。そのたび私は複雑な思いに駆られる。

「従軍慰安婦」問題は、民族差別の問題、戦争や兵士の問題、ジェンダーの問題、セクシュアリティの問題などさまざまな切り口を含んでいる。もちろん民族と国家、国家と戦争、戦争と兵士、兵士と男性性、男性性と攻撃性、攻撃性と性欲といった、抜き差しならないつながりはある。「従軍慰安婦」問題はこれらのつながりが最悪のかたちで増幅されて起きた現象ともいえる。けれどすべての側面を一度に考えることは難しい。証言を聴きたいと集会を企画した学生たちも、集まった理由はさまざまであり、こだわる部分もさまざまで、実行委員会が途中で空中分解しそうになったという。結局は、「証言を直接聴きたい」という全員共通の願いを確認し、出発点に戻ったという。

私は明らかに性暴力被害者としての側面に注目して、ハルモニの証言を受けとめた。被害が性的なものであることの意味や特殊性に注目することで、私は日本人としての加害者性を不在に追いやろうとしているのだろうか？　そうかもしれない。けれども性的な側面は、いちばん言語化しにくく、理解されずにきたことでもある。言語化を妨げるタブーを敏感に察知しておくことは、証言の中における不在という存在のありようを感じ取り、不在を確かな存在に変える大切な一歩であるように思う。

（注1）二〇〇四年一月二十一日、一橋大学国際交流セミナー「戦時性暴力被害とライフ・ヒストリー――エキスパートとしての被害当事者」および二〇〇四年一月二十二日「あるおばあさんの話――元「慰安婦」の証言」、一橋「証言」実行委員会。

**文　献**

（1）ビョン・ヨンジュ、田中美津「私はハルモニが好き」、『現代思想』一九九八年二月号、三八―四九頁、参照。
（2）宮地尚子「ジェンダーとセクシュアリティ」、加茂直樹編『社会哲学を学ぶ人のために』世界思想社、二〇〇一、一四四―一五六頁。
（3）トニ・モリソン「記憶の場所」、『世界文学のフロンティア』所収、岩波書店、一九七七、一九二―二〇七頁。
（4）宮地尚子編『トラウマとジェンダー――臨床からの声』金剛出版、二〇〇四、参照。

## 身体について

トラウマというのは、心と身体のつなぎ目に作用するのだなあ、と最近つくづく感じている。このことは断片的にこれまでも書いてきたのだけれど、私の中でうまく整理がついていなかった。

その認識がしだいに明確になっていった経緯は二つある。一つは「トラウマとジェンダー」をテーマにこの三年近く研究会をしており、その成果を本にまとめるにあたって、総論執筆のために、頭の整理を強いられたことだった。そのときに気づいたのが、トラウマとジェンダーどちらも、心と身体のつなぎ目に作用するという共通点だった。トラウマもジェンダーも外来語で、言葉としては新しいが、現象的には先史以来ずっとあり、人間形成に多大な影響を与えてきた。その重要な経路が「心と身体のつなぎ目」だったのだ(1)。

もう一つは、DV（ドメスティック・バイオレンス）の被害者の回復支援に関わってきた経験からである。日本では、被害者への実態調査などによって一九九〇年代後半にDVが社会問題として顕在化され、二〇〇一年には配偶者暴力防止法が制定された。この法律のもと、配偶者暴力被害者相談支援センターが各都道府県で二〇〇二年から稼働しており、私はそのセンターの一つで精神科相談を担当している。DV被害者にたくさん会うなかで気づかされたのが、DVは身体にくる、ということだった。

身体的暴力なのだから当たり前、と思われるかもしれないが、ここで言おうとしているのは、暴力による直接的な身体への影響ということではない。身体的暴力は身体的影響と同時に精神的影響をも強くもたらすが、その精神的影響がいちばん素直に現れるのが身体なのだ(2)。もちろん、けがや骨折、出血やあざや変形、痛みといった直接的な身体的影響の重みが軽視されるべきではないし、絶望感、自己価値観の喪失、未来の短縮感などの純粋に（？）精神的な影響も当然見過ごされるべきでない。ただ、あとでも見るとおり、PTSD症状などはむしろ身体レベルで観察されるものが多いにもかかわらず、暴力がトラウマ、つまり「心的」外傷を介してふたたび身体に反応を呼び起こすということは、けっこう見落とされやすい気がするのだ。

少なくとも、私は見落としていた。その理由については後で考えることにして、とりあえず、どんな身体症状が現れるのかを見てみよう。DVの被害者といっても、現在も加害者と同居しながら相談に来ている人、実家などに逃げてまだ間もない人、逃げたり離婚してからしばらくたつ人など、置かれた状況や時期による違いや個人差もあるのだが、ここでは最大公約数的な像をみておこう。

まず、相談に表れる被害者たちはたいていい、身だしなみもきちんとしていて、非常に礼儀正しい。面接室のソファに浅く腰をかけ、受け答えも丁寧で、表情はにこやかですらある。一見すると被害者にはとてもみえない。けれども、ずっと接しているうちに、こちらの身体がなんだか疲れてくる。緊張がたぶん空気のように伝わるのだ。彼女たちに「身体でどこかつらい部分はありますか」と聞いてみる。頭痛が非常に多く、首から肩、背中にかけての凝りはほぼ百パーセントである。目のあたりにチックが出ていたり、手足の震えを訴える人もいる。胃の痛み、のどの詰まった感じ、便秘や下痢、動悸や不整脈、頭重感や全身倦怠感などもありふれた訴えだ。彼女たちはこれらさまざまな理由で病院に訪れるが、症状はなかなか改善しない。

逆に、感じるはずの身体感覚を感じない被害者もいる。このほか身体症状とは一応区別しておかなければいけないが、「自分がどんどん小さくなっていく」「足が止まってしまう」といった身体的な表現も多い。

DVの身体への影響を、私なりに整理してみると以下のようになる。

(一) 身体的暴力の直接の影響や後遺症
(二) 急性ストレス障害やPTSDの身体症状
　a　フラッシュバック等の再体験からくる影響
　b　過覚醒・緊張からくる影響
　c　回避・麻痺・解離の症状
(三) うつ症状としての身体症状（絶望感、疲労蓄積、喪失も含む）
(四) 心身の症状への対処手段としての嗜癖とその影響
(五) その他。怒り（の抑圧）からくる症状など順番に、説明を補足しつつ、「配偶者等からの暴力に関する事例調査」(3)から、被害者の声を聞いてみよう。

（一）は説明の必要もないが、そのすさまじさは知っておきたい。「足でけられたら、胸のところにひびが入りました。その時、息が止まって、顔が真っ白になって、もう声も出ない、という状態になりました」（二八頁）。「首を絞められて、壁に頭を叩きつけられた時に、ものすごく頭が痛くなったり、吐き気がしたりしたので、病院に行ったら、「むち打ちと打撲」と言われました」（二九頁）。「顔の半分ぐらいが腫れ上がったり、髪の毛を持って振り回されるので、髪が抜けてしまったりしました」（二九頁）。「殴られたせいで、一方の耳が難聴なんです」（三〇頁）。「一カ月ぐらい手が動かなくて、手を上げられなかった。だけど、病院には行かせてくれませんでした」（三一頁）。性的暴力もおそろしい。「避妊に協力しないのはもちろんです。中絶したら体が病気になって、肺も悪くしました」（三三頁）。「中絶させられて、絶対安静にもかかわらず、その日一日中、街の中を歩かされて、大量出血してしまいました」（三三頁）。「妊娠中にいろんな暴力を受けていて、子どもは死産でした。何度も暴力を受けてる最中にお腹が痛くなって、救急車で病院に行ったり、運ばれたことがありました」（三三頁）

（二）aは、触覚・痛覚も含めた被害時の感覚や動作の蘇りである。フラッシュバックというと視覚・聴覚的なものが想像されやすく、その場合はまだ自己の身体の外部という認識をもちうるが、触覚・痛覚となると自己の身体そのものの感覚なので、本人もフラッシュバックと気づかず、身体症状として訴えられることも多い（視聴覚のフラッシュバックならばそばにいる人が感知できないことで事実性を否定しうるが、触覚・痛覚は自分しか感じないのが当然なので、確かめようがないことも加わる）。たとえば性暴力被害者で下腹部痛をもつ人が多いという調査報告があるが、(4) この中にはフラッシュバック性のものがかなり含まれているだろう。

（一二）bは、たとえば、「夫が大声を上げたりすると、「体の震えが止まらない」というものから始まって、だんだん血の気が引いていくような感じがするんです。指先からだんだん冷たくなっていく感じがして、それから息苦しくなる感じがして。最後には、喉にコルクで栓をされたような感じで、ものを飲み込めないということがありました」（三六頁）。「夫が仕事から帰って来る時間帯になると、胃がきゅーっと痛くなって、立っていられなくなるんです」（三六頁）という感じである。そして、こういった恐怖や緊張が、被害時だけでなく、その後も続く。交感神経優位で身体がいつまでもリラックスできなかったり、震えや動悸がとまらなかったり、食事がのどを通らなくなったり、ひどいときには腸閉塞を起こしたり、自律神経の調節が破綻してしまって、下痢と便秘を繰り返すような症状を起こすこともある。

（一二）cについては、「男の人がすべて恐くなりました。電車に乗っても、男の人が立っていたら絶対降りられない」（三三頁）といった回避症状がある。これは意識的に避けているというより、「身体がどうしてもその方向に向かない」というある種「受け身的」な身体反応である。麻痺や解離によって表面上「症状」が消えることもある。「最初は痛いと思うんだけど、あまりに毎日だから、逃げたいと考える意識がなくなる。その時は何も自分のことを考えたくないし。そうすると殴られてても、あまりに殴られすぎてるから神経が麻痺して、痛みを感じなくなるんですよ」（四一頁）。「だんだん自分がなくなっていくのがすごく辛いですよね。自分の実体はあっても、「こんなふうに言ったら叩かれるな」とか、「揚げ足とられるな」と思うと、だんだんとしゃべれなくなりました。抑えつけられている中で、だんだん自分が小さくなって、気持ちや感情がなくなり、ロボットになっていくような感じです」（四一頁）。「よく新聞に、「ハッと気がついた時には、夫を殺していました」とか、「母親を殴るから、子どもがついお父さんを殺してしまった」という記事が載っていますよね。それを見て、「ああ、私と同じ人がいるなあ」と思うんです。自分が意識してる時は、「それは絶対してはいけない」と思うけれども、無意識のうちに、気がついたら夫のそばで呆然と立ってるんじゃないかと」（三七頁）。私もクライアントから直接「私も娘も痛みを感じないんです。もう慣れているので、ああ暴力ふるわれるなと思ったときに、スイッチを切るんです。娘も同じようなことをしているみたいです」と聞かされたことがあるが、一般の人にはなかなか理解してもらいにくいのが、この解離・麻痺症状である。

（三）には周知のとおり、不眠または過眠、全身倦怠感、食欲喪失、体重減少、頭重感などが含まれる。トラウマ起因の精神疾患としてはPTSDの次にうつが多いことが知られており[5]、この二つが併存することも多い。とくに長期に暴力的状況に置かれている場合、緊張の連続に疲労困憊し、無力感や絶望感が募り、うつにつながりやすい。自己の価値を否定されつづけるような場合も同様である。「一回逃げ損なったら、もう暴力がひどかったので、「逃げる」という気力がない。ほかの何も、意識が、何もない」（四〇頁）という言葉には、うつと前述の麻痺が重なっている。このほか、どうにか暴力的状況からは逃れ、離婚も成立したが、安堵感や荷下ろし感、喪失感が襲ってきたり、新しい生活を立て直すのは並大抵ではないことを思い知らされて、長いうつの時期を迎える人もいる。「暴力から逃れられたのに、なぜ喪失感？」と疑問に感じられるかもしれないが、ある被害者は言う。「主婦として、長年地元で暮らしていたから、そのコミュニティに根づいて、いろんな活動をして、近所の人や商店の人などとのおつき合いもあったんですけど、ある日突然パッと、消えてしまったんです。数十年というものを、一瞬にして失ってしまいました。その喪失というのは大きな痛手ですよね。被害者が、それまで自分が築いたものを全て失って、身一つになって、逃げて来なきゃならないという理不尽さは、私にとって、一番悔しいです」（八九頁）

（四）は、アルコールや薬物、買い物などへの嗜癖が、トラウマ症状への対処手段として起こることがあり（とくに女性では、過覚醒症状から逃れるために嗜癖が起こりやすいと言われている[5]）、それがさらに肝臓への負担など身体的影響をもたらすというプロセスである。

このほか（五）に示すように、怒りやその抑圧なども身体症状として出やすい印象がある。被害者本人は意識していないけれども、抑え込んだ怒りがオーラのように出ていて、こちらに「苦《にが》み」が伝わってくる人が時にいるが、聞いてみると身体的不調の強いことが多い。リューマチや甲状腺疾患など自己免疫疾患も多い印象がある。

フェリッティらは、児童期のトラウマ体験が種々の身体疾患の罹患と量反応関係をもっている、つまりトラウマ体験が多いほど罹患率が高いことを大規模疫学調査で証明している[6]。児童期のトラウマ体験と成人になってからのDV被害では異なるものの、「トラウマは身体に悪い」「トラウマは身体に刻み込まれる」ということははっきり言えそうだ。

上記のようにトラウマによる身体症状を整理はしてみたものの、実際には重複していることもあるし、分類しにくいものも多い。どこまでを身体症状というのか、どこからを脳神経系症状、精神症状、というのかも境界はあってないようなものである。たとえば、「前向いて歩けなくて、絶えず下向いて歩く癖がついてしまいました。カウンセリングに行くようになってから、少し快復したんですけど……。それから、「右」というのを「左」、「上」というのを「下」と言ってしまったり、見事なほど瞬間的に出る言葉は、反対を言うんです。「暑いねー」というのを「寒いねー」というふうに」（三三頁）という被害者の訴えは、どこに分類すればよいのだろう?

ところで、数多くのDVの被害者と接して、心と身体の分かちがたさを深い意味で私は実感したわけだが、なぜそこを見落としてしまっていたのだろうか。心身二元論には否定的で、分かちがたいのは当たり前だと頭では考えていたのに、結局その二元論に私自身が縛られていたのはなぜなのだろう?

一つには、目に見えず、これまで軽視されてきた心の部分、精神的な部分を強調する必要性があったせいかもしれない。身体的暴力が精神的に強いダメージを与えることや、身体的暴力はDVの一部にすぎない（言葉による脅し・おとしめ、経済的締めつけ、監視、子どもの利用なども、DVの権力と支配のシステムを形成している）ということさえ、まだまだ知られていないからだ。それにトラウマによる心身の症状を改善するには、何よりも「こころのケア」が不可欠なのだから。

もう一つは、私が医療人類学を意識しすぎていたためではないかと、ふりかえって思う。心と身体のつなぎ目とは、たとえばトラウマが大脳辺縁系や視床下部にダメージを与えるというヴァン・デア・コークらの知見と一致する。けれどもそう言ってしまえば、説明が、海馬や扁桃体といった生物学的な用語に覆われてしまう。医療人類学は、現代のバイオメディカルな西洋医学・医療を相対化する。それはありえる医療の一つのかたちにすぎないし、現代の医学的知識も一つのものの見方にすぎないと捉えるのである。(7) とくに医学系（医歯薬学・看護学など）出身の者が医療人類学を学ぶ場合、バイオメディシンには批判的な見方をするようきびしく指導される。この自己批判的な態度は、社会においてバイオメディシンが圧倒的な覇権を握っていること、医学は権力をもつ側であることからも強調されることになる（ただし、医療人類学にもいろんな流れがあり、応用人類学的な場合は現代医学そのものの正統性を疑わない）。こうした状況から、私はあえて身体から自分の注意を逸らし、社会や文化に焦点を置こうとしていたような気がする。身体に注目するとなると生物学的なアプローチを無視はできないし、そうなると「結局、生物学中心主義じゃないか」と批判されることが恐かったのだと思う。

けれども、心と身体の境界部分で起きていることをきちんと理解し、それをDV被害者本人にも説明することは、回復支援に欠かせない。医療現場においても、この部分の理解がなかったことが、DV被害者の症状をただ表面的に見て、無益な検査や各科のたらい回し、対症療法ですませてきた大きな理由だと思われる。

私は今、脳神経系の構造や機能を深く学び直したいと思っている。それはすべてを還元主義的に生物学で説明するためではなく、まったく逆である。「バイオロジカルなもの」がいかに社会的に構築されているか、「心」と「身体」と「社会」がいかに深くつながっているかを、微細に観察し、理解したいと思うのだ。

医療人類学でも使われてきた「身体化《ソマタイゼーション》」や「エンボディメント」(8)といった概念は重要ではあるが、暴力が精神を通じて身体に及ぼす影響を示すには精緻さに欠ける。身体化障害や転換性障害、ヒステリーというくくり方も、病理性を強調しすぎてしまう。

水が$H_2O$でできているということがわかり、それが「科学的事実」として認められたからと言って、水の複雑な作用や、他の物質との関わりがすべて解明されるわけではないし、文学や芸術によって水の美しさがさまざまに描かれることがなくなるわけでもない。生物学的な身体や脳を理解することは、人文・社会科学が延々と取り組んできた「経験」とか「身体」とかいったテーマを豊かにこそすれ、壊してしまうことはないはずだ。

### 文　献

（1）宮地尚子編『トラウマとジェンダー――臨床からの声』金剛出版、二〇〇四、参照。
（2）宮地尚子「ある一日――ジェンダー・暴力・身体」、『こころと文化』三巻二号、参照。
（3）「内閣府男女共同参画局「配偶者等からの暴力に関する事例調査」二〇〇一。
（4）Walker, Edward, Katon, Wayne, Harrop-Griffiths, Jane, Holm, Louise, Russo, Koan and Hickok, Lee R.: Relationship of Chronic Pelvic Pain to Psychiatric Diagnoses and Childhood Sexual Abuse. *Am. J. Psychiatry* 145: 1, 1988, pp.75-80.
（5）Kimerling, R., Ouimette, P., Wolfe, J.(Ed), *Gender and PTSD*, Guilford Press, New York, 2002.
（6）Felitti, V. J., Anda, R. F., Nordenberg, D., Williamson, D. F., Spitz, A. M., Edwars, V., Koss, M. P., Marks, J. S.: Relationship of childhood abuse and household dysfunction to many of the leading causes of death in adults: The Adverse Childhood Experiences (ACE). *Study Am. J. Prev. Med* 14(4), 245-258, 1998 May.

（7）バイロン・J・グッド（江口重幸ほか訳）『医療・合理性・経験』誠信書房、二〇〇一、参照。
（8）Csordas, T. J.: *Body/ Meaning/ Healing*. Palgrave Macmillan, 2002.

# 子どものトラウマの半世紀後の影響——ACE研究について

米国の大規模な疫学研究で、フェリッティらによるACE研究というものがある。(1) 小児期の虐待やその他のトラウマ体験と、大人になってからのさまざまな身体疾患の罹患率を、民間健康保険加入者一万七千人余りを対象に調べたものである。子ども時代のトラウマが、さまざまな疾患の罹患と量反応関係をもっているということが鮮やかに示されていて、研究者たち自身も予想以上の結果に驚いたという。

このACE研究については、トラウマティック・ストレス研究の第一人者といえるヴァン・デア・コークが日本での講演でもよく引用しており、私が関心をもったのもそのためである。けれど、日本ではトラウマや児童虐待関連領域の人たちの間でも、あまりこの研究の存在が知られていないようだ。ACE研究はトラウマや虐待領域のみならず、精神科以外の一般医療、そして公衆衛生政策や社会のあり方にも関わる重要な知見を含んでいる。本章ではその概要を紹介するとともに、研究結果の意味について考えてみたい。

ACE研究は、一七、四二一人の成人を対象とし、CDC（米国疾病管理センター）が調査計画を立て、一九九五―九七年に調査が行われた。またその後五年間の前向きコホート調査(注1)として、外来受診や救急医療受診数、投薬費、入院、死亡についても調べられている。この調査結果が巨大なデータベースとなって、現在まで、さまざまな切り口からつぎつぎと成果が論文になって公表されている。

ACE研究のACEとは、The Adverse Childhood Experiencesの略である。「逆境的小児期体験」とでも訳せようか。具体的な中身としては、生後十八年間の、身体的、心理的、性的の三種類の虐待のほか、五つの家庭機能不全（生育家庭において、服役中の人がいた、母親が暴力をふるわれていた、アルコールや薬物乱用者がいた、慢性的にうつ状態か精神疾患をわずらっていたか自殺の危険のある人がいた、理由は何であれ親を失った）が含まれている。つまり「児童虐待」より幅広い概念であるが、小児期トラウマを全部カバーしているわけではない。事件や事故、自然災害など、単回の外傷的事件については尋ねていないからである。

調査対象者はカリフォルニア州サンディエゴのカイザー・パーマネンテという健康保険システムの加入者で、回答率は七一％であった。対象者は四九・五％が男性、四四％が大卒、ヒスパニックも含め八〇％が白人で、一〇％がアフリカ系、一〇％がアジア系である。年齢の幅は十九歳から九十二歳で、平均年齢は五十七歳である（各論文によって微妙に人数や平均年齢、回答率が異なるが、これはデータベースのどの部分を用いて分析しているかによるのであろう）。米国は国民皆保険制度がないが、民間健康保険に加入しているということは、それなりに経済的余裕のある中流階級以上の者が対象になっていることに留意しておきたい。

ＡＣＥ研究の結果としていちばん重要とされているのが、ＡＣＥが数十年後の身体疾患の罹患率と、有意にかつ量反応関係をもって関連しているということである。対象者の平均年齢が五十七歳だから、大まかに言って半世紀後の影響を調べていることになるが、ＡＣＥが多ければ多いほど（ＡＣＥの八つの項目のうち経験したものの数がＡＣＥスコアとなる）、さまざまな病気の罹患やリスク行動が増加するのである。調べられた疾患で有意差があったものは、慢性肺疾患、虚血性心疾患、肝疾患、癌、糖尿病などである。たとえば、慢性閉塞性肺疾患はＡＣＥスコアが4以上の人は0の人に比べ三・九倍、肝炎は二・四倍、性感染症は二・五倍の罹患率となっている。

運動不足、肥満、喫煙、五〇人以上との性行為等の健康に害となるリスク行動、骨折、アルコール依存、薬物依存、うつ、自殺企図、望まない妊娠や十代の妊娠、仕事上の健康度や仕事の達成度の低さについても、軒並みＡＣＥスコアと連動している。身体疾患との関係と比べて意外性は少ないかもしれないが、スコア4以上の人と0の人を比べると、うつ症状は四・六倍、自殺企図は一二・二倍である。寄与率を計算すると、自殺企図の三分の二から八割程度まではＡＣＥで説明できるという。十代での妊娠経験率については、女性対象者のＡＣＥスコアが0から8に上がる順に一六％、二一％、二六％、二九％、三二％、四〇％、四三％、五三％、ときれいに上がっていく。大人になってからの望まない妊娠についても同様で、とくに小児期の心理的虐待、ＤＶ目撃、身体的虐待体験との関連が強い。一方、男性対象者の一九％が十代の女性を妊娠させたことがあるが、こちらもＡＣＥスコアと連動して率が増え、とくに小児期の身体的虐待、ＤＶ目撃、性的虐待体験が有意に関連している。

疾患との関係もさることながら、「ＡＣＥを経験している割合が中流階級の米国人でもかなり高い」

ということ自体も注目されている。具体的には、性的虐待二一・六％、身体的虐待（重度・反復的）一一％、心理的虐待（重度・反復的）一一％となっており、生育家庭における五つの機能不全については、服役中の人がいた三％、母親が暴力をふるわれていた一二％、アルコールや薬物乱用者がいた二五％、慢性的にうつ状態か精神疾患をわずらっていたか自殺の危険のある人がいた一九％、理由は何であれ親を失った二二％という数字が出ている。ACEが0の人は三四％にすぎない。これまでにも児童虐待等についての調査は米国でなされてきたが、一万人以上という大規模なものは少なく、しかも本研究のように多種類の体験を一度に聞いたものはないことから、その疫学的価値は非常に高いといえる。

実際、本研究から得られた重要な知見の一つに、「ACEを重複して経験する可能性が高い」というものがある。一つのACEがあれば八〇％は他のACEを経験している。親がアルコール依存症で、他にまったく家庭機能不全も虐待もないということはめずらしいし、親のDVがある場合も同様である。このようにACEが重複しやすいことを認識しておくのは重要である。たとえば、性的虐待が後に深刻な影響を及ぼしやすいことはすでによく知られているが、性的虐待がある場合（ちなみに女性二五％、男性でも一六％があったと回答している）、他のACEを経験している可能性が女性で二―三・四倍、男性でも一・六―二・五倍高くなり、ACEスコアが高いほど性的虐待の重さ・長さ・頻度が増加し、虐待開始年齢が低くなっている。つまり深刻な影響をもたらす原因は性的虐待そのものとは限らず、付随する否定的体験かもしれないし、生育環境全般がひどいせいかもしれないのである。ただ、そうだとするとなぜ性的虐待と他のACEの重複が多いのかも考えなくてはならない。非保護的な環境におかれていると性的虐待を受けやすくなるのか、性的虐待を受けると他の被害にも巻き込まれやすくなるのか、その因果関係の違いは治療や予防を考えるうえで非常に重要であり、今後の研究が待たれる。

もう一つ注目すべき調査結果が、ACEと嗜癖との強い関連である。たばこ、アルコール、薬物という三大嗜癖はいずれもACEスコアときれいな量反応関係がある。つまりACEが多いほど嗜癖になる率が高くなる。とくに、薬物関連問題の半数から三分の二近くは、ACEによって説明がつくという。フェリッティはこれらの結果から、嗜癖についての従来の捉え方を変更せざるをえないと強調する。嗜癖はニコチンなどの物質に嗜癖性があるから起きるとされ、アルコール依存については遺伝子レベルの問題が議論されているが、これほどACEと強い関連があるということは、トラウマ症状への必死の対処手段、自己治療の試みとして嗜癖を捉えるべきではないかというのである。つまり、ニコチンやアルコール、薬物はいずれも不安や怒りを抑えるのに役立ち、長期的にはネガティブな結果しかもたらさないことはわかっていても、短期的には非常に有効なストレス回避手段だというのだ。そうであるならば、非合理的、自己破壊的だからやめろといってすむ話ではなく、従来の嗜癖対策は必ずしも有効ではなくなる。

興味深いのは、ACE研究構想のきっかけがフェリッティらの一九八〇年代半ばの肥満クリニックでの臨床体験にあるということである。肥満クリニックでは、順調に体重が減少しているにもかかわらず治療を中断する人たちが少なくなく、その中に性的虐待の被害者がとても多いことがわかってきたという。なかには、体重を減らしたいと思いつつも、太っているほうが体が大きいので他の人より力強い感じをもてたり、異性の目を惹きつけず、より安全に感じられるというように、虐待と肥満の因果関係を自分で認識している人もいた。けれども肥満治療の中で過去の虐待体験が問診されたことはなかったし、医師に打ち明けても、そんな昔のことは現在の問題とは何の関係もないと簡単に片づけられた経験をもつ人もいた。肥満患者はたいてい、これまで他の嗜癖問題もいろいろ抱えてきた人たちだった。

このような丁寧な臨床観察がベースにあってこそ、強力な結果を示す大規模な疫学調査が可能になったというのは、非常に意義深いことである。逆に言えば、臨床観察による知見は残念ながらそれだけでは十分ではなくて、こういった調査で有意差を示さないと「エビデンス」とはみなされないということでもあるのだが。ちなみに本研究では、BMI30以上の肥満の八%、BMI40以上の肥満の一七・三%がACEによって説明できるとされ、身体的虐待や言葉の暴力を受けた経験がとくに関連していた。私は日本においても、肥満治療をきっかけにトラウマ臨床の世界に入った臨床家を何人か個人的に知っているが、フェリッティらの臨床経験と彼らの経験が酷似していることに感慨を覚える。もちろん、肥満にもいろんなタイプや経過があるから、必ずしも肥満者＝トラウマ体験者とはいえないが、トラウマ症状としての過食や自己防衛としての肥満という捉え方は、もっと認知されてしかるべきだろう。死刑囚の妻と看守の関係が描かれる『チョコレート』という映画で、死刑囚の息子がかなりの肥満児でチョコレートばかり食べていたのが、痛々しくもリアリスティックだったことが思い返される。

一時期、日本でもアダルト・チルドレン・ブームというのがあった。生きづらさを抱えながら大人になり、アルコール依存などの問題を抱えた人間が、自己の生きづらさの原因を生育家庭に求めるという図式は、共感と同時に、強い反発も呼び起こした。反発の決まり文句は「同じように大変な生活歴を背負っていても、社会で立派に活躍している人はいくらでもいるではないか」というものだった。たしかにいつでも例外者はいる。けれどもACE研究のすごさは、いくら個人の努力があっても、集団レベルではやはり明らかに差が出ることを示していることである。ここに統計や疫学調査の意味がある。統計を恣意的に用いて、嘘をついたり危険性を強調することはいくらでも可能だが、本研究の結果を丁寧に吟味するかぎり、ACEの影響が行動や身体レベルに確実に蓄積されていくことは明らかであり、アダルト・チルドレンという言葉は、被害者としての大げさな物言いでも、被害妄想でもなんでもなく、起きている現象をありのままに伝えていたと結論づけてもよさそうだ。

ところで、ACE研究はACEから身体疾患への流れを見ようとしている。フェリッティは、このように小児期の外傷体験の影響が何十年もたってから器質的な身体疾患としてあらわれることを、金を鉛にする「反・錬金術」とたとえている。では、なぜ金が鉛になるのか。彼らは「ACE→社会的・情緒的・認知的障害→健康を害するリスク行動→さまざまな疾患や障害→早期の死」とモデル化している。先ほど嗜癖について述べたが、これはACEと身体疾患を媒介する「リスク行動」、日本で言う生活習慣病の「生活習慣」ともいえる。たとえばACEから肝疾患にいたる流れの間には、薬物やアルコール乱用や危険な性行動が介在している。過食や危険な性行動などの望ましくない「生活習慣」や「リスク行動」も広い意味での嗜癖と捉えうる。そうすると、嗜癖こそが、ACEと身体疾患をつなぐ強力な媒介になっているといえそうだ。一方、虚血性心疾患では、従来五大危険因子とされてきた喫煙、運動不足、肥満、糖尿病、高血圧よりも心理的要因のほうが重要で、とくにうつと怒りが関与することが明らかになっている。

さて、ではこの圧倒されるような結果に対して何がなされるべきなのだろうか。フェリッティらは、まず小児期の体験を日常診療でルーチンに質問すべきであるという。そして「その出来事があなたのその後の人生にどう影響を及ぼしましたか？」と患者に尋ねることで、治療に役立つ重要な情報が得られるという。また精神分析医が一回だが話を聞くと、その後の身体的愁訴による受診回数が三〇％減ったという調査結果を紹介する。保険会社にとっての朗報が、本人にとっても朗報なのかどうかはわからないが、受診しないということは症状が減ったということだから望ましいともいえる。

ただ症状の訴えだけでなく、身体疾患の罹患率の減少を真剣に目指すなら、過去のトラウマへの有効な治療が必要になってくる。小児期の反復的なトラウマを「処理」し、身に付いてしまったネガティブな認知様式や行動パターンを変えるのが容易ではないことは、この領域の専門家なら誰でもよく知っている。

米国では医療においてもコスト・ベネフィットといった経済学的思考が重視される。ACEの研究成果も、児童虐待が社会にもたらすコストの大きさを示し、政策提言に用いられている。(注2) これは虐待予防を訴えるには有効だが、その反面、慢性トラウマの治療には時間も人手も技術も要すること、嗜癖治療もACEとの関連がわかったから治るという甘いものではないことが認識されればされるほど、ACEをたくさん抱えた人は手に負えない、治療もコスト・ベネフィットにあわないと見放され、へたをすると健康保険の加入を拒否されるということも、米国では起こりかねないように思う（AC

E研究においても、調査で得られた個人情報はカルテに記載されておらず、あくまでも研究のみに用いられるようになっている)。とくにこれだけ多くの人がトラウマを負っているのなら、トラウマを「治す」という医療モデルの思想自体問われ直されざるをえず、現実に臨床現場でできることといえば、著しい社会不適応をもたらす手段よりも相対的にましな手段、たとえば、より長期的に悪影響の少ない嗜癖対象に患者が替えていくのを支援することくらいなのかもしれない。

フェリッティらも、結局のところは一次予防、つまり虐待を減らすことが大事だと主張する。しかしその手段についてはマスメディアを使ったキャンペーンといった提案にとどまっている。虐待や家族の機能不全は、キャンペーンでどうにかなる種類の問題なのだろうか。そして、個々の親の責任をより強く問い、個々の家族に努力をさせればどうにかなる問題なのだろうか。

このあたりは、米国という国の矛盾が強く感じられるところでもある。こういったすぐれた研究を生み出しながら、現実には弱肉強食で、貧富の差がますます広がる社会。子どもも大変だが、大人だって生きていくのは大変である。子どもだけでなく、育児しやすい環境をもてるよう親をサポートすることも、ACEの一次予防に重要ではないのか。映画『ボウリング・フォー・コロンバイン』の中にも、行政の指導で母子家庭の母親がバスに乗って遠くまで低賃金労働に行くシーンがあったが、子どもをネグレクトしている親を厳しく取り締まるのも行政なのだ。

この米国の矛盾は、リベラリズムの伝統の中で、大人は自己判断できるはずだから愚行も本人の権利、けれども子どもは自分で身を守れないから社会が政策的に守るべき、という明確な区別があるせいかもしれない。皮肉なのは、ACEの多くが、自分の望むことを選択していいという感覚や、自分に望ましい判断を試す機会を子どもから奪い取るということである。それらの試行錯誤抜きに人間が成長していくことは困難であり、子どもの頃のままの自分を抱えた大人の身体という意味でも、アダルト・チルドレンという呼び方は言い得て妙である。

日本では米国ほど児童虐待が社会問題化していないが、それは虐待が少ないということを意味してはいない。まずはＡＣＥ研究の結果を対岸の火事としてではなく、真摯に受け止め、日本における事実を直視していくことが重要である。

（注1）ある一定の集団について、その後の経過を持続的に追いかけ、問題の病気の発生やその病気による死亡などを調べる調査。

（注2）Prevent Child Abuse America: Total Estimated Cost of Child Abuse and Neglect in the United States: Statistical Evidence 2001. http://www.ncpc.org/ncpc/ncpc/?pg=2088-11134参照。ただしこれは、被害者の苦痛等を計算しているのではなく、被虐待児のケアや被害者が後に犯す犯罪など社会の側のコストを試算している。

## 文献

（1）ＡＣＥ研究の代表的な論文は Felitti, V. J., Anda, R. F., Nordenberg, D., Williamson, D. F., Spitz, A. M., Edwards, V., Koss, M. P., Marks, J. S.: Relationship of childhood abuse and household dysfunction to many of the leading causes of death in adults. The Adverse Childhood Experiences（ACE）Study. *Am. J. Prev. Med.* 1998 May ; 14(4) : 245–58. http://www. acestudy. org /aboutus. php にこれまで発表された論文やその他の情報が記載されている。

# オノ・ヨーコの世界

さきに身体について書いた。トラウマ、つまり心の傷が、いかに身体に表れるかというパラドックスについてである。もちろんパラドックスになってしまうのは、心と身体を二分する思考が悪さをしているからにすぎず、本来、心と身体は重なり合い、密接に絡み合い、一体であり、人為的に線を引かなければ分けることのできないものなのだから、引いた線を消してしまえば、不思議でもなんでもない。

とはいうものの、すでに現代の社会生活には心身の二分法が隅々にまで行きわたっているので、私たちの経験や感性も、それを元に形づくられたしろものである。だから本当は不思議でもなんでもないとしても、パラドックスをきちんと認識し、そのパラドックスがもたらす不都合とか、理不尽さになるべく気づいていくのは大切なことだろう。

ここに、そんな二分法から遠く離れ、「私の身体は心の傷である」という人がいる。オノ・ヨーコである。この言葉は、彼女が二〇〇三年にパリで〈カット・ピース〉というパフォーマンスを行ったときの、招待メッセージの中にある。(1)オノ・ヨーコの名前は誰でも知っているが、アーティストとしての彼女の魅力はこれまであまり知られていなかった。それがようやくここ数年、世界的にも日本においても再評価されつつある。日本では昨年から大規模な展覧会が各地で行われていて、作品に直接触れる機会が与えられた。

一九六六年にジョン・レノンと知り合う前から、彼女は非常に斬新な前衛芸術活動を行い、その領域ではよく知られていた。たとえば、前述の〈カット・ピース〉は、ヨーコが洋服を着てステージに座り、観客が一人ずつステージに上がってきて、はさみで彼女の服を次々と切りとっていくというものである。その間、彼女はまっすぐ前に目を向けたまま、ただ静かにじっと座っている。彼女はこのパフォーマンスを一九六四年から数年の間、東京やニューヨークなど世界各地で行った。

私は最近、東京都現代美術館での「YES オノ・ヨーコ」展(2)（二〇〇四年四月十七―六月二十七日）で、一九六五年のカーネギーホールでの〈カット・ピース〉の記録映像を見た。それは、おそろしく力強いパフォーマンスだった。それは、暴力について、恐怖について、セクシュアリティについて、境界について、信頼について、象徴について、侵犯について、抵抗について、自意識について、傷について、静謐さについて、おだやかさについて、力について、強さについて、弱さについて、悪について、善について、醜さについて、美について、深く語っていた。私はそこに、これまで出会ってきたトラウマを負ったクライアントたちの恐怖と傷の深さをまざまざと見出し、身体に痛みを感じた。同時に、ヨーコの強いまなざしと、真っ直ぐ伸びた体軀から放たれるものが、彼女たちの生きのびる強さ、失わない美しさと同質のものであることも感じていた。

一九六四年にこのパフォーマンスをはじめて行ったときは、「怒りと荒れ狂う気持ち」からだったとヨーコは言う。(1)国外で活躍する前衛芸術家が女性であることに日本の批評家は冷たく、「女は黙ってかわいらしく座っていればよい」と言われたことが、このパフォーマンスを行うヒントになったのだともいう。(3)ちなみに、女性が沈黙を強いられることを逆手にとって、沈黙から強いメッセージ性を発揮するものとしては、Women in Blackという平和運動がある。これまでの「戦争反対」という大声をあげて歩いていくデモではなく、女性たちが黒い服を着てただ立ちつづけるというもので、オノ・ヨーコの精神と深い共通性があるように思う。(4)

彼女はプロテストをアートにまで煮詰めた。従来の芸術作品といえば作者の自我を押しつけるものばかりだったので、彼女は逆に「自我を抜きとった無我の境地に立って作品を作りたい」と思い、「自分が選んだものを他人に押しつけるのではなく、何でもいいから、あなたの好きなものを取って下さい、好きな部分を切って持っていって下さい」という心情を、この作品に込めた。

ヨーコは観客を前にして、「本当の献身というのは、こういうことなのではないかと実感した。客席はシンとしている。みんなが息をつめているのがわかる。私は宙をじっと見つめて正座したままだ。祈るような気持ちになっている。人身御供になったような気もする」と記している。(5)

与えること、奪われること、信じること、祈ること、デリダの言う「贈与」という言葉を持ち出すまでもなく、というかデリダよりずっと前に、ヨーコはそれを身体全体で、まさに「人身御供」となって具現化していた。

三十数年ぶりの二〇〇三年のパフォーマンスでは、原動力が、怒りから、平和に向けての希望と、世界への愛に変わったようだ。けれども、「人身御供」＝「身体を張る」という根底は変わっていない。9・11の後の世界情勢を憂え、パレスチナの人間の盾になって死んでいったレイチェル・コリーになかば同一化しながら、彼女はふたたび「身体を張る」ことを選んだ(1)。

彼女の同一化の能力には人並みはずれたものがあるが、それは強度においてだけではない。展覧会のオープニングに合わせて行われたヨーコの講演会（四月十七日）の録画ビデオを見て、ほとんど見過ごされてしまいそうな些細な場面に、私は釘付けになってしまった。

講演会自体がパフォーマンスのようで、ヨーコはインタビュー役の美術評論家椹木野衣《さわらぎ》を相手に、巻尺で肩幅や頭のサイズを測ってみたり、座る椅子を替えてみたり、毛糸で参加者の身体をぐるぐる囲んでみんなをつなげていったりする。意表をついた、人を喰うようなふるまいには、ユーモラスだが非常に象徴的で動的なメッセージ性がある。彼女は講演の最初のほうでスライドをどんどん流していく。それは「全部私がしてきたこと」なのだという。彼女の作品の写真がたくさんあるが、ほかにも多様なスライドが順不同に映し出され、たとえばパリの精神病院の女性患者たちの肖像写真が何枚も出てくる。ヨーコはさりげなく、「この女性たちはね、あれ、みんなわたしなんですよ」と言葉を添えたりする。ポルポト時代のカンボジアでの大虐殺の頭蓋骨が積まれた写真もある。そこで、彼女はもっとさりげなく「こういう悪いこともしてきたんですよね」と言う。インタビュー役の椹木が「ヨーコさんがですか？」と思わず聞き返すと、彼女は「そうです」とあっさり答える（一度ビデオを見てとっただけのメモを元にしているので、実際の言葉は微妙に違うかもしれない）。

何か恐ろしいことが起きたとき、被害者と自分との共通点を見出し、被害者に同一化して、恐怖や悲しみを感じることは少なくない。「自分もあの時代に生まれていたら同じ目にあっていたかもしれない」「あの場所にいたら殺されていたにちがいない」「私の友人や家族があの事件で亡くなったことは、私にとっても深い傷だ」等々。けれども逆に、加害者側と自分との共通点を見出し、加害者の弱さや衝動、怒りや憎しみ、絶望感をわがこととして感じること、加害者の行動がもたらしてしまった結果に自分も関わっていると考えることのできる人は少ない。アジアの国に旅行に行き、旧植民地時代に覚えたという日本語で話しかけてくる人に罪悪感を感じて居心地が悪かった、という人はけっこういるだろうが、それと「自分が加害者でありえたかもしれない」という生々しい実感をもつということには大きな隔たりがある。

こんな目立たないやりとりに、ヨーコの真髄はある。彼女の作品の力強さや純粋さは、彼女が被害者意識に埋没しないこと、加害者意識を防衛の壁で塗り込めないことによって支えられていると私は思う。悲しみはある。痛みはある。怒りもある。けれども憎しみはない。怨みはない。被害者にのみ同一化して、加害者への同一化を欠けば、過剰な恐怖感と報復感情だけが募って、さらなる諍いや紛争をもたらす契機となる。そのことを彼女は誰よりも強く感じている。ポジショナリティを固定してしまうことの危険性を、彼女は言葉だけでなく、講演会で椅子の場所をずらしたり、座る椅子を替えてみたり、舞台に立つ者のほうが観客を見つめるといったパフォーマンスを行うことによって、繰り返し示してきている。

私は同一化という言葉を使ったが、それは言い換えれば、生身の身体を備えたうえでの想像力であると思う。「あそこにわたしもいたかもしれない」「あの人はわたしだったかもしれない」というのは切実な感覚だが、実際には「仮定法」であって、現実には反している。だからこそ、被害者だけではなく加害者に対しても、「あそこにわたしもいたかもしれない」「あの人はわたしだったかもしれない」という想像力が、生身のレベルで培われねばならない。

ヨーコの世界は、触覚や運動感覚、位置覚といった身体性（これらは〈蠅〉や〈おしり〉といった映像作品で顕著に表現されている）と、非物質的なイマジネーションとが絶妙に溶け合ったところに成立する。生身の身体性を伴わないイマジネーションほど際限なく危険なものはないし、イマジネーションの欠けた身体ほどみじめなものもない（たとえば前者の例として、暴力的な性や、心身への容赦ない痛めつけを芸術として美的に称揚する人たちがいるが、そういう人ほど自身の身体感覚は貧困であることが多いように思われる）。ヨーコのもつ非物質的なものとは、非現実的なものという意味では、まったくない。「イマジン」という名曲のとおり、彼女は「想像しなさい」と語りかける。有名なビルボード「War is Over. If you want it.（戦争は終わった。もしあなたがそう望むなら）」もそうだし、二〇〇一年九月二十三日に出した“Imagine all the people living life in peace”と一行だけ書かれた『ニューヨーク・タイムズ』の全面広告もそうだ。けれども彼女は、ただ想像を「たくましく」するだけではなく、それを身体の動きにまで変換していくことを求める。

ヨーコの作品を見ながら、psychotherapeuticという言葉が、繰り返し私の頭の中には響いていた。私もこんなセラピーができるようになりたい、と思った。あらゆる感覚と運動を含んだ、豊かな交流。セラピューティックなアート。セラピューティックなパフォーマンス。それは、いわゆる癒しやヒーリングではない。彼女の作品は優しいが、ただ無条件に身を預けてしまえるような退行的なものではない。全面的に受け入れられ、包み込まれ、溶け込んで、自分を失うことは許されない。彼女の作品はもっと積極的・能動的な営み、「ワーク」である。自分から働きかけることが必要だが、働きかけると必ず手応えがある。実際、すぐにでもトラウマからの回復のためのワークに使えそうな作品も少なくない。

ヨーコはつねに、「あなたに見えているものは、本当に真実なの？」と問いかけてくる。たとえば、〈青い部屋のイヴェント〉という作品では、真っ白な部屋の壁に直線が書かれてあって、「この線は非常に大きな円の一部です」と添え書きがある。そして部屋には「この部屋は派手な青い色です」、天井には「これは床です」、床には「これは天井です」、窓には「この窓の幅は六〇〇メートルです」という小さな文字。〈尖っていること〉という作品は、アクリルの台座に載った透明のガラスでできた完全な球である。一方、〈忘れなさい〉という作品は、アクリルの台座に載った一本の針である。そして、〈三本のスプーン〉という作品は、アクリルの台座に載った四本の銀のスプーンである。

ヨーコは、「こんなことしてみたらどうかしら？」と囁きかける。彼女の作品にはインストラクションが多く、絵が絵ではなく言葉で書かれていたりする。たとえば〈メリーの肖像6（空を見るための絵）〉は、「任意の二点に穴をあける。空の見える処にかける」という二文からなる。〈煙のための絵〉は、「キャンバスに任意の時間にマッチで火をつけ、煙の動きをみる」という一文である。そして、〈信頼して駒を進めよ〉は、真っ白のチェス盤と真っ白の駒から成る。すべてが真っ白なチェスゲームでは、最初の二、三手以降はどれが自分の駒でどれが敵の駒かわからなくなっていく。そうすることで、白と黒の対立を前提にしたわれわれの世界観が逆に浮き彫りになる。

そしてヨーコの肯定的な精神。展覧会のタイトルの「yes」は、ジョン・レノンがヨーコに惹きつけられるきっかけとなった作品〈天井の絵／イエス（yes）・ペインティング〉に由来するが、〈モーニング・ビームス〉や〈願掛けの木〉など、あらゆる作品に、限りない肯定の精神が宿る。トラウマ治療に関わっている人などは、ソリューション・フォーカスト・アプローチやブリーフ・セラピーなどの流れに通じるものを強く感じるだろう。(注1)

私はヨーコの肯定の精神に強く惹かれつつも、彼女がジョン・レノンと出会ったことの幸と不幸というものを考えずにはいられなかった。一九六六年にジョン・レノンと出会って以来、彼女は「ジョンのパートナー」としかみなされなくなった。それどころか人種差別と女性差別を根底に、「ジョンを誘惑し独占する東洋の女」「ビートルズを解散に導いた女」「夫の知名度を利用して自分を売り出す女」といった偏見を受けつづけ、攻撃されつづけてきた。時代が早すぎたせいか、トリン・ミンハのように、マイノリティのインテリ女性の共感や支持を得るということもほとんどなかった。

それでも彼女が迎合することなく、自分のアートを推し進め、偏見や非難さえも糧にして、肯定的な精神をもちつづけることができたのは、ある意味で驚異的である。それは優れた能力と強烈な自信、身近な人からの理解と敬意と愛情があったからだろうし、小さい頃培った想像力も寄与しているのかもしれない。彼女は裕福な家庭に生まれたものの、子どもの頃、孤独や空襲の恐怖にさらされた。その中で、庭でひとり遠足をしたり、空を見ながら弟と空想のメニューを考えたりして、想像の翼を広げた。挑発的でありながらも、つねに優しさと肯定的なメッセージが込められ、西洋／東洋、公／私、男らしさ／女らしさといった境界線を果敢に踏み越えながらも、純粋さを保ち、宇宙とのつながり、自然とのつながり、人とのつながりがつねに感じられるのは、そのあたりに秘密があるのだろう。

彼女の作品にはジョンの死がまったく影を落としていない、愛する人の喪失という傷が表出されていないように見えたことにも、私は少し不思議さを感じた。それも同じ理由からくるのだろうか。彼女の心の世界にジョンが今も生きていることは確実だが、だからこそ喪失感は生身に堪《こた》えるはずではないのか。それとも彼女でさえ、まだ表出できないほどの痛みをどこかに解離させているということなのだろうか。アートに昇華されえないもの、表出されたもののその奥にある表出されえないものの存在へも心を寄せつつ、彼女のアートをいましばらく味わってみる。

（注1）ソリューション・フォーカスト・アプローチは問題よりも解決に焦点をあてる精神療法、ブリーフ・セラピーは解決志向による短期精神療法のことで、いずれもミルトン・エリクソンの心理療法が源流にある。

## 文献


（1）「特集　オノ・ヨーコ」、『美術手帖』五五巻八四一号、二〇〇三、五三頁。
（2）『YES　オノ・ヨーコ展カタログ』朝日新聞社、二〇〇三。
（3）CNN、二〇〇三年九月十六日。
（4）http://www.womeninblack.org/index.html
（5）オノ・ヨーコ『ただの私（あたし）』講談社、一九八六、三五頁。オノ・ヨーコ『グレープフルーツ・ジュース』講談社、一九九八も参照。

## アブグレイブの写真

二〇〇四年四月に新聞の一面を飾り、人々をぞっとさせたのは、アブグレイブ収容所における米国兵士によるイラク人捕虜への性的拷問の写真だった。(1) なかでも女性兵士が裸の捕虜を指さしながら笑っている姿は衝撃が強かった。世界の歴史の変曲点を象徴的にあらわす写真、「ああ、あの写真！」と誰もが思い浮かべることのできる写真に、これもなるにちがいない。拷問を加えた兵士は女性だけではない。男性のほうが多かった。けれども人々を驚かせ、ニュースバリューを何倍も強めたのは、やはりそこに女性兵士がいたからだった。戦場でのレイプや民族浄化、「従軍慰安婦」など、これまで女性は戦争の被害者とみなされてきた。戦利品としての敵国の女、戦ったご褒美としての被植民地の女、癒しとしての軍事基地周辺の女。征服の象徴としてのレイプ。そうやって暴力のターゲットにされる弱者。

今回の写真は、ジェンダーの逆転が起きたことを示しているのだろうか？　もはや、ジェンダーにもとづく権力など存在せず、ただ強い国の者と、弱い国の者との力関係があるだけなのだろうか？本稿では、アブグレイブの写真から私たちが何を読み取れるのかを多面的に捉えてみたい。あらかじめ結論を述べておこう。写真はさまざまな関係性を内包している。そして既存の画像や、存在はしえてもけっして新聞の一面には載らない写真とも、陰画のように関係し合って意味をもたらしている。さまざまな関係性の中には、人種、宗教、植民地化、ジェンダー、性的指向、男性性などが含みこまれる。けれども写真はその〈強度〉ゆえ、長期的注視にもとづく多面的な解釈は回避され、単純なメッセージ性が発揮されやすくなる。「女も強くなった」式の簡単なストーリーに意味が回収されてしまいやすくもなる。重要なのは、〈強度〉に圧倒されず、隠蔽された意味を探りつづけること、多面的な見方を維持しつづけることである。

まず、あまり知られていない事実から確認しておこう。現在も拷問は一二一カ国以上で行われており、難民人口の五―三五％が拷問被害者である。拷問の目的は情報入手のためというより、個人のみならず家族や共同体に恐怖心を植え込むことである。身体に残虐な損傷を与えてみせしめとする場合もあるが、国際的な批判や法的介入を警戒して、精神的ダメージは強いが証拠の残らない方法を選ぶなど、拷問は「洗練化」が進み、他国にも軍などをとおして「技術移転」されている。拷問はPTSDやうつ症状を高率にもたらすが、精神的ダメージがとくに強いのは、恐怖にさらされたうえ、予測や制御の可能性が奪われるもので、窒息、感覚遮断、身体拘束、感覚異常刺激、疑似処刑などがある。加害行為に荷担させられたり、家族や仲間への裏切りを強要されることもダメージが大きい。また、拷問被害者の半数以上は何らかの性的拷問を受けており、女性ほどではないにしろ男性でも被害は多い。身体（感覚）を侵襲されること、社会的タブーやモラル意識を侵犯させられて自己像が破壊されること、性にまつわる恥や罪の意識が植え付けられ、社会的スティグマが与えられることが加わって、性的拷問の精神的ダメージは強い。また性的拷問はそれ自体では傷痕などの証拠が残らないこと、恥や罪の意識、スティグマなどのために、被害者が声をあげにくく、露呈しにくいという特徴もある。

実は上記のようなことを私は論文に書いて、アブグレイブの写真が出る二カ月前に、所属する学会誌に掲載していた。[2] べつに先見の明を自慢したいわけではない。これほど論文の内容にぴったり合う写真が世界に配信されたことに私自身驚いたが、そのことはまさに、「拷問」という言葉の適用を回避したがる米国政府高官の意図[3]に反して、写真がいかに「典型的な」拷問を写していたかを示していると思うのである。たとえば「模擬死刑」の写真。フードをかぶせられ、電気コードのようなものを巻かれて、小さな箱の上に立たされている男性。箱から足を踏み外したら、感電して死ぬと言われている。実際に電気は通っていないことを「知っている」者にとって、それは「悪い冗談」でしかないが、与えられる精神的ダメージは非常に強い。実際にどうだったかではなく、どう感じさせられたかが傷をもたらすからである。論文の中で指摘した拷問被害と性暴力被害の重なりやその共通性についても、私自身の関心の強さから目が向いただけでなく、事実の重さにもとづいていたことを、こんな皮肉なかたちで確認するとは思っていなかった。

拷問研究における常識とは裏腹に、拷問が性的色合いをもちうることや、それが男性にも行われるということはあまり一般に知られておらず、そのことがアルグレイブの写真の衝撃力を強めた。ただ、性的であることをのぞけば、写真は米国の人々に既視感をもたらすものでもあったようだ。スーザン・ソンタグによると、残虐な写真はたくさん撮られてきたが、「加害者」もその中にまじって写っているものは非常に珍しいという。その例外としてアブグレイブのほかには、黒人奴隷へのリンチがあった。(3) 白人の安全や支配を脅かす黒人をリンチするのは、当時の白人たちにとっては正義だった。もちろん現在あからさまな人種差別は否定されているが、アブグレイブの写真には確実に人種差別が存在する。捕虜が外見的特徴の異なる有色人種だから拷問が容易になったということに加え、写真を正視するのを容易にするという効果をもたらしている。もし捕虜が白人であったなら、写真は新聞の一面に掲載されただろうか？　グロテスクだと感じつつも、新聞の「標準的＝白人」読者は、朝食を食べながら写真を正視することができただろうか？

また、捕虜が女性であったらどうだろうか？　写真が新聞に掲載されただろうか？　私はされなかったと思う。あまりに一方的な弱い者いじめに過ぎる、救いがない、と多くの読者が感じるだろうからである。男性捕虜の写真も非道なものとしてスキャンダルになった。けれども読者の心の片隅にある、捕虜たちが「悪い男」かもしれないという認識は、写真を「見るに耐える」ものにし、その認識にはテロ容疑者というだけではなく、「女性抑圧者としてのアラブ・イスラム男性」という、より一般的意味づけが強く働いたのだと思う。このレトリックの有効性は、米海兵隊のマチス中将が二〇〇五年二月の軍事通信関係の会議で、「アフガニスタンに行けば、ベールをかぶらないという理由で女性を五年も殴りつづけるような男たちがいる。そういう連中は男らしくない。やつらを撃つのは非常な楽しみだ」と「失言」し、聴衆から笑いと拍手が上がった(4)ことからも明らかであろう。

もう一つ、捕虜が女性であったら写真が新聞に掲載されないであろう理由がある。ポルノグラフィックな「猥褻性」が問題視される可能性である。これは先述の理由とは本来矛盾するはずである。けれど「残酷すぎる」と「猥褻すぎる」は、裸で虐げられている女性像の上では、ぴったり重なってしまう。それほど私たちの想像力は、女性への暴力をセクシーなものとみなすポルノグラフィにすっかり汚染されてしまっている。もちろん男性捕虜の写真も、ある種の人たちにとっては性的刺激となるかもしれない。実際、アブグレイブの写真が、SMの世界における女王様と男性の奴隷というパターンを踏襲しているという指摘もある。(3) ただ、「虐げられた女性」を性的オブジェクトにしたポルノグラフィの流通は桁違いに多い。「裸の女性」にいたっては、それが性的であることに疑問さえもたれない。

ところで、「アメリカ新大陸」の植民地化の過程で描かれたヨーロッパ絵画では、ヨーロッパを男性、「新大陸」を女性として表象するものが多かった。しかも男性は着衣、女性は裸のものが多く、ヨーロッパは文化に、「新大陸」は自然になぞらえられていた。そして、画像上、男性は女性より上に位置し、男性が女性を救い、啓蒙するというストーリーが描かれ、前者の優越性は自明とされていた。落合はこれを「文化間性差」と呼び、ハリウッド映画における日本やメキシコの描写にも、共通性を見出している。(5)

植民地化のプロセスは実際には「力による支配」だが、支配の正当化には「キリスト教化」「文明化」「啓蒙」という「知による支配」が大きかった。このことはアブグレイブにおいても変わらない。ヨーロッパ絵画が客間に飾る「美しい」絵であり、アブグレイブの写真はこっそり回し見されるはずの「醜い」写真であったにもかかわらず、この二種類の画像には驚くべき重なりがある。征服者と被征服者の上下の位置。着衣と無防備な裸体との組み合わせ。変わったのは、男女平等というジェンダー正義が国際社会の理念になった現在、女性への抑圧が「野蛮」さや「遅れ」の証として、有色人種の異教徒男性への暴力の正当化に利用されることになったことである。そのためには写真にうつる被征服者は男性でなければならず、征服者の側には男性だけでなく、女性もいたほうが都合よい。被征服者の女性は写真の中に存在しないが、すでに述べたように抑圧された女性像（ベールを被ったイスラム女性の画像の氾濫！）は陰画として存在し、「救済される現地の女性」という征服者による正当化を、コロンブスの時代から二十一世紀まで持続させることに寄与している。

〝ポスト〟フェミニズムという言葉がある。これは、男女平等が成し遂げられ、フェミニズムが役割を果たし終えたことを意味するのではない。ポスト・モダニズムやポスト・コロニアリズムなどとの連動の中で、女性の中の多様性が指摘され、民族や階級など他の軸との交差によっていっそう複雑化したジェンダー関係を読み解く必要があるという認識からきている。(6) 男女平等の理念が「帝国支配」の暴力の正当化に利用されつつも、従来のポルノグラフィックな意味づけやジェンダー政治から解放されえないアブグレイブの写真は、まさに〝ポスト〟フェミニズム的な読みを必要とするといえよう。

たとえば、階級という軸を見てみよう。兵士になるのは米国では労働者階級がほとんどである。だから拷問の事実が明るみに出ても、米国の中上流階級出身の指導者層は、その野蛮さを兵士の教育程度の低さや労働者階級という出自に結びつけ、自分たちの問題ではないと切り離してしまいやすい。今回も軍上層部は、拷問の原因を兵士らの個人的な残虐性に帰し、軍全体としての関与を否定したがっているようだが、上官たちが自分たちの手を染めず、汚れ仕事を下層兵におしつけるのは、昔からの常套手段ではなかっただろうか？　そういう意味では、むきだしの暴力のある場所に、本当の権力者など存在しないのかもしれない。今回のようなむき出しの暴力を批判することは重要であるが、本当に力があれば、生々しい暴力など自分の手でじかに行使せずにすむかもしれないのである。

女性兵士の「悲喜劇」はここにある。女性兵士問題はフェミニズムの悩みの種であった。軍隊への参加は女性が「男並み」になるということであり、ある意味で男女平等の一つのあり方である。けれども女性が男並みになって力を追い求めれば、結局それは新たな弱者を作り出すだけで女性の真の解放にはならないという反論もある。米国の女性団体NOWは、女性の軍隊参加を支持した。兵士になることは教育や資格、職業や収入を確保するための貴重な手段だからである。つまり軍隊への参加は労働者階級から抜け出す限られた手段の一つでもあるのだ。

ただ、軍隊は「男性社会」としての長い歴史があり、力と序列による支配という「文化」がある。軍隊の訓練では、タフであること、上からの命令に従うこと、仲間を裏切らないこと、人を攻撃し殺すことが身体に条件づけされる。遅れて加入してきた女性兵士にとって、進んで軍の文化に適応することは、国への忠誠の証ともなる。拷問という「汚れ仕事」に加わることは、「共犯性」というかたちで仲間との連帯の意思を示すことであり、通過儀礼的な意味でも女性兵士にとって重要だったのではないだろうか。

アブグレイブの一連の写真にうつるのは、女性兵士と男性兵士が「仲良く」拷問を加えている姿である。このことは、男性兵士にとってもメリットがある。軍において女性兵士を対等な存在として受け入れていることを示すと同時に、自分たちが異性愛者であることを示し、男性捕虜に性的拷問をすることで同性愛者だと疑われることを防ぐ効果があるのだ。同性間の性暴力は同性愛による性暴力とは別のものである。男性集団の中では、序列付けや支配・被支配関係に、これまでもずっと性暴力は使われてきた。刑務所、大学のフラタニティなどに男性間のレイプが蔓延していることは、米国では周知の事実である。(3)(7) ただ、軍隊という同性愛嫌悪《ホモフォビア》の激しい集団で、同性愛者だと疑われることは危険このうえない。女性兵士の存在はここで格好のアリバイとなる。そして、女性兵士が加わっていれば、珍しいほうに必ず注意や非難は向く。犬が人を咬んでもニュースにならないが逆はなる、とよく言われるように、メディアは珍しいものを報道したがる。潜んでいた女性憎悪《ミソジニー》に火がつけられる。男性の暴力性は日常化されたまま、女性のもつ暴力性ばかりが取りざたされる。

　いずれにせよ、アブグレイブの写真が衝撃力を発揮するのは、男性は女性を支配できて当然である、女性から攻撃される男性は惨めである、男性的な女性は悪魔である、といった旧来のジェンダー・コードがまだ生き延びているからでもある。アブグレイブの写真は、ジェンダー正義を利用しながら、同時に異性愛中心主義と同性愛嫌悪、女性嫌悪、そして、力による男性間の序列化を強化する機能を発揮している。このアクロバティックな遂行機能は、アブグレイブの一連の写真からもたらされる意味と、女性兵士の写真のみからもたらされる意味とのギャップからも力を得ている。写真の解釈においてもそのことに意識的でなくてはならない。

　また、すでに説明したように、アブグレイブの写真は陰画として、黒人奴隷へのリンチ、ベールを被ったイスラム女性、裸で虐げられる女性のポルノグラフィ、女王と奴隷男性というSM、「新大陸」をめぐるヨーロッパ絵画など、既存の多様な視覚イメージを外部から動員しながら意味を形成していることも、忘れてはならない。

　ただ、それらの多面的な解釈も、実は暴力的でしかないのかもしれない。性暴力を受け、その画像を残された被害者にとって一番の願いは、まずその画像が地球上から消滅することかもしれないからである。万人にアクセス可能な状態でインターネット上に写真が保存されていること、その写真を見ながらこの文章を書くことができるという現実自体、問い直されるべきなのかもしれない。

## 文　献


（1）アブグレイブの写真については、Abuse At Abu Ghraib（Photo : CBS/60 Minutes II）4/27/04（http : // www. cbsnews. com/stories/2004/04/27/60II/main 614063. shtml の Interactive を参照のこと。

（2）宮地尚子「拷問とトラウマ」、『トラウマティック・ストレス』二巻一号、二〇〇四、一三一二〇頁（本書収録）。

（3）Sontag, Susan : Regarding the Torture of Others. *New York Times,* May 23, 2004.

（4）http://www.prisonplanet.com/articles/february2005/030205funtoshoot.htm

（5）落合一泰「文化間性差、先住民文明、ディスタンクシオン――近代メキシコにおける文化的自画像の生産と消費」、『民族学研究』六一巻一号、五二―八〇頁、一九九六。

（6）竹村和子『〝ポスト〟フェミニズム』作品社、二〇〇三。

（7）Human Rights Watch, “No escape: male rape in U.S. prisons” 2001.

# Ⅱ　トラウマ・暴力・法

# 想像力と「意味」——性暴力と心的外傷試論

## はじめに

近年、外傷性精神障害への注目が集まっている。PTSD（心的外傷後ストレス障害）やASD（急性ストレス反応）などへの関心をはじめとして、境界例や摂食障害、解離性障害などの精神病理も、心的外傷との関係で捉えなおそうという動きが進められつつある。それらは、これまでの精神疾患一般への理解を根本的に変える可能性を含み、精神医学的診断の従来の分類を再編成する必要を方向性としてもっている。(56)(62)

さて、これらの心的外傷と精神障害の関係をめぐる議論の中にしめる性暴力被害の重みは軽視できるものではない。さまざまな犯罪の中でもレイプの被害者はPTSDを発症する確率が高いという報告は多い。(6)(33)(34) また、「複雑性PTSD」とハーマンらが主張するような、多様で複雑な精神病理に視野を広げると、近親姦などの性暴力被害が大きな影を落としていることがわかる。(24)

外傷性精神障害自体、まだその実態は現在明らかにされつつある途上であり、理論的解釈においてても試行錯誤の状態であるから、その不完全さは当然のことである。しかし、とくに性暴力被害については、その理解や取り扱い方に混乱が大きいように思われる。

現在のところ、性暴力とその外傷性に関する解釈は、各論者の社会文化的背景や、拠り所にしている学問分野や流派によって、極端に異なっていることが多い（解釈の欠如もその一種である）。そして、それは当然のことながら、実際の治療過程や予防的活動の方針にも影響を及ぼし、専門家とされる人たちの中でさえ（だからこそ、と言い直すべきだろうか？）、回復への道筋について正反対の主張がなされることも少なくない。(注1)(注2)

そこで本稿では、性暴力のもつ心的外傷性について、これまでの解釈を批判的に吟味しながら、整理することを試みる。とくに、性暴力に伴う問題を、恐怖、象徴的意味、そしてカテゴリーの混乱という三つの側面に焦点を置いて分析する。

分析を通して明らかにしたい点は二つある。一つは、性暴力（あらゆる外傷的事件に言えることだが）のもつ社会文化的意味が、外傷反応を理解するためにどれほど重要かということである。最近は、心的外傷が脳の生物学的変化によってどう説明しうるかに関心が高まっている。(79)(81) しかし事件に付与される「意味」抜きに、心的外傷を理解することは不可能である。生物学的な理解はたしかに重要だが、脳はつねに社会や文化と相互作用をしながら働いており、すべては意味と密接につながっているのである。(注3)

もう一点は、これまでの性暴力についての理解が、解釈する側の理解や想像力、性に付与する意味、予想する事件のシナリオに大きく左右されてきたこと、それは精神医学的理解も例外ではないことである。解釈する側とは、被害を受けた当事者ではけっしてない。法や医学、心理学や社会学といった専門家集団であり、その多くは男性であった。[21][24][80]「中立」であるはずの学問の中に、彼らが社会から期待される機能、彼ら自身の利害や欲望、恐れや不安がしのびこんでいる。[52]そして解釈は時に当事者の経験から恐ろしくかけ離れてゆく。性暴力被害者の回復支援にあたって、その距離の遠さはしばしば致命的になる。

## 性と文化精神医学

本論にはいる前に、なぜこのトピックを文化精神医学の中で取り上げるのか、簡単に述べておきたい。

第一に、性（セクシュアリティ）が文化的な意味の体系にきわめて依存しているからであり、社会的な制度によっても支えられているからである。[13][15][75][78][83]したがって、性暴力も異なる文化においては多様な様相を示しうること、性暴力のおよぼす外傷的影響も、その出来事がもつ社会文化的意味に大きく左右されることが、十分予測しうるからである。

第二に、精神医学（精神分析や臨床心理学も含め）は意味（知）を生産しながら、社会的制度を支え、それ自身が制度でもあるような文化的な営みとして捉えうる。[39]性暴力の心的外傷性をめぐる精神医学の知も、また文化的な営み（日本とか米国とかといったレベルの文化に加え、精神医学というサブカルチャーという二つの意味において）である。したがって、精神医学的な言説がどのようにつくられ、どのような影響をもつかをつねに自己点検、自己省察しておく必要がある。[49][50]

第三に、性はきわめて多くのタブーに囲まれており、上記の「自己省察」がもっとも困難な領野である。性的な話題を公的な場で議論すること自体、まだまだ人々に居心地の悪さを与える。そういう意味で、性暴力とその外傷性について議論することは、精神医学や文化精神医学（および医療人類学）の自己省察の可能性とその限界を吟味するという、メタレベルの分析にも道を開く。

注意すべきなのは、この性をめぐるタブーや自己省察の限界は、この文章そのものにも、この文章への反応にもついてまわるということである。性は、つねに社会文化的な意味づけに縛られながら、同時に、個人のいちばん奥深くにひそむプライベートなものだとみなされている（隠されているものを、隠されているからこそ、その人にとっていちばん真実だとみなしてしまうというからくりを、アイデンティティの社会学は明らかにしている）[28]。性に限らず、個人にとっての「意味」は社会文化的意味のただの焼き写しではなく、個人的文脈や個人的歴史と絡み合って生成される。だからこそ、一つの文化の内部に、多様性や変化の可能性があるのだともいえよう。けれども、これは語る者の個人的文脈や個人的歴史を詮索する道具としても用いられうる。性について語るとき、語る個人が性に関してもつ道徳観や関心、おびえや偏見、過去の経験や知識の程度などがどうしても透かし見えてくる。これらはその人のプライバシー、つまり、その人が「本当は」どういう人間であるかを、他者が探る絶好の機会とみなされるのである。私たちは、すべてをさらけ出すことはできないし、タブーからまったく自由になることはできない[51]。

また、すでにフーコーが詳細に暴き出したように、性はつねに権力とつながっている[15]。性についての議論が政治的闘争の磁場となる可能性は大きい。フェミニズムの有名なテーゼ、「個人的なことは政治的なこと」も、性の場面においていちばんその劇的な実例をみつけるだろう。慣れ親しんだ人間関係にひそむ政治性・権力性に真っ正面から向き合うことには、既得権益をもつ人ほど抵抗が大きいにちがいない。「個人的なものは個人的なままに」という最近の揺り戻し《バックラッシュ》の議論(86)には、こういう背景があるはずだ。たとえ失うもののない人であっても、ないことによる特権はあるのだし、性急に行えば誰もが傷つく。時間をかけ、ゆっくりと丁寧に、性にはりつく権力の皮膜をはがしていくこと。よりよい方向性も（あるとすればだが）、そのあとでしか模索はできないはずだ。

## 性暴力の三つの外傷性

性暴力がなぜ外傷的なのか、他の種類の外傷的事件よりもなぜPTSDをはじめとした精神的症状を起こす確率が高いのか。他の種類の外傷的事件と何が違うのか。またふつうの性行為と性暴力は何が違うのか。私がここ数年とりつかれてきた問いである。

レイプや子どもへの性的暴力という言葉を聞いただけで、悲惨でおぞましいものとして受け取る人がいる。なかには、殺人よりもひどいという捉え方をする人もいる(注4)。その一方で、「減るものじゃなし」とか「跡が残るわけじゃなし」といった言葉をはき、性暴力の被害の重みをまったく考慮しようとしない人もいる。

そういう両極端な社会的解釈の中で、現実の性暴力被害者は翻弄され、誰にも理解してもらえないという孤立感を高める。「一生消えない傷を負わされた」という言い方も、「受けとり方によっては何でもないことなのよ」という言葉も、時には癒しとなり、時には傷に塩を塗る行為になる。私自身、性暴力被害者の治療や回復支援にさまざまなかたちで関わることになって、(注5)自分自身の思いこみが何度も崩されていくことを感じてきた。被害者の示す症状や反応に困惑したり、怒りを感じたり、ただたんに理解できなかったことも少なくない。きっと見当違いなことを言って、被害者を傷つけたこともあったにちがいない。そして、他の多くの治療者たちが、偏った性暴力への理解をもち、そのために意図的ではないにせよ、被害者に再外傷を与えていることにも気づかされた。

性暴力がどのように外傷的作用を及ぼすのかについては、いまのところ決定版といえる説明はない。レイプ外傷症候群(5)の報告以来、すでに諸外国では性暴力と心的外傷について多くの優れた専門的文献が存在し、理論的洞察を提示しているものもあるが、それぞれが微妙に違っていて、共有された統一理論とはなっていない。回復に向けての支援に役立つ書物も数あるが、(4)(11)これらも明確な理論にもとづいているわけではない。本稿では、性暴力を「強制された性行為」という意味で使っているが、性暴力そのものにもさまざまなタイプや程度のものがあるので、統一理論がないのはしかたのないことと も言える。その中で、参考になる説明を二つ提示しておこう。

父娘間の近親姦や女性への暴力を専門とし、この分野を考えるうえで欠かせないテキストとなっているハーマンの『心的外傷と回復』には、以下のような節がある。

「レイプの後遺症がこのように悪性なのはレイプという外傷の特殊性に照らせば驚くに当たらない。レイプの本質は個人を身体的、心理的、社会的に犯す（violate）ことである。「犯す」とはまさにレイプを指すことばではないか。レイピストの目的は被害者を奇襲し、支配し、屈従させること、彼女を全く孤立無援状態にしてしまうことである。(注6)このようにレイプは本質的に心的外傷をつくるように意図的にしくまれた行為である」(24)（八五頁）

しかし、彼女はレイプの身体的・心理的・社会的な侵害の意味を、それぞれ説明しているわけではない。性暴力をそれ以外の外傷的事件と別に分類して分析しているわけでもない。レイプや児童性的虐待に割くページ数は少なくないが、それらはすべて「心的外傷」として一緒にされており、他のタイプの外傷と本質的には何も変わらないのだということを強調している印象をむしろ受ける。

一方、児童虐待の専門家として有名なフィンケルホーは、性的虐待の外傷原性（traumagenic）ダイナミズムを四つの要素――外傷性セクシュアル化、スティグマ化、裏切り、無力感に分けて整理をしている。外傷性セクシュアル化は、性的虐待の結果、子どものセクシュアリティ（性的な感情や態度）が発達的に不適切で対人関係が機能不全になるようなかたちで形成されること。スティグマ化は、自分の経験について悪、恥、罪、といったよくない含意が子どもに伝えられ、子どもの自己イメージに組み入れられること。裏切りは、自分が頼りにすべき人が自分に害を及ぼしたということの発見からくる影響。無力感は、子どもの意思や欲望、有用だという感覚が無視されつづけ、無力化されていくメカニズムである。(14)

本稿では、私なりの理解の仕方として、恐怖、象徴的意味、カテゴリーの混乱、の三つの側面に分けて性暴力の影響を整理する。この三つの側面は、ハーマンのいう身体的・社会的・心理的な侵害に大まかには対応していると考えられるが、一対一対応ではおそらくない。また、フィンケルホーの理論とは、無力感が恐怖に、スティグマ化が象徴的意味に、外傷性セクシュアル化と裏切りがカテゴリーの混乱に、それぞれ関係が深いと思われる。フィンケルホーも四つの要素が相互に関連しあっていることを強調しているが、三つの側面もそれぞれ重複しあっている。

本稿で述べる三つの側面だけでは、長期的な影響や人間関係への影響、たとえば人格の変化や対人関係の混乱や孤立、そして長期間続く慢性的な性暴力、小児期の被害の発達過程に及ぼす影響等については十分カバーできない。しかしこの整理の仕方は、私が被害者の反応や行動を理解し、自分の思いこみや誤解を解くうえで役に立ち、講義の機会や後輩の指導などにおいても理解をえやすいと感じたものである。もちろん、暫定的なものであることは明記しておきたいが、小児期からの長期にわたる性暴力の影響を説明するフィンケルホーの議論等も理解がしやすくなるし、さまざまな方向に理論を発展させることができるように思う。

## 恐　怖

性暴力の心的外傷的な側面として、まず第一に注目したいのが恐怖である。ここでいう恐怖は、英語でいうとFearというよりTerrorにより近い。Horrorという要素も入ってくる。とりあえずは、きわめて生理学的な反応だと考えていいだろう。(注7)

性暴力被害の実際の体験の大部分には、他の外傷的事件同様、恐怖がその核としてある。強姦被害者の調査においていちばん多く報告される反応が恐怖であり、またその恐怖は一、二年後も続くことが多い[55]。にもかかわらず、性暴力が「想像」されるとき、そこには恐怖の要素が喚起されにくい。このことは性暴力の外傷性を深める重要な点なので後述したい。

性暴力は強制された性行為である。強制のためによく使われる手段が、生命や身体の安全に対する脅しである。客観的にみれば性行為だけが目的だとみえ、実際にそうだったとしても、命令に背けば何が起きるかわからないと思わせ、恐怖に陥れることに成功するからこそ、性行為の強制が可能になる。強姦とふつうの性行為とは「暴力性」が違うという小西の説明[40]も、実際の行為の乱暴さではなく恐怖の強さを意味していると思われる。ただ事件の「暴力性」というと、恐怖よりも身体的苦痛のほうが想像されやすい。殴られたり刺されたりという「痛そうな」被害だとその悲惨さが認識されやすい。性暴力の「暴力性」が認識されにくい要因がここにもある。

性行為を強制するとき、言うことをきかなければ命に保証がないとか、大けがになるかもしれないとか、加害者はさまざまな脅しをかける。言葉ではなくても身体的・心理的な圧迫感によって同様の効果を与える。抵抗する被害者には、実際に脅しが本当であるということの片鱗を見せるだろう。それに対し、被害者はまず警戒の生理的反応を起こす。交感神経が高まり、直面した状況に注意が集中し、痛みその他が感じられなくなるなど、知覚に歪みが起こる。「闘争か逃走か」の姿勢に入り、結局どちらも成功しなかったとき、「人間の自己防衛システムは圧倒され、解体に向かう[24]」。生理的な覚醒度、感情、認知、記憶が、相互の統合を失い、それぞれが変容を起こす。

こういった恐怖の精神的影響は、事件のフラッシュバックや悪夢といった再体験症状、事件と関連した刺激を回避する行動、感情の範囲が狭まったり外界への関心が低下するなど全般的な反応性の麻痺、不眠や集中困難、過度の警戒心や驚愕反応等の過覚醒、などとして現れると考えられる。つまり、心的外傷後ストレス障害（PTSD）の診断基準[1]に羅列される諸症状である。[注8]

恐怖は、それが一回性のものか、繰り返し起こるものかによっても影響が変わる。一回性の場合、その影響はかなり限定した範囲におさまるだろう。しかし、被害が繰り返され慢性的な恐怖が続く場合は、その人のおかれている社会状況、加害者との人間関係、まわりからの支援の有無、自己についての認識などとの相互作用が起きる。したがって「恐怖反応」と限定するには困難な現象まで影響の範囲が広がるだろう。同一の人に愛着と恐怖を感じなければいけないこともあるだろうし、恐怖の中で生き延びるために恐怖そのものに順応しようとするメカニズムも働くかもしれない。[45][72] いま経験している理不尽なことが「なぜ起きているのか」を理解するために、自分や加害者に対する歪んだ解釈をつくりあげるかもしれない。ドメスティック・バイオレンスのように暴力期とハネムーン期、緊張期が循環して長く続く被害の場合は、なおさらであろう。[82]「ストックホルム症候群」として知られる誘拐・監禁された被害者が加害者に逆説的な感謝を示すなどの一見理解しがたい現象も、慢性的な恐怖の条件下では十分納得しうる反応である。[22][60][65]

もちろん一回性の被害でも、PTSD症状を呈した場合、悪夢やフラッシュバックといったかたちで事件を再体験しつづけるわけだから、慢性の外傷と本質的に区別できるわけではないだろう。[8] 事件に関連する刺激にさらされたとき、頭では安全だとわかっているはずなのに、現実に起きていることのように感じてしまう。つまり脳の中では実際に被害を受けたのと同じような体験をしていることになる。また、PTSDの過覚醒や麻痺といった症状が、被害者をさらなる外傷的事件に遭遇しやすくなるという可能性もある。

## 恐怖への想像力

恐怖は以上のように強い外傷反応を起こすが、性暴力においては、それが恐怖を伴うものだと必ずしも認識されていないという問題点がある。このことは、被害者が共感ある理解を得られず、孤立感を感じるだけでなく、恐怖反応を止めるのに必要な事件直後の周りからの「安全や安心感の保証」を与えてもらえないという意味でも、外傷を深めることに寄与する。

ハーマンの『心的外傷と回復』にも、外傷のメカニズムの説明として「恐怖」が筆頭に指摘されているが(24)、残念ながら、被害者を多く診てきた彼女にとっては当然である「性暴力も他の外傷的事件と同様かそれ以上に被害者を恐怖におとしいれる現象だ」という前提も、まだ一般には共有されていないように思う。

とくにジェンダーギャップが大きい。たとえばレイプの被害を聞いたとき、「危うく死ぬまたは重傷を負うような」「身体の保全に迫る危険」と恐怖、たとえば車を運転していて突然ブレーキが利かなくなったとき、または銃をもった人間が近寄ってきたときに感じるような恐怖を、身体に呼び起こすことが、レイプを実際に体験したことのない人間、とくに男性にできるだろうか(32)(76)。事件を想像したとき、まず頭に浮かぶのは性行為のシーンではないだろうか。それも、おそらく加害者から見える情景、つまり、いやがる女性の姿である。レイプもののビデオと映像である。または、レイプもののビデオの映像と同じである。嫌悪感や抵抗は想像しうるだろうが、女性の恐怖の強さに思いが至るだろうか。実際に被害者が見るものは、襲いかかってくる加害者の姿のはずである。もしくは、姿も見えず、ただ自分の身体を拘束してくる他者の触覚かもしれない(注9)。そのとき感じるのは、自分の未来が予測不可能に陥ったときの恐怖だろう。攻撃がどのように加えられるのか、どんな性的侵襲になるのか、身体も傷つけられるのか、命まで奪われるのか、いつか解放されるときがくるのか、何もわからない。そこにエロスのはいる余地はほとんどない。嫌悪感や痛みさえも感じる余裕はないかもしれない(ただし被害者が事後的に事件の記憶を疑似恐怖としてエロス化したり(24)、解放されてから嫌悪感や痛みが逆に強く感じられるようになることはありうる)。

ましてや性暴力の場合、恐怖の対象は自分のごく身近、もしくは自分の内部にまで侵入する。安全地帯は消滅し、なわばりやパーソナルスペース、そして自己の身体の輪郭の内部まで恐怖に汚染される(注10)。かつ性行為の性質上、その状態は一定時間持続する。持続が十秒だったのか五分だったのかだけで、恐怖の生理学的な影響のレベルは大きく違うだろう。たんに銃で撃たれたりナイフで刺されるのではなく、リンチにあう、なぶり殺しにされる(ちなみになぶるという漢字は「嬲る」である!)、といった苦痛の持続期間の長いもののほうが、性暴力の類比としてはふさわしいと言えよう(注11)。もちろん性暴力の場合、妊娠やエイズを含む性行為感染症への恐怖が、事件のときやその後まで付け加わることも忘れてはならない(48)。

そんな恐怖をレイプからきちんと想像することがどれだけの人に可能だろうか。加害者が見知らぬ人間の場合なら、まだ可能かもしれない。しかし相手が知り合いだと聞くと、ますます恐怖への想像力は妨げられてしまう。いままで知り合いとして振るまっていた人間の行動が豹変するのだから「予測不可能」な状態に陥り、強い恐怖が伴うことは変わらないはずである。知り合いだからこそ口封じに殺される可能性だってある。にもかかわらず、相手が知り合いというだけで、人々の間に喚起される想像は、恐怖ではなく、通常の性行為にいたるまでのかけひきというイメージや女性側のじらしというストーリーに変容してしまう。

これに加えて状況をややこしくするのが、恐怖と疑似恐怖(25)の混同である。安全だと頭のどこかでわかっていながら恐怖感を味わうのは、刺激的であり、快の体験になりうる。だから、私たちはスリル小説やサスペンス映画を楽しむ。ジェットコースターやバンジージャンプにお金を払ってでも挑戦する。その刺激は、性的興奮と区別がつかなくなったり、性的興奮を高めることにも役立つだろう。レイプもののビデオや小説がはやるのも、女性がしばしば被レイプ幻想を抱くのも、疑似恐怖がもたらす性的エネルギーの備給から説明がつく。下條は『サブリミナル・マインド』において、つり橋を渡っている最中の男性と、渡り終えて十分以上経過した男性に、美人の女性実験者が声をかけるという実験を紹介している。そして、強い恐怖条件（橋を渡る最中）のほうが、性的興奮度（絵画主題統覚検査と電話をかけてきた人数で計測）が高かったという結果を紹介し、「つり橋に対する恐怖からの緊張と性的興奮との間には、生理的には曖昧な区別しかありません」とあっさり指摘している。(68)

では、疑似恐怖が本当の恐怖になったらどうだろうか。それでも楽しんだり興奮したりできるだろうか。たとえば、サスペンス映画が上映されている劇場に、本当に凶悪犯が乱入してきたら？　ジェットコースターが動き出したとたん、作動装置に重大な故障が発生したとアナウンスされたら？　そのほうが楽しみや興奮の度合いが増すからいい、と言う人がいるだろうか？　女性向けの小説やマンガにレイプをされる話が多いからといって、女性が本当にレイプされたがっていると考えるのは、スリル小説の愛読者が本当に犯罪にあいたがっていると考えるのと同じくらいばかげたことである。なのに、そういう誤解が絶えないのは、恐怖と疑似恐怖が混同され、なおかつ多くの人の頭の中で、疑似恐怖と性的興奮が結びつけられているからである。

また、レイプの被害者の話を聞いた人間が、そこに恐怖を想像することができたとしても、その想像自体はあくまでも疑似恐怖である。それが刺激としてのスリルにすりかえられる危険性がつねにあることも、とくに回復支援に関わる者は銘記しておく必要があるだろう。PTSDの再体験症状は、疑似恐怖にしかならないはずの刺激がトリガー（引き金）となって、本物の恐怖を呼び起こしてしまうという逆方向にあるわけだから、支援者が恐怖から疑似恐怖、そしてスリルと地滑りを起こせば、簡単に性暴力の再演になってしまうのである。

## 恐怖の社会文化性

さて、ここまで生命に関わるような危険からくる恐怖に焦点を置いてきた。この恐怖反応は生理的普遍性が高いため、レイプの恐怖を想像しにくい人にも「実感」として理解してもらえるよう強調しておきたい点である。けれども、恐怖がどれほど生物学的にみて普遍的な現象かは慎重に吟味しておく必要がある。心的外傷の中でとくに恐怖という側面を重視すると、社会文化的な意味が軽視される危惧を感じるからである。動物モデルによるＰＴＳＤの研究が進むにつれて、この弊害は大きくなりうる。

では、恐怖にどこまで社会文化的な要素が含まれるのか。

まず、恐怖は、生物学的な生命の危険だけでなく、自分が社会的に抹殺されるかもしれないという危険性からも感じられる。人間は社会的な生き物である。たとえば、自分がエイズにかかったと知ったときに感じる恐怖は、死ぬ恐怖より、社会で生きていけなくなる恐怖のほうが大きいかもしれない。(注12) 自分の勤める会社が倒産したら、足下が崩れ落ちるような恐怖を感じるかもしれない。「レイプをされた女性は傷もので、無価値で、親族の恥さらしだ」とみなされる文化において、レイプ被害者が感じる恐怖は、社会的死への怖れによって倍増されるだろう。加害者が自分の住むコミュニティにおける権力者であれば、自分がコミュニティから追い出されるかもしれないと怯えるだろう。京大の矢野事件、元大阪府知事横山ノックの強制猥褻事件(注13)など多くの性暴力は、こういった権力を背景にしている。仕事など現在の生活基盤の喪失。生きがいや健康、身体的能力など自分のアイデンティティのよりどころとしているものの喪失。愛情や依存対象の喪失。自分の住むコミュニティにおける自分の信用の喪失。それらは生命の危険にくらべると恐怖を呼び起こしにくいものと考えられがちだが、けっして軽視されるべきではない。

つぎに、恐怖と関連する反応として、タブー侵犯にもとづく「おぞましさ（horror）」がある。(注14) これは恐怖が、つぎに述べる「象徴的意味」や「カテゴリーの混乱」と密接に相互作用しあって生まれたものといえるかもしれない。

たとえば、いま食べたカレーに砒素が入っていると知らされたら強い恐怖が起きるだろう。では、カレーにネズミや人肉が入っていると知らされたらどうだろうか。伝染病や食中毒からくる恐怖だけでなく、吐き気やおぞましさを感じるのではないだろうか。「食べるべきものではないものを食べた」というタブー侵犯の意識である。そして言うまでもなく、タブーは社会や文化[83]、時代に依存する。[(注15)]ネズミを食べる文化もないではないだろうし、私たちにとっては「ふつう」である牛肉の入ったカレーであっても、ヒンドゥー教信者には同様の強烈な反応を起こすかもしれないのだ。[(注16)]

性暴力においては、被害者がどんな性的規範の社会に生き、どんな性道徳観を個人的にもっているかがこのおぞましさの反応を左右するだろう。たとえば、同性愛を恐ろしい逸脱かつ犯罪とみなす社会で男性からの性暴力を受けた男性のショックは大きいだろう。近親姦の被害を受けた子どもは、それが身体的な意味で暴力的でなければ、被害の時点では恐怖を感じないかもしれない。けれども行為のもつ社会的意味が分かったときに、はじめて自分に対するおぞましさや戦慄するような恐怖を感じるかもしれない。[(注17)]

このタブー侵犯性、つまり「おぞましさ」が重要なのは、たとえ強制の結果だとしても、タブーを侵犯してしまったのが自分であり、自分が恐怖の対象になってしまうということである。「人肉を食べてしまった私」「お父さんと性的経験をもってしまった私」……。けれども、私は私自身からは離れることはできない。ただの自己嫌悪のレベルにはとどまらない。自分自身が恐怖のトリガーとなり、自分自身が恐怖の対象になって何度も再体験を繰り返す。まるで加害者が自分の体内に住みつづけるようなものだ。タブー侵犯の感覚がなくても、性暴力は身体感覚、皮膚感覚、触覚として強く記憶されるから、そういう意味でも自分が恐怖の対象となりやすいといえよう。どちらにせよ、性暴力被害者によく起こるといわれる、自殺企図や自傷行為の一つの説明には十分なりうる。また、解離性同一性障害において、加害者人格がしばしばあらわれることも、このあたりと関係していると思われる。おそるべき恐怖の自家中毒である。

村瀬は「恐怖とは何か」において、恐怖の土台を身体、倫理、論理の三つに分類する。そしてとくに「倫理」をめぐる恐怖に注目し（ちなみに「身体」は前述の生理的な恐怖反応、「論理」は後述のカテゴリーの混乱に対応するように思われる）、胸などを切り取られた中国の見せしめの刑の写真を例に、禁制《タブー》をやぶり共同体から出たところで「恐ろしい目」にあうという仕組み、そこからひきだされる「おぞましさ」の感覚を説明している。

「共同体があり、共同性がある限り、おそらく、この写真の状況は昔も今も変わらずに続いているのではないか。私はそう思う。ただし「恐ろしい目にあう」ことのその形は、もっと巧妙に、目立たなく実践されるようになってきている。見た目には「恐ろしい目」にあっているようには見えないような状態で、しかし実はあの「切り刻み刑」のような体験をしている人もいるのではないか[54]」（二五頁）

村瀬は性暴力について言及していないが、この文章は、数多くの沈黙においやられた性暴力被害者のことを、あまりに的確に言い当ててはいないだろうか。

## 象徴的意味

性暴力が心的外傷を起こすメカニズムとして、第二に性暴力のもつ象徴性がある。この象徴性は、恐怖とは少し異なる流れで外傷的な働きをすると考えられる。つまり、恐怖のレベルがあまり高くないタイプの性暴力であっても十分心的外傷を起こしうる（DSM－Ⅳにもとづく狭義のPTSDの解釈によると、その影響を「外傷的」と呼ぶことは禁止されてしまうかもしれないが[81]）。そして、恐怖のレベルが高いタイプの性暴力では、恐怖におののいた状態で象徴的意味が作用するため、きわめて深く特異なかたちで、その意味が心に刻み込まれてしまう。

性暴力は、自分の望まない行為が強制されたという点において、他の人的被害や犯罪被害と同様、主体性が否定され、「屈服」したという象徴的意味をもつ。また、自分が「攻撃を受けたり傷ついたりしうる存在である」、つまり自分の脆弱性《バルネラビリティ》を象徴するものでもある[30]。しかし、性暴力の象徴性はそれだけではすまない。

私たちは日頃から性にさまざまな意味を付与している。誘惑した、抱いた、ものにした、食べた、寝た、陥落させた、奪った、あげた、関係をもった、一つになった……。性行為はさまざまな動詞で語られる。性暴力は、それがいかに「普通のセックス」とかけはなれていようと、性がもつそれらの意味から解放されるわけではない。加害者による所有、消費、征服、攻撃、加害者とのつながり、一体化、そんな意味が被害者に付与されてしまう。加害者や周りの人間からあからさまにそんな言葉が投げかけられるかもしれない。「オマエを汚してやる」「誘惑に負けたのね」「もう傷ものだ」……。被害者自身も、程度の差はあれそれらの意味を内在化せざるをえない。人間はもともと象徴を介して生きる生き物だし、(35)(42)(43)性に付与される意味は社会的に共有されており、その社会とまったく縁をもたずに生きていける人間はいないからである。(注18)

性に付随するこれらの意味は、性暴力の最中だけでなく、その後もずっと被害者につきまとう。事件後の周りの対応や反応、たとえば警察や病院、裁判などで「セカンド・レイプ」が起こりやすい原因もそこにある。事件を誰がどう解釈するのか。どのような被害を受けたと認定されるのか。その被害はどうすれば回復されると考えられるのか。行為の社会的意味が、被害者本人の感じる意味と重なって解釈されれば問題は少ないが、たいてい解釈には保守的な性道徳観、男性と女性で異なる二重基準が援用される。被害者が処女かそうでないかで加害者の量刑が変わる。女性が性的に活発であったり、主流の道徳観から自由であるだけで、被害を受けても自業自得と思われる。婚姻関係内であればレイプはありえないと法は規定する。(9)被害者が男性なら、性暴力の被害にあったということ自体信じてもらえず、嘲りの対象になってしまう。(18)(27)(44)

また性は、なぜか人格全体に影響を与えると認識されがちだ。(17)(78)性暴力被害者は、性的な色づけをされてしまう。被害が公になれば、みんなから性的な「色眼鏡」でみられる。性的な部分がクローズアップされ、性をとおしてしかその人はみられなくなる。その人のアイデンティティが性化されてしまうと言ってもいい。そして性は道徳性や階層の低さと象徴的に結びつけられている。(47)(69)性的な色づけが加えられた人間は（とくに女性の場合）、それだけで今の社会では差別の対象となる。つまり、性的マイノリティ[67]の一種として被差別アイデンティティが与えられてしまう。

もちろん、これらの意味づけは時代と場所で大きく異なり、日本の場合、急速に性暴力被害者への意味づけは変わってきた。佐藤紀子は、一九七〇年代以前の処女崇拝がいかに強く、それがいかに被害者を苦しめるものだったかを語っている。


「汚れた身になった」ことを理由に、みずから「自分にはもはや陽のあたる人生を送る資格はない」として、自虐的な人生を選びとろうとしている若い女性患者たちに接したときには、筆者はあるときには「治療者のとるべき中立性」の態度もかなぐり捨てて、話し合わねばならぬことも多いものであった。そしてそれは、今思い返してみても嘆息が出そうなくらいに、エネルギーを必要とする仕事であった。大げさに言えば、それは戦時中の日本男児[66]に「兵隊に行くな」とそそのかすほどの、女の性道徳、社会価値に背く作業だったからである。（六七頁）

もはや「処女崇拝」は弱まったかもしれない。けれども、「理想の被害者像」は強固に存在する。裁判において、純粋な被害者として同情を得るには、被害者女性の「身持ちの堅さ」の証明が求められる[9]。「ふしだらなオンナ」の身体は社会が守るに値しない。ふしだらなら傷つかない。ふしだらなら実は望んでいたのかもしれない。ふしだらなら自分から誘惑したのに嘘をついているのかもしれない。ほんとにレイプだったとしても、ふしだらさへの罰ではないか[47][69]。女性がみずからの性的欲望に従って行動することの抑制に、性暴力は大きな役割を果たしている[61]。

この性暴力の象徴的意味にどう立ち向かうかは、フェミニストの中でも議論となっている。おそらく、性暴力と戦うには、根元的には矛盾する二重の戦略をもたなくてはいけない。一つは徹底して、今の社会が被害者に押しつけてくる意味を明らかにし、それが被害者に及ぼす影響の重みを示すこと。もう一つは、押しつけてくる社会的意味そのものを疑い、否定し、新しい社会的意味をつくり出していこうと試みること。(注19)

性を人格に結びつけてきた近代の構造にのっとって「強姦は女性への最大の暴力です」というのは、加害者の思うつぼであり、女性の首をしめるだけだ、そう松浦理英子は指摘した。(46) たしかに「レイプなんて何でもない」という主張が、性をめぐる象徴体系をゆるがす可能性はある。ただし、松浦は強姦がもたらす恐怖については論点に入れていない（スピヴァックが分析するマハスウェータデヴィの短編「ドラウパーディ」も同様の戦略で結末を迎える）(71)。ただ、被害後の警察や裁判などでのセカンド・レイプや、外的な評判に伴う失職、転居などの生活の変化は、それ自体が外傷になりうるので、外的な圧力は軽く扱われるべきではない。また恐怖や孤立のなか、大多数の人からある規範を押しつけられるとき、それを内在化しないよう抗するのは不可能に近い。性道徳がいま存在し、それが社会の制度をつくっていて、そこに被害者は生きていかざるをえないのである。また内在化と言うとき、性の規範や象徴体系は認知レベルを越えて「身について」いることが多い。だから、「考え方を変える」ことで傷は浅くなりうるとしても、そう気軽に「考え方を変えればいいだけじゃない」と言えるものではないということも銘記しておく必要があろう。(78)「セクシュアリティを文化だと知ることと、それを変えることができることとは同じではない」（二三六頁）

## カテゴリーの混乱

性暴力の外傷性として第三にあげたいのが、「カテゴリーの混乱」である。私たちは、ある一定の参照枠組みをもち、それにもとづいて生活をしている。参照枠組みは意味図式とも言えるし、価値体系とも重なり合っている。世界観と言いかえてもかまわない。

参照枠組みは分類カテゴリーの集合でもある。生きることは、選択の繰り返しであり、選択はその前に選択肢の分類を必要とする。大小、高低、遠近、人間／動物、動物／植物、食物／非食物、日本人／外国人……。そしてその選択肢を価値基準と照らし合わせる。良い悪い、使える使えない、きれい汚い、早い遅い……。ある分類の各カテゴリーは他の分類のさまざまなカテゴリーと結びついて、意味のネットワーク（semantic network）をつくる。[20][42][43][79] そういう意味で、生きることは分類の繰り返しであり、文節化の繰り返しであり、カテゴリーの混乱は生き方の混乱に直結する。

レイプによって「人間として壊された」という感じ方をする被害者は少なくないが、その理由の一つはまさにこの部分、生きるうえでの基本的な方向づけを攻撃されることによる。

「近いということは親しいということ、遠いということは親しくないということ」「安全なものには近寄っていいし、危険なものからは距離をとるということ」。そんな動物としても基本的な空間のオリエンテーション。[85]

「昨日のことは過ぎたことだ」「明日は今日と同じような生活が続くだろう」。そんな日常を支える時間のオリエンテーション。

「危険はあちこちにあるけれど、気をつけていれば問題ないだろう」「相手に親切にふるまい、敬意をもって接していたら、ひどい目に遭わされることはないだろう」「落ち度がなければ被害者になどなるはずがない」。そんな社会や他者への基本的信頼感。そして共同幻想。

そこには生物学的なものと社会文化的なものの両方が含まれる。それらがみんな崩される。「安全だど思っていたものが安全ではなかった」「自分の信じていたものに裏切られた」。自分の判断力がまちがっていたことになる。もう一度同じ目に遭わないようにするためには、これまで自分がたよりにしてきた参照枠組みを無効にするしかない。

これは、異文化に出会ったときの激しいカルチャー・ショックを思い起こさせる。

「カルチュア・ショックとは、一般には個人が自身の文化に含まれている生活様式、行動基準、理想規範、対人関係の処理様式、言語、価値観とは多かれ少なかれ異なる文化に接触して、ふだんは無意識に用いている合理的（と考えている）対処方法が有効でないことに気づいて受ける、当初の感情的衝撃と認知的不一致のことであるが、決してそれのみにとどまらず、それに伴う心身症状や、その後も累積的・波状的におこる潜在的・顕在的パニックを含む」と星野は言う[26]。ショックの程度は軽いかもしれないが、質的にはなんと似ていることか。感情的衝撃と認知的不一致、そして心身症状や潜在的・顕在的パニック。

性暴力の被害を受けるとは、きわめて異質で異様な文化に投げこまれるということなのだ。しかも恐怖の中で歪みを伴って感受された異文化。性を攻撃の武器にし、相手を暴力的に支配する文化。屈服させられた者に救いはこない世界。認知的一致のためにはどんな参照枠組みが必要になるのか？不信と裏切りの予感、そして自己懐疑に満ちた外傷的世界観かもしれない。未来が短縮され、永遠に過去が現在を覆う世界かもしれない。性暴力に限らず、あらゆる種類の犯罪の被害者は類似の経験をするだろう。

ただ性暴力の場合、「逆カルチャー・ショック」もついてまわる。被害の苦悩を共有してもらえると思っていた人たちからの、予想外の反応や異なる解釈。性暴力の被害の後に警察や病院、報道で向けられる下卑た視線。自分の身近な家族や友人からの「すきがあったのではないか」という非難。事件後によく起こる再外傷である。自分が所属していると信じ、アイデンティティのよりどころとしていた「故郷」が実は自分を受け入れてくれないことに気づく。「想像の共同体」が実際には想像したものではなかったという認識をかみしめる。逆カルチャー・ショックの衝撃はカルチャー・ショックより、もっと大きいかもしれない。

また、性暴力においては、性の領域でカテゴリーの混乱が生じる可能性がある。すでに述べたように、性は密接に人格や道徳と結びつけて理解される。性行為や性的感覚のレベルでカテゴリーが混乱してしまったらどうなるだろうか。性的快感や興奮が恐怖や危険や苦痛と結びつけられてしまったら？　すべての親密性は性的なものだと分類されてしまったら？[18][19]　性の領域でカテゴリーの混乱が生じ、それを基準に生きる人間は、どうまわりに評価されるのか？　さらなる外傷をひき起こすことは想像に難くない。

性暴力は対人的なものなので、カテゴリーの混乱は、関係を結ぶ対象や自己のアイデンティティにも及ぶ。たとえば、近親姦において「自分を保護し愛する」父親が同時に「自分を攻撃し利用し搾取する」といった混乱が起きる。「原光景」の目撃が外傷となりうることも、神聖と理想対欲望と快楽、というカテゴリーの混乱として理解するとわかりやすい[63]。そして、被害者は「父の娘」でありながら「父の恋人」「父の娼婦」「母親の競争相手[77]」といった両立しないはずのカテゴリーを与えられ、自己の中に「コウモリ問題[注20]」をかかえることになる（タブーとは、まさにカテゴリーの混乱を回避するためのものではなかったか[83]）。

この人間関係におけるカテゴリーの混乱は、一見軽くみられがちな知り合いによるレイプ、デートレイプ、マリタル（夫婦間）レイプなどが、見知らぬ男に突然おそわれるレイプよりも傷が深くなりうることを説明するうえでも、重要である。近いイコール安全、という基本中の基本のオリエンテーション[84][85]が裏切られるという意味では、相手が近く親しい人であればあるほど混乱は大きく、基本的な認知様式や自他への信頼感を損なうことがわかる。

そもそも性暴力はカテゴリーを故意に悪用して被害者をおいつめ、混乱させるメカニズムを内包している。最たるものがセクシュアル・ハラスメントである。親切な友人や上司として近づく相手には、友人、部下として適切な「役割行動」を振るまうのが「正常」な人間である。信用して、もしくは命令に従って、相手の指定する状況（たとえばほかに誰もいない部屋とか飲み会の席）におもむく。そこで相手は突然別の関係のカテゴリーを押しつけてくる。そうなると状況は性的なカテゴリーに再分類されてしまう。目撃者もいず、証拠もなく、もし告発したとしても、状況が性的であるということと、そこに自らおもむいたことを理由に「同意」とみなされる。カテゴリーは本質的に多義性やあいまいさ、境界領域をもつが、それを加害者は巧妙に操作し、被害者は気がつくと別の分類に追いつめられ、逃げ場を失う。

カテゴリーの混乱は、もう少し別のレベルで考えると、人間の脳の情報処理システムの混乱だと言えなくもない。あまりコンピューターのたとえを用いるのは好きではないが、説明しやすいので使ってしまおう。

恐怖に伴って、事件のときの知覚はゆがめられて入力される。入力の一部は強烈に入り、それ以外は入らない。入力された情報は貯蔵されている間に増殖したり、他の本来関係ないものと意味が結びつけられる。事件の記憶は意識的な想起の過程にブロックがかかって出力されないかもしれない。けれども、別の回路を通って、無意識の行動や悪夢として出力されるかもしれない。感情や認知がばらばらに想起されるかもしれない。恐怖があまりに強ければ、過剰電流が流れたときのように回路がショートしたり、逆にブレーカーが落ちて回路を守るような働きをするかもしれない。認知と感情が解離したり、意識が狭小化して現実感を失ったり、さまざまな記憶障害や解離症状がこのモデルでたしかに説明できそうではある[79]。

また、事件後フラッシュバックをひき起こすトリガーは、その人がどう事件や加害者を知覚したか、そして頭の中のカテゴリーにどう分類したかに依存すると考えうる。恐怖が強いほど、恐怖の中で知覚したものが強く印象に残るだろう。それは、赤い服とか、カーテンの模様とか、第三者では（時には本人でさえ）どう関係しているかわからないカテゴリーとつながって処理されるかもしれない。恐怖とつながりをもつカテゴリーは増えるだろうし、カテゴリーの範囲が限定されにくくなるだろう。

恐怖の対象は、加害者→加害者に似た男性→加害者と同年代の男性→男性すべて→人間すべて→世界全体と広がるかもしれない。恐怖の中では意味がとても深いレベルで刻み込まれるので、認知レベルの修正はなかなかきかないかもしれない。

長期にわたって被害が繰り返され、カテゴリーが混乱されつづければ、歪んだ認知のつながりが強化され独特の病態を形成するとしても不思議ではない。分類体系が歪む。意味のネットワークが歪む。意味が分断され、絡み合い、グロテスクに固まっていく。人格の多重性もこうしたメカニズムの究極として説明できるかもしれない。(注21)逆に心的外傷の治療において「儀礼」がしばしば有効であることも説明できるかもしれない。癒しの儀礼は、健康と病を、生と死を、希望と絶望を媒介する。まず病者を象徴体系のある一定の場所に位置づけ、神秘的な境界領域を通過する儀礼によって、象徴体系の新たな場所へ導くのである。(20)(31)(35)

付けたしておくが、まったく歪みのない参照枠組みや分類図式をもつ人間はいない。歪みのあらわれ方は人によって違う。恐怖症としてあらわれるかもしれないし、コンプレックスや恥の意識、偏見や思いこみとしてあらわれるかもしれない。フロイトによると、外傷は一つの事件で成立するものではなく、つねに二つの事件から成り立っているという。最初の事件の表象と情動は分離し、その情動を呼び起こす第二の事件が起こり、二つが結びつくことで外傷的な働きが生まれるという。(73)アナフィラキシー・ショック(注22)を思い起こさせる指摘である。一度目の感作では何も起きず、二度目の感作で激烈な反応を起こす。心的外傷にもたしかにそういったメカニズムがある。加害者はめざとく相手のわずかな歪みやウィークポイントを察知し、それを操作して相手を追い込み、屈服させる。外傷反応に関して本人の脆弱性が問題になることも多いが、このメカニズムを加害者は悪用しているのだということを認識しておくべきだろう。恐怖症の人にわざと恐怖対象をぶつけること、コンプレックスにつけこんで人を望まない行動にさしむけることは、悪質な罪である。

## 最後に

性暴力によって心的外傷を負った被害者がどのようなかたちで沈黙に追いやられ、忘却されてきたかという歴史については、すでに多くの論考がある(21)(24)。声を上げた者が魔女として抹殺されていった歴史、身体で表象した者が患者に仕立てられていった歴史、記憶を保持した者が真実性を奪われていった歴史、性暴力の被害そのものの存在が不可視化されてきた歴史。それらの歴史は、しかしながらけっして過去となってはいない。

さすがに目の前のあからさまな性暴力さえも網膜に焼き付けられない人は減ったかもしれない。しかし、目の前でなければ、当事者の言葉――言葉にならない言葉でもあるだろう――を聞くことなく、自分の想像力でストーリーを組み替えることを、解釈の権力をもつ人間はやってきた。性暴力の蔓延の事実の否認。恐怖への身をもった共感の欠如。恐怖から疑似恐怖、スリルへの地滑り。外的侵襲から内的欲動への唐突な視線の変換。内的欲動へののぞき見主義と軽蔑の入り混じった関心。そして被害者のもつセクシュアリティの罪悪視と一方的なエロス化。

性暴力の外傷性をめぐる精神医学的議論においては、被害者の性的興奮や快楽への関心がつねに伏流として存在してきた。詳しい分析は別の機会にゆずりたいが、そもそも私が性暴力はなぜ外傷的かという問いに取りつかれたのも、性暴力とそれ以外の外傷的事件の違いを性的興奮の有無にのみ見出すような理論(62)に違和感を感じたためである。「性的興奮などない」「そんなことを議論すべきではない」と言っているのではない。性暴力は性に関わることなのだから、それが性的な領域に影響を及ぼすのは当然である。すでにフィンケルホーの理論としても紹介したように、またギルなど他の論者たち(18)(19)によってもそれらの事実は明らかになっている(注23)。

ただ、性暴力に特有なのは、性的興奮がありうることだけではない。事件における加害者との距離の近さ、関係性の押しつけ、触覚や身体性への刻印。想像力の欠如からくる二次被害、三次被害。性のもつ象徴性、その二重基準性、「性化」されることによって被るスティグマ、性の領域で起こるカテゴリーの混乱の顚末、道徳的な貶め、それらを恐れるがための秘密や孤立。そういったことにも目を向ける必要があると思って、本稿を書いてきた。そして、性暴力の外傷性を丁寧にみていくことは、他のタイプの心的外傷についても新たな理解を導くように思われる(注24)。

解釈には「暴力性」がつきまとう。社会文化的な文脈や意味への無関心、性暴力の象徴体系への無自覚な加担や押しつけ、逆に象徴的意味作用がもたらす傷への無感覚。それらが解釈の対象とされた人間を痛めつける。また解釈の内容が「正しい」か「間違っているか」だけでなく、解釈の対象との関係のあり方、発話の位置や文脈、言語の遂行性(7)などへの無考慮が、解釈の「病理」を助長する(36)。

「心的事実が大事なのだ」とうそぶきながら米国の偽記憶症候群をめぐる論争を追いかける前に（事実か否かにこだわっているのは被害者より、むしろ専門家たちではないのか）、私たちがすべきことはたくさんある。被害者の声を聞くこと、彼女らの手記を読み、自助グループのアドバイスに耳を傾け、目の前の患者の語りを彼女の位置に立って味わうこと。彼女らの記憶を疑う前に、自らの「記憶」の質を疑ってみること。彼女らの欲望を語る前に、自らの欲望を否認から救うこと。そして、自らの解釈の「暴力性」と「病理性」を見据えること。なぜなら私たちは「彼女ら」のことをまだ何もわかっていないのだから。そして「私たち」のこともまた何もわかっていないのだから。

（注1）トラウマ（心的外傷）は、事件をさすこともあるし、事件の及ぼす精神的影響をさすこともある混乱しやすい単語であり、同語反復的な定義をされやすいという問題点がある。したがって本稿では、事件は外傷的事件、影響は心的外傷性（またはたんに外傷性）、外傷反応といった言葉で、なるべく区別することにした。性暴力は外傷的事件の一つということになる。

（注2）性別や世代、民族性のほか、親しんでいるサブカルチャーの違いが大きいように思われる。宮台は（文献47、三二一頁）、性的経験の乏しい論者が売春の是非論を考えることの問題点を指摘している。ふつう学問対象への詳しい知識や経験は論者の信頼性や権威を高めるが、従来低く見られていた領域（たとえばマンガやテレビゲーム）では両義性をもつ。とくに性の領域に関しては、「事情通」であることが人格的または道徳的にマイナス評価となる現象がある。このことは議論の内容にも大きな影響を与えるだろう。

（注3）医療人類学におけるmeaning centered approachの流れについては(20)(35)(38)参照。

（注4）例を挙げるならば、映画「デッドマン・ウォーキング」の死刑囚が、殺人だけでなくレイプの罪も本当に犯していたと刑執行直前に告白することが、主人公の尼僧や映画の観客に及ぼす劇的作用——死刑もやむをえないかと思わせる——を思い起こしてみるとよい。

（注5）その中には周りの人の意思や、状況にもとづく必要性から「患者」になった人も少なくない。すすんで精神科にくる被害者は被害者像のごく一角を占めるにすぎないという認識は重要なように思う。

（注6）「奇襲」の原文はterrorizeであり、「恐怖に陥れ」のほうが適訳ではないかと思う。また、孤立無援状態の原文であるhelplessは、他者からのhelpがないことを意味しているのではなく、自分がその状況から逃れる能力の

なさを意味しており、「無力感」または「非力感」のほうが元の意味に近いと思われる。

（注7）DSM－ⅣのPTSD診断基準において「外傷的事件」は「（一）実際にまたは危うく死ぬまたは重傷を負うような出来事を、一度または数度、または自分または他人の身体の保全 physical integrity に迫る危険を、患者が体験し、目撃し、または直面した。（二）患者の反応は強い恐怖 intense fear、無力感 helplessness または戦慄 horror に関するものである」と定義されている（1）。本稿で述べる「恐怖」とほぼ重なる。

米国におけるPTSDの診断基準は、戦争や犯罪、災害などさまざまなタイプの外傷的事件後の症状に合致するよう最大公約数的なものとしてつくられてきた。しかし一方で、障害への経済補償や法的手続きのため「外傷的事件」の明確な定義も求められてきた（87）。DSM－ⅢやⅢRからDSM－Ⅳへの変更に伴い「外傷的事件」にはじめて明確な質的定義（つまり恐怖）が加えられたことの意味は、功罪両方において大きいと私は思う。

診断基準にはある程度の客観性と科学性が要求される。恐怖は、人間のみならず動物においても普遍性の高い経験である。動物実験も可能になるし、生理学的な「客観的指標」もある。一つの疾患概念を確立するうえでこれほど便利なものはない。質的・量的に多岐にわたる外傷反応をPTSDがすべて網羅するのも不可能である。そういう意味では、恐怖に焦点を絞ってPTSDの概念を精緻化していくことに私は賛成である。しかし「強い恐怖、無力感または戦慄に関する」反応がなければ外傷的な出来事とみなされなくなる、という危険をもこの変更ははらむ。人の心がどう傷つけられるかはまだ完全に解明されているわけではなく、おそらく恐怖以外にも心を傷つける方法はあるであろうし、恐怖があったとしてもそこにそれ以外の要素が絡むことが症状を発生させる条件だということもありうる。つまりPTSDは「外傷性精神障害」のうちの一部を担うにすぎない疾患になったという認識を強めておく必要があるだろう。

（注8）DSM－ⅣのPTSD診断基準で、外傷的事件が恐怖を起こすものと定義されたのだから、当然といえば当然である。しかし、PTSDがあまりに有名になってしまったために、PTSDの症状像だけが心の傷の表現型とみなされやすい現状がある。被害者がPTSDの診断基準に合致しなければ、訴訟や賠償問題においても「被害者ではなかった」「心の傷はなかった」とみなされてしまう危険性に留意しておかなくてはいけない。

（注9）北川（37）は、女性たちが視覚的に方向づけられた体験ではなく、触覚的な体験として自己の身体をとらえてきたこと、近代的身体は視覚的構造化を強要されやすいことをドゥーデン（12）の仕事とともに紹介している。

そして記録や証拠（共有される視覚情報）がないために抹殺されてしまう戦争犯罪に関して、戦争犯罪の悲惨さは「見る」ことができるのかと問い、「近代的な視覚性には、悲惨さを経験する力も、暴力を批判する力もない」ことを指摘している。性における視覚優位の問題点も、ここにあるように思われる。付け加えるならば、「高速道路がねじれて崩れ落ち、火の手が上がっている神戸の街の俯瞰図」という阪神大震災の「記憶」は、被災者が直接見た風景のいずれでもない。被災者は、空の上やテレビの前になどいなかったのであり、彼らの経験は、まず激烈な振動覚やものが落ちて当たる触覚・痛覚、そして焼けるものへの嗅覚、助けを求める声やそれをかき消すヘリコプターの爆音やサイレンへの聴覚としてあったのではないだろうか。

（注10）ピータースらは児童性的虐待において身体接触の有無により外傷反応に大きな差があることを報告している(64)。また安永のファントム空間理論は、危険があれば遠ざかり、快感があれば近づくという行動的原理を基礎に、体験強度の強弱を距離の近さ遠さに変換して考えている(84)(85)。恐怖の対象と距離がとれないことの恐ろしさは、ファントム空間に根元的な影響を与えるにちがいない。

（注11）シモンズは、犯罪者はふつう自分の身元を隠すために被害者との接触を最小限度ですませようとするが、強姦や強盗、誘拐や監禁事件ではそうではなく、このことが被害者の反応にも違いを及ぼすと指摘している(74)。

（注12）映画「フィラデルフィア」で、エイズを発症した弁護士の主人公は「エイズは身体的な死よりも先に社会的な死が訪れるのです」というせりふを語っている。

（注13）「ノック事件」については、上坂冬子や曾野綾子が被害者の女性に対し、なぜその場で声を上げなかったのかという批判をして物議を醸した。なぜ逃げなかったのか、なぜ声を上げなかったのかという被害者非難はこれまでも何度となく繰り返されてきたが、この事件の場合、加害者の風貌（背が低く丸顔でたれ目）とそこからつくられた庶民派の親しみやすい元お笑いタレントというイメージが、恐怖への想像力を妨げる一因となった可能性を指摘しておきたい。実際には加害者は地方行政の首長として警察にも公的権力をもち、事件当時まわりにいた者も彼の取り巻きばかりだったのだが。

（注14）クリステヴァのアブジェクション理論(41)もこの「おぞましさ」と関連している。ただし、彼女の理論は「母なるものへの恐怖」に集約されていき(61)、被害者の外傷反応を説明するよりも、加害者が性暴力に向かう力動の説明に役立つように思われる。

（注15）ドリュモーは、人々が何に恐怖を感じてきたかの歴史性や文化性、社会的な恐怖が文明をつくっていった経緯を語る（10）。
（注16）実際、インド人留学生が米国でハンバーガーを知らずに食べ、あとでひどい抑うつ状態に陥ったケースを、私の友人の精神科医は経験している。
（注17）遡行作用については、フロイトのカテリーナの症例（16）および小此木（63）参照。ドラや他のフロイトの症例においても、性に抑圧的な社会に住んでいなければ、それほど「ヒステリー」症状は起きなかったのではないだろうか。
（注18）事件が公にされていない場合は、被害者にとっての重要他者、つまり自分の家族や恋人、親しい友人などがどう事件を意味づけするかが大きいと言えるだろう。
（注19）「障害学」においても、同様の戦略の必要性が大きな論点となっているように思う（29）。
（注20）コウモリ問題は『「超」整理法』（59）にある言葉だが、ソルデンが示す注意欠陥障害などにおける整理整頓能力の障害（70）も、心的外傷におけるカテゴリーの問題と類似点があるのかもしれない。
（注21）安は、かつて統合失調症の病因論として唱えられたダブルバインド説が解離性同一性障害（DID）の病因である可能性を指摘する。子どもはコミュニケーションが混乱した家族の中で、矛盾するメッセージによってつねに催眠誘導されているようなものだという（3）。また、サリバンの人格発達論を用いて、DIDの交代人格はもとはnot-meであったと論じる（2）。サリバンによると、not-meは強烈な不安の体験に関係しており、不気味感に標識されたものである。不気味感とは本稿で述べた「おぞましさ」、つまりタブーの侵犯にもとづく恐怖とほぼ同一ではないだろうか。
（注22）激烈な急性アレルギーで、呼吸困難や血圧低下などの生死に関わる重篤な全身症状を伴う。アレルギー源に一回目より二回目に接したときのほうが、急速で強い反応が起こる。
（注23）精神医学においては、性における活動性の高さや多様性、売春を、すべて「逸脱」「行動化」とみなす傾向があり、大きな問題点である。女性が性的欲望の主体として認められること、女性が自己の性のあり方を模索する自由がまず確保されるべきだと思う。性暴力に反対することは、性道徳を維持することと同義ではない（17）（23）（47）（53）（58）（61）（69）（78）。

（注24）とくに陰湿なタイプのいじめなどは性暴力と類似のダイナミズムをもつように思う。本人に恥辱や共犯意識を植えつけ、カテゴリーを混乱させ、自己を恐怖やおぞましさの対象にしてしまう種類の外傷のメカニズムは、PTSDの流れ（つまり恐怖反応）と別に解明されるべきであろう。

## 文献

（1）American Psychiatric Association（高橋三郎ほか訳）『DSM－Ⅳ 精神疾患の分類と診断の手引』医学書院、一九九五。
（2）安克昌「解離性障害の人格変換現象に関する精神病理的考察」、『神戸大学医学部紀要』五七巻三・四号、一九九七、二七三―二八五頁。
（3）安克昌「児童虐待と多重人格性障害」、『児童虐待 臨床編』所収、金剛出版、一九九八、二一一―二二五頁。
（4）エレン・バス、ローラ・デイビス（原美奈子・二見れい子訳）『生きる勇気と癒す力』三一書房、一九九七。
（5）Burgess, A., Holmstrom, L.: Rape trauma syndrome. *Am. J. Psychiatry* 131（9）: 981–986, 1974.
（6）Burnam, M.A., *et al.*: Sexual assault and mental disorders in a community population. *J. Consulting and Clinical Psychology* 56: 843–850, 1988.
（7）ジュディス・バトラー（竹村和子訳）『ジェンダー・トラブル』青土社、一九九九。
（8）キャシー・カルース（下河辺美知子訳）「トラウマからの／への出立」、『トラウマ・歴史・物語』所収、みすず書房、二〇〇五。
（9）段林和江「つぶせ！強姦神話」、東京強姦救援センター編『レイプ・クライシス』所収、一九九〇、七五―一一二頁。
（10）J・ドリュモー（永見文雄・西澤文昭訳）『恐怖心の歴史』新評論、一九九七。
（11）Dolan, Yvonne M.: *Resolving Sexual Abuse*. W. W. Norton & Co（Sd）, 1991.
（12）バーバラ・ドゥーデン（井上茂子訳）『女の皮膚の下』藤原書店、一九九四。
（13）Edwards, Tim: *Erotics & Politics*. Routledge, 1994.

(14) Finkelhor, David, Araji, Sharon : *Sourcebook on child sexual abuse*. Sage Publications, Inc., 1986.
(15) ミシェル・フーコー（渡辺守章・田村俶訳）『性の歴史』全三巻、新潮社、一九八六—八七。
(16) フロイト（懸田克躬・小此木啓吾訳）『フロイト著作集　第7巻』人文書院、一九七四、九六—一〇六頁。
(17) 藤本由香里『快楽電流』河出書房新社、一九九九。
(18) リチャード・B・ガートナー（宮地尚子他訳）『少年への性的虐待——男性被害者の心的外傷と精神分析治療』作品社、二〇〇五。
(19) Gil, Eliana, PH. D., Johnson, Toni Cavanagh, PH. D. : *Sexualized Children*. Launch Press,1993.
(20) Good, Byron J. : *Medicine, rationality, and experience*. Cambridge University Press, 1994.
(21) J・M・グッドウィン編（市田勝・成田善弘訳）『心的外傷の再発見』岩崎学術出版社、一九九七。
(22) Graham, Dee L. R., Rawlings, Edna I., Rigsby, Roberta K. : *Loving to survive : sexual terror, men's violence, and women's lives*. New York Univ. Pr., 1994.
(23) Haaken, Janice : The Recovery of Memory, Fantasy, and Desire : Feminist Approaches to Sexual Abuse and Psychic Trauma. *SIGNS* Summer pp.1069–1095, 1996.
(24) ジュディス・L・ハーマン（中井久夫訳）『心的外傷と回復』みすず書房、一九九六。
(25) 平島奈津子「「疑似恐怖」という名の快楽」、『imago』一九九四年四月号、一七四—一八一頁。
(26) 星野命「個人レベルの文化摩擦について」、大林太良『文化摩擦の一般理論』所収、巌南堂書店、一九八三。
(27) Hunter, Mic : *Abused Boys*. Ballantine books, 1990.
(28) 石川准『アイデンティティ・ゲーム』新評論、一九九二。
(29) 石川准・長瀬修編著『障害学への招待』明石書店、一九九九。
(30) Janoff-Bulman, R. : The aftermath of victimization : Rebuilding shattered assumptions. In *Trauma and its wake: The study and treatment of post-traumatic stress disorder*, Brunner/Mazel, pp.15–35, 1985.
(31) Kapferer, Bruce : *A Celebration of Demons*. Indiana University Press, 1983.
(32) 河原理子『犯罪被害者』平凡社、一九九九。
(33) Kilpatrick D. G., *et al.* : Mental health correlates of criminal victimization : A random community survey. *J.*

*Consulting and Clinical Psychology* 53 : 866–873, 1985.
（34）Kilpatrick, D. G., *et al.* : Criminal Victimization: Lifetime prevalance, reporting to police, and psychological impact. *Crime & Psychology* 33 : 479–489, 1987.
（35）Kirmayer, Laurence J. : Healing and the Invention of Metaphor. *Culture, Medicine and Psychiatry* 17 : 161–195, 1993.
（36）北川東子「解釈の暴力と解釈の「病理学」」、現象学・解釈学研究会編『理性と暴力』所収、世界書院、一九九七、一九五―二〇六頁。
（37）北川東子「「自分の身体（からだ）」というテーマ」、大越愛子・志水紀代子編『ジェンダー化する哲学』所収、昭和堂、一九九九、四八―七五頁。
（38）Kleinman, Arthur : Medicine's Symbolic Reality. *Inquiry*16 : 206–213, 1973.
（39）Kleinman, Arthur : *Rethinking Psychiatry*. The Free Press, 1988.
（40）小西聖子『犯罪被害者の心の傷』白水社、一九九六。
（41）J・クリステヴァ（枝川昌雄訳）『恐怖の権力』法政大学出版局、一九八〇。
（42）Lakoff, George, Johnson, Mark : *Metaphors we live by*. University of Chicago Press, 1980.
（43）Levi-Strauss, Claude : *The Raw and the Cooked*. University of Chicago Press, 1969.
（44）Lew, Mike : *Victims No Longer*. Harper Collins Publishers, 1990.
（45）Main, M., Morgan, H. : *Disorganization and Disorientation in Infant Strange Situation Behavior, Handbook of Dissociation*, Plenum Press, pp.107–138, 1996.
（46）松浦理英子「嘲笑せよ、強姦者は女を侮辱できない」、井上輝子編『セクシュアリティ』所収、岩波書店、一九九五、一四〇―一四四頁。
（47）松沢呉一ほか編『売る売らないはワタシが決める』ポット出版、二〇〇〇。
（48）宮地尚子「孕ませる性の自己責任はどう実体化しうるか?」、『インパクション』一〇八号、一九九八、一四四―一五一頁。
（49）宮地尚子「現代社会と女性のメンタルヘルス」、『臨床精神医学講座第23巻　多文化間精神医学』所収、中山書店、一九九八、九九―一一〇頁。

(50) 宮地尚子「揺らぐアイデンティティと多文化間精神医学」、『文化とこころ』三巻二号、一九九九、九二―一〇三頁(本書収録)。
(51) 宮地尚子「難民を救えるか」、稲賀繁美編『異文化理解の倫理にむけて』所収、名古屋大学出版会、二〇〇〇、二六九―二八六頁(本書収録)。
(52) 森岡正博「現代女性運動の生命論――田中美津の場合」、『日本文化と宗教』所収、国際日本文化研究センター、一九九六、一二八―一五七頁。
(53) 村瀬ひろみ「日本のポルノ状況と「性教育」――マッキノンに応えて」、『女性学年報』一七号、一九九六、一〇〇―一〇九頁。
(54) 村瀬学『恐怖とは何か』JICC出版、一九九二。
(55) Nadelson, C., Notman, M., Zackson, H., *et al.*: A follow-up study of rape victims. *Am. J. Psychiatry* 139 (10) :1266–1270, 1982.
(56) 中井久夫「訳者あとがき」、ジュディス・ハーマン『心的外傷と回復』みすず書房、一九九六、三八九―四〇〇頁。
(57) トマス・ネーゲル(永井均訳)『コウモリであるとはどのようなことか』勁草書房、一九八九。
(58) 西島栄「キャサリン・マッキノンと誤訳の政治学」、『場―トポス6』こうち書房、一九九五。
(59) 野口悠紀雄『「超」整理法』中央公論社、一九九三。
(60) Ochberg, F., Soskis, D. eds.: *Victims of terrorism*. Westview, 1982.
(61) 大越愛子『フェミニズム入門』筑摩書房、一九九六。
(62) 岡野憲一郎『外傷性精神障害』岩崎学術出版社、一九九五。
(63) 小此木啓吾「心的外傷としてのレイプ」、『imago』一九九三年四月号、二二一―二二二頁。
(64) Peters, Debra K., Range, Lillian M.: Childhood Sexual Abuse and Current Suicidality in College Women and Men. *Child Abuse & Neglect* 19 : 339, 1995.
(65) 佐藤親次・小畠秀悟・田中速「ストックホルム症候群」、『臨床精神医学』二六巻三号、一九九七、三〇一―三〇六頁。

(66) 佐藤紀子「児童虐待に関する文化的背景への一考察」、『imago』一九九三年六月号、六二―六八頁。
(67) 柴谷篤弘『比較サベツ論』明石書店、一九九八。
(68) 下條信輔『サブリミナル・マインド』中公新書、一九九六。
(69) シスターフッドの会「「ふしだら」という烙印の正体（座談会）」、『女性学年報』一六号、一九九五。
(70) サリ・ソルデン（ニキ・リンコ訳）『片づけられない女たち』WAVE出版、二〇〇〇。
(71) ガヤトリ・C・スピヴァック（鈴木聡ほか訳）『文化としての他者』紀伊國屋書店、一九九〇。
(72) Summit, R.: The child sexual abuse accomodation syndrome. *Child Abuse & Neglect* 7: 177–193, 1983.
(73) 鈴木國文「解離現象の精神医学史」、中谷陽二編『解離性障害』所収、ライフサイエンス、一九九七、三二一―三二八頁。
(74) Symonds, M.: The rape victim: Psychological patterns of response. *Am. J. Psychoanalysis* 36: 27–34, 1976.
(75) 高畑由起夫編『性の人類学』世界思想社、一九九四。
(76) 蔦森樹・藤本由香里「犯される身体権」、『imago』一九九三年四月号、一〇六―一一九頁。
(77) 内田春菊『ファザーファッカー』文藝春秋、一九九三。
(78) 上野千鶴子『発情装置』筑摩書房、一九九八。
(79) ジョルジュ・ヴィガレロ（藤田真利子訳）『強姦の歴史』作品社、一九九九。
(80) ベッセル・A・ヴァン・デア・コーク、オノ・ヴァン・デア・ハート（安克昌・細澤仁訳）「侵入する過去」、キャシー・カルース編『トラウマへの探究』所収、作品社、二〇〇〇。
(81) 和田秀樹「外傷性精神障害の精神病理と治療」、『精神神経学雑誌』一〇二巻四号、二〇〇〇、三三五―三五四頁。
(82) レノア・E・ウォーカー（斎藤学・穂積由利子訳）『バタードウーマン』金剛出版、一九九七。
(83) 山内昶『タブーの謎を解く――食と性の文化学』筑摩書房、一九九六。
(84) 安永浩『精神の幾何学』岩波書店、一九八七。
(85) 安永浩「ファントム空間と恐怖」、『imago』一九九四年四月号、四〇―四五頁。
(86) 吉澤夏子『女であることの希望』勁草書房、一九八〇。
(87) アラン・ヤング（中井久夫ほか訳）『PTSDの医療人類学』みすず書房、二〇〇一。

# PTSD概念を法はどう受け止めるべきか？

近年、法の分野においてもPTSD（心的外傷後ストレス障害）をめぐる論議が盛んになってきたようである。私は精神科医として、PTSDをはじめとしたトラウマ関連疾患に苦しむ人々の治療に関わってきたこと[1]、ごく少数ではあるがそれらのいくつかは裁判に向けての法的手続きがとられたこともあり、日本の法曹界がPTSDをどのように取り扱っていくのかに関心をもっていた。

二〇〇一年十月に日本賠償科学会が「医と法から見たPTSD（心の傷）」というテーマでシンポジウムを開いたのは、そういった点で時宜を得たものであった。文部科学省科研費補助金「研究成果公開促進費」補助事業ということもあって、しっかりした研究成果をふまえたシンポジウムであると期待して、私も聴衆として参加した。その内容は興味深いものではあったが、実際に臨床現場でPTSDの患者さんたちと接してきた者としては、疑問を抱かざるをえない点が多々あった。

当日はディスカッションの時間が限られていたこともあり、疑義を呈する機会がなかったが、私の感じた疑問点は、法と医療が連携して適切な対応を考えていくうえでも、重要となると思われる。そこで、本稿では臨床精神医学の立場からの意見を述べて、法律の専門家からの意見や批判をうけたい。

本来、賠償科学会で議論すべきことかもしれないが、シンポジウムの参加者の多くは学会員ではなかったように見受けられるし、この問題は賠償との関わりだけでなく、人権問題、国際法との関連なども含めて、広く法曹界で検討されるべきテーマだと思われるので、ここで意見を述べることにした。

まず、シンポジウムの概要を簡略に述べておく。シンポジウムは、日本精神神経学会副理事長による「問題提起」、「精神科医のPTSDに関する意識調査の報告」、「PTSDをめぐる刑事事件の裁判報告」（PTSD傷害否定判決と肯定判決の二例）、「医学的に見たPTSD概念」という講演、「法学的に見たPTSD概念」という講演の順でなされた。それぞれの報告は、『医と法から見たPTSD（心の傷）講演集』[2]にまとめられ、当日参加者全員に配られ、理解の助けになった。本稿においても、引用においては、この講演集を用いることにする。

全体の流れとして、まずいちばん気になったのが、「精神科医がいかに安易にPTSDと診断しているか」という批判と、「PTSDが過大に評価され、法に混乱をもたらしている」という方向にメッセージが流れていってしまったように感じられたことである。

私自身は、現実には、まだまだPTSDは十分に診断されておらず、また法的にも十分評価されていないのではないかと考えているが、その理由については後で述べることにしたい。

では、なぜ、シンポジウムでは「PTSDが過大に評価され、法に混乱をもたらしている」というメッセージが感じられたのだろうか。

一つの理由は、詳しく検討された裁判事例が二例とも、たしかにPTSDとみなすには問題がある事例であったことであろう。直接本人に会ったわけではないからPTSDであるかどうかの診断はできないが、どちらも少なくとも典型的な、または重度のPTSDではないと精神科医から見ても思えるものであった。

一例目は、熊本で暴行により少年と主婦がPTSDの傷害を負ったとして地裁で懲役十カ月の実刑判決、控訴審で傷害罪の成立を認めたのは事実誤認として原判決が破棄された事件である。これについては、被害者らが精神科を受診したのは事件の四日後に一回だけであり、治療措置といえるほどのものも、経過観察の措置もとられていないことから、たしかにPTSDの診断を当てはめるのには無理がある。PTSDは、事件後一カ月以降（それまでであっても急性ストレス障害ASDであれば診断されうる）しか診断されえないし、また症状の持続期間が一カ月以上なければDSM-Ⅳの診断基準では診断されないからである。(3)(4)

二例目は、三年半あまり一日数回ないし数十回の嫌がらせ電話をかけつづけてPTSDの傷害を負わせたとして、富山地方裁判所で有罪判決が出たものである。これについても、嫌がらせ電話を受けつづけたことがDSM-ⅣによるPTSDの診断基準Aの「外傷的な出来事」にあてはまるかどうかの判断は微妙であること、また被害者の簡易鑑定の手続きが不十分であるように見えること、症状や受診経過などからみても典型的なPTSDとはみなしにくいことなどが、臨床医の立場からは感じられた。

ただし、一例目も二例目も報告者は被告人の弁護士であり、また、検察や被害者側の報告はなかった。事件や裁判の流れ、被害者の状況や症状がどれだけ公平に述べられていたかについては、留保が必要であろう。

また、この二例が現在の日本のＰＴＳＤをめぐる裁判の代表的なものなのか、ということについても注意が必要であろう。「医学的に見たＰＴＳＤ概念」の講演者である金吉晴医師が、「真にＰＴＳＤであって、法廷で適切にそのことが認められ法的な救済がなされたと考えられるケースはないのか」という質問をしていたが、それについては明確な答えがシンポジウムでは得られなかった。もちろん、問題を含んでいるような判例を議論することは必要だが、それのみに焦点をおくことによって、「ＰＴＳＤが安易に診断され、過剰に法的に認定されている」という偏った印象が広まってしまうのは公平ではないだろう。民事訴訟も含めれば、すでに、かなりの数のＰＴＳＤに関わる訴訟が行われており、その全体的な傾向を今後分析していく必要があると思われる(5)。

すでに述べたように、私自身はＰＴＳＤは十分に診断されておらず、法的にも評価されていないと考えている。つまり、「真にＰＴＳＤでありながら、適切にそのことが法的に認められない」事例がたくさんあると考えている。その理由を以下に述べたい。

第一に、精神科医の中でもＰＴＳＤに対する認識や診断技術がまだまだ広まっていないということがある。黒木宣夫医師による「精神科医のＰＴＳＤに関する意識調査の報告(2)」でもあったように、ＰＴＳＤの理解程度は、たしかに現時点では精神科医の間で大きな違いがある。ＰＴＳＤの概念が日本では比較的最近に導入されたため(4)、まだＰＴＳＤ症状の把握に慣れていない人もいる。このことはシンポジウムで憂慮されていたように、被害者がＰＴＳＤでないのにもかかわらず十分な理解なしにＰＴＳＤの診断書を書いてしまう医師もいるということである。しかし、一方で、実際には被害者がＰＴＳＤに罹患しているにもかかわらず、そのことに気づかない、または、適切な診断手順を知らないためにPTSDを見逃してしまう医師もいるということである。

第二に、臨床現場の実情としては、裁判沙汰にまきこまれたくないために診断書を書きたがらない医師のほうが多いのではないか、と思われることである。黒木調査では、PTSDという診断を下す数が医師によって大きく違うという結果が出ており、それが、PTSDの診断のいい加減さを示す根拠の一つとしてあげられていた。しかしこれは、PTSDを見慣れていて、適切に診断でき、かつ診断書や意見書を書く手間をいとわない一部の精神科医のところに依頼が集まってしまうという事情もあるだろう。臨床現場で多忙に働く医師にとって、PTSDという診断を裁判がらみで出すことにはほとんどメリットはない。余分な時間がとられるだけでなく、法的な論理と精神科治療の論理は大きく異なり、両立しないことが多いからである。(5)(6)精神科治療においては患者の「心的事実」が重要である。それが事実かどうか、証拠があるかどうかを証明する必要はないし、証明しようとすれば多くの場合、治療の妨げになる。一方、法的手続きは、因果関係をはっきりさせようとし、動機をはっきりさせようとし、証拠をはっきり示そうとする。これは、精神科臨床とは相容れない流れである。人の心はそれほど単純に、直線的に動くものではないし、目に見えるもの、後に誰から見ても証拠として残るものなど限られているからである。もちろん、被害者に同情するあまりに、甘い見立てでPTSDの診断書を書いてしまう医師もゼロではないだろう。けれども、数としては、裁判に関わりたくない、または治療による症状の回復を優先したいために、診断したがらない医師が多いことは間違いないと思う。

第三に、明らかにPTSDに罹患している人、とくに重症のPTSDの人は、被害届さえ出していないし、刑事事件の場合は告訴までいたらない、起訴にもちこめない、民事裁判を起こせないなど、法的な手続きにのりにくい場合が多いように思えることである。

性犯罪などの親告罪の被害者はもちろんのこと、そうではなくても、事件が法的に扱われ、加害者が処罰されるためには、被害者が警察に相談に行くとか、被害届を出すということが必要になる。警察や検察において、何度も事情聴取を受け、法廷で証言をすることも被害者に求められるだろう。

事件から判決に至るまでの過程は、一般の被害者にとってもかなりの重荷である[7]。その過程を重いＰＴＳＤの症状をもちながらやりとおすのは、過酷といってもいいだろう。ＰＴＳＤの主な症状には、事件の恐怖体験が甦ってくることや、事件を思い出すようなことを回避しようとすることがある[3]。また、ＰＴＳＤに罹患している人は抑うつ症状を併存していることも多い[4]。したがって、症状が重ければ重いほど、被害届を出しにいく元気や勇気さえも奪われて事件が発覚しないことがあるだろう。捜査への協力とか、被害内容の説明をするというのは、事件当時の恐怖を再体験すること、回避症状にうち勝たねばならないということであり、その強さが続かないことのほうが多いかもしれない。また、フラッシュバックなどの症状がひどい場合、幻覚や妄想と疑われて、警察や検察から被害者の証言内容に疑問が呈されることもあるだろう。

ＰＴＳＤの発症率や症状の重さは、被害の程度の大きさや、被害にさらされていた期間の長さと比例すると言われている[9]。しかし、被害が大きければ大きいほど、被害内容を人前でつぶさに証言することが苦痛すぎてできなくなることも多く、被害が複数回で慢性的なものになるほど、捜査や法的過程において逆に「なぜ逃げなかったのか」といった疑問が呈されることもある。被害者が裁判を乗り越えるには時間的余裕や経済的資源も必要だろうし、支援者を得ることも必要である。しかし、症状が重ければ重いほど、これらの余裕や資源を得ることは困難になる。症状が重篤なために仕事ができなくなって収入が断たれ、治療に時間やお金がかさみ、対人的な付き合いが苦痛となることが多いからである[(7)(8)]。

もちろん、PTSDの症状がひどくても、自分自身の世界観の回復のために、法が正義を取り戻してくれることを期待し、法に訴えようと努力する被害者はいる。そう本人が決めたのであれば、医師もそれをサポートするのが本来のあり方であろう。けれども、法的手続きの過程に付き合っていくことは、主治医という立場から正直に言えば、被害者にはあまり勧めたくない。それほど精神的ストレスは大きく、ひどい場合は多大な二次被害を被ってしまうからである。今の裁判過程は、心理的な被害を金額に換算して考えるならば、もともとの損害額を賠償してもらうためにその何倍もの費用が必要となる理不尽なプロセスであるように思える。近年、犯罪被害者の人権の問題が関心を呼ぶようになり、警察や法的機関の姿勢もずいぶん改善し、さまざまな配慮がなされてきてはいるものの、精神的ダメージを受ける機会は依然として多い[(7)]。

以上まとめると、（一）実際にはPTSDであっても、臨床現場でそう診断されることのほうが少ないと考えられる、（二）法的手続きが関わる場合は、PTSDの診断を避けたいと望む臨床医のほうが多いと考えられる、（三）被害内容の重い、また症状の重いPTSDの場合ほど、裁判までのプロセスに耐えられない可能性が高く、判例となるケースはPTSDとしてはそれほど重症でも典型的でもないものになる可能性が高い、ということである。

PTSDと法については、たしかに問題が山積している。[5] 医と法というまったく異なる知の体系がどう協力し合っていくかという基本課題もそこには横たわっている。それらを解決していくうえでも、冷静で偏見のない、それぞれの現場での真摯な取り組みにもとづいた議論の交流が行われることを期待したい。

最後に、PTSDと法の問題は、日本社会の成熟や変容、国際社会での法の規範についての近年の発展などともあわせて考えていく必要があるように思われる。国際法における「人道に反する罪」「奴隷禁止条約」「拷問等禁止条約」「女子差別撤廃条約」「女性に対する暴力廃絶宣言」などは、「心の傷」と深い関係がある。これまであまり日本国内では利用されていなかったけれども、それらの基本理念を再認識し、国内法に取り入れていく価値は大きいだろう。[9][10] そして、わずか五〇年あまりの間に、戦禍から解放され、衣食が満たされるようになり、それなりの平和を享受できるようになった日本社会が、深く心の傷を負った人たちに今後どう向き合っていくべきなのか、という哲学的な問いも真剣に問われなければならないだろう。

## 文　献

（1）宮地尚子「想像力と意味——性暴力と心的外傷試論」、酒井明夫・下地明友・宮西照夫・江口重幸編『文化精神医学序説——病い・物語・民族誌』所収、金剛出版、二〇〇一、一九〇—二一七頁（本書収録）。
（2）日本賠償科学会『医と法から見たPTSD（心の傷）講演集』、二〇〇一。
（3）American Psychiatric Association（高橋三郎ほか訳）『DSM-Ⅳ　精神疾患の診断・統計マニュアル』医学書院、一九九六。

（4）厚生労働省　精神・神経疾患研究委託費　外傷ストレス関連障害の病態と治療ガイドラインに関する研究班編『心的トラウマの理解とケア』じほう社、二〇〇一。
（5）岡田幸之「心的外傷後ストレス障害（PTSD）と犯罪被害――司法精神医学的な問題点」、『臨床精神医学』三〇巻四号、二〇〇一、三五七―三六三頁。
（6）Gartner, Richard : *Betrayed as Boys : Psychodynamic Treatment of Sexually Abused Men*, Guilford Press, 1999.
（7）小西聖子『犯罪被害者の心の傷』白水社、一九九六。
（8）金吉晴「PTSDという概念の意義と問題点」、『精神科治療学』一五巻八号、二〇〇〇、八二三―八二八頁。
（9）土佐弘之『グローバル／ジェンダー・ポリティックス』世界思想社、二〇〇〇。
（10）前田朗『戦争犯罪論』青木書店、二〇〇〇。

# 精神医療と日本文化――「失調」と「障害」についての一考察

## 名称変更

「精神分裂病」という呼び名が、「統合失調症」に変わった。

統合失調症ってどう英訳すればいいんだろう、と考えをめぐらせる自分にふと気がついて、おかしくなってしまう。だって、「スキゾフレニア」という言葉が変わったわけではないのだから。「スキゾフレニア」の日本語訳が変わっただけなのだから。つまりは、訳語の問題なのだ。

もちろん、今回の名称変更は、たんなる訳語の変更というレベルにはとどまらない大きな影響力をもっている。名称変更が精神障害に対する差別と偏見をなくしていく活動の一環であることは、一九九三年に「全国精神障害者家族連合会」が日本精神神経学会に対して、病名変更検討の要望書を出した時点から明確に認識されていた。名称変更決定後も「病名の変更は単なる出発点であり今後の治療の内実をこの名称にふさわしいものに変えていく必要がある」と日本精神神経学会のホームページ上に明記されている(1)。名称変更については精神科医の間でも賛否両論があり、決定後も否定的な意見は少なくない。なかでも、名称変更は精神医療の暗い現実に目をつぶっただけの「婉曲語法の流行」

という批判は根強いようだ。[2] 実は、私も話を聞いた当初は「名前だけ変えてどうするの」とけっこう冷ややかだった。けれども、「精神が分裂する病気」というのはあまりに人格否定的で本人にも告げにくいという家族会からのせっぱつまった思いから動きが始まったこと、「遺伝性」で「不治」の「悲惨な病」といったイメージが旧病名には貼りついてしまっており、そのスティグマがあまりに強固で患者の自尊心を傷つけたり、社会による回復者の受け入れを妨げてきたことなどその経緯を知ることで、名称変更は精神医療変革の大きな流れの中の不可欠なプロセスだと理解するようになった。[3]

精神科に限らず、一般に患者さんというのは病名に非常に敏感である。病名はしばしば患者さんのアイデンティティの一部になってしまう（されてしまう）し、疾患が慢性のものである場合や生活様式の変更を強いる場合はその傾向が著しい。たとえば「糖尿病」という病名は気楽に使われているが、長くこの疾患と付き合っていかなければいけない当事者の多くが、病名に「尿」という字があることを嫌がり、恥の意識さえ感じていることを、浮ヶ谷は医療人類学的フィールドワークから指摘している。[4] 病名を告げることは個々人への新たな「名づけ」にもなりかねない。ならばたしかに侵襲的な病名は避けたほうがいい。あとは、病名を変えて満足するのではなく、薬の多種類・大量処方や入院中心主義を改め、医療法特例（精神病院では入院医療スタッフの数が一般病院より少なくてよいとするとりきめ）を撤廃するなど、具体的に医療従事者自身が社会とともに精神医療の質を改善していくしかないだろう。

新しい名称の選択には、原義を忠実に再現すること、平易なこと、他の訳語と紛らわしくないことといった条件もあったが、上記のとおりいかにスティグマが少なく、患者本人に伝えやすいか、「その訳語が当事者にとって社会的な不利をもたらさない」かが鍵となった。そうして選ばれたのが「統合失調症」である。では新名称の「感じの良さ」というのはどこから来ているのだろう。

名称の変更点を整理すると、以下のとおりになる。
1　「精神」を削除した。以前の病名では疾病と人格が不可分のように感じられたが、その響きが消えた。
2　「分裂」に代わって、回復の目標となる本来あるべき状態を示す「統合」という言葉を用いた。
3　「失調」という言葉を用いて、一時的に調子を崩したもので回復の可能性があることを示唆した。
4　一つの疾患単位を示す「病」から多因子性の「症状群」を意味する「症」に変わった。
名称変更の「イメージ改善」効果としては、「分裂」という言葉が消えたことがなによりも大きいと思うが、もう一つは、「失調症」という言葉の起用にあるように思われる。本稿では、この「失調症」という言葉に注目して、精神疾患名の変遷や翻訳の問題について考察を広げてみたい。

## 自律神経失調症

「失調症」と聞いてまず誰でも思い浮かべるのが、「自律神経失調症」ではないだろうか。「失調症」がつく病名は「小脳失調症」「色素失調症」など実はわずかしかない。しかし「自律神経失調症」という「病名」はよく知られているし、日常的にも使われている。そして、うつ病の患者さんの診断書に「自律神経失調症」を頻用してきた精神科医は、おそらく私以外にもたくさんいるのではないかと思う。私の場合、患者さんには「うつ病」とはっきり告げたうえで心理教育を行うのだが、仕事や学校を休んでもらう場合は、その組織のメンタルヘルス理解度を推し量り、患者さんの希望も聞いたうえで、診断書には「うつ病」か「自律神経失調症」か書きわけてきた。本人が復帰しやすい状況にしておかないと安心して休んでもらえないからである。それにうつ病の場合、自律神経症状がみられることも多いので「自律神経失調症」と書いてもけっして嘘ではない。

そもそも「自律神経失調症」は曖昧な使われ方をする病名である。精神疾患としてはICD（国際疾病分類）にも、当然のことながら米国の精神疾患診断基準DSMにも載っていない。もちろん、自律神経機能がバランスをとれない状態を示すわけだが、はっきりした器質的疾患はないのに不定愁訴が続く、身体症状が主だけれど心理的要素が関与するようなときに「自律神経失調症」と呼ばれることが多い。比較的軽い病気で誰でもなりそうな感じがする、不調なのは身体だが精神的な不安定さも説明できる、時間がたてば治るというニュアンスがあり、スティグマがなく、かつなんとなくわかった気になってもらいやすい便利な病名なのだ。医学の専門家同士が疾患の実体を認識しあうための病名ではなく、患者やその周りにいる人たちのための伝達の言葉なのだといえるかもしれない。この「軽い」感じが、統合失調症の語感にも生きており、統合失調症という病名が患者やその周りにいる人たちへの伝達のためにつくられたのと重なっている。

### 失調症の意味

では「失調症」という言葉は何を意味するのだろうか。調を失う。ハーモニー、バランス、リズムを失う。そこにあるのは、ハーモニー、バランス、リズムの存在を前提にした全人的・システム的な人間の見方である。一時的には調和を失ってもいずれは取り戻すであろうという、自然回復力への信頼に満ちた楽観的なものの見方である。(5) そこには、中国やインドなどアジア系の心身相関の思想やホーリスティックな世界観が潜んでいると考えることもできよう。とすると「失調症」という言葉は、身体を臓器に分けてその故障を修理するという還元的・機械論的な身体観によって立つ現代西洋医学の流れとは逆行する、漢方医療などへの一種の「先祖返り」と言えるかもしれない。日本や他のアジアの国でどう精神病は理解され、これまでどのような名前で呼ばれてきたのだろうか。「失調症」という言葉のルーツはどこにあるのか。そんな疑問がわいてくる。

アジアの漢字圏でスキゾフレニアはどう呼ばれているのか調べてみると、韓国や中国、台湾、香港で日本と同じ精神分裂病（症）が使われているようだ。なんのことはない。植民地化に伴って日本から伝えられた（押しつけられた）ものをそのまま使いつづけているだけのことだ。残念ながら、現在の中国の精神疾患の病名リストをみても「失調症」という言葉は見あたらない。ただ、調べている途中興味深いことに、精神科医である香港の友人から、香港でも地域精神医療サービスを広めるのにやはりスティグマの強い病名が妨げになることが認識され、「思覺失調」という言葉を精神分裂病の代わりに使いはじめたという情報が届いた。(6)「失調」という言葉が日本でも選ばれた偶然に、その友人も驚いていた。香港でも利用者からは新名称が好意的に受け取られているが、専門家の反応は冷ややかなものが多いというのも「偶然の一致」であった。

つぎに、日本における精神疾患の病名の歴史を、とくに病名の下の部分、「○○病」の「病」の部分に注目して調べてみる。古代・中世から江戸時代には「病名」としては、くるひやみ、癲狂、ものくるひ、こころまどひ（失意）、癲病、狂病、心気病、狂、驚、癇、心疾、癇瘂、鬱愁、乱心などが使われている。(7)「失調症」が最後につく精神疾患の病名はどの時代にも見あたらなかったが、一八八六年の帝国大学での講義で、榊俶が、惰性変調、思考変調、意志変調など「変調」という言葉を使っている。(8)しかし一八九四年出版の呉秀三の『精神病学集要』では、鬱狂、妄覚狂、神経衰弱狂、心気狂、中毒狂など「狂」にほぼ統一されている。戦後から一九八〇年代初期までは、精神分裂「病」、躁鬱「病」、精神「病質」、人格「異常」、神経「症」等いろんな言葉が用いられており、一九七五年のＩＣＤ－９でも、精神「障害」という章の中に精神「病」、神経「症」の他、精神病「状態」、人格「異常」、不適応「反応」、行為「障害」、過動「症候群」など多様な表現が入り交じっている。その後ＤＳＭ（Ⅲの日本語訳出版が一九八二年）やＩＣＤ－10（一九九二年）の流れでdisorderの訳「障害」が定着した。(9)つまり、「狂」から「症」や「病」、「反応」「状態」の混在、そして現在の「障害」への統一という用語の流れがあるわけだ。現在では「差別用語」とみなされて使うことが控えられる「狂」といった漢字が、精神病の名前に以前は堂々と用いられていたことも興味深い。

### 「障害」という言葉

いまやほとんどの精神疾患名の最後につく「障害」という言葉であるが、私はこの言葉がどうしても好きになれないし、また不適切な用語だとも考えている。

まず不適切だと思うのは、disorderの訳としての「障害」とdisabilityの訳としての「障害」と区別がつかないためである（私自身は区別するために、できるだけdisorderを疾患と訳すようにしてきた)。「身体障害」の場合、身体の傷や欠損、病状(たとえば腎不全などの内部障害)が固定化し、機能回復が不可能となった場合にdisabilityとして「障害」という言葉が使われる。一方「精神障害」という言葉は、一八七九年デーニッツによって行われた西欧精神病学の日本最初の講義において、精神柔弱(薄弱)と精神病を含む上位概念Geistesstörungenの訳として使われたのがはじめてのようである(表記は「精神障碍」であった)[9]。しかし、その後は精神病者監護法にみられるように、精神薄弱と精神病を含むものとして「精神病者」という言葉が用いられ、「障害」という言葉は一九五〇年の精神衛生法制定直前まで用いられている気配がない。精神衛生法は施策の対象として、精神病者、精神薄弱者、精神病質者の三者を合わせて「精神障害者」とした。これはdisabilityに近い使い方である。また、一九八一年の「国際障害者年」と八三年からの「国連障害者の十年」は、ノーマライゼーション理念の普及、機能障害・能力障害・社会的不利といった新しい障害(disability)概念を生み出し、これらは精神障害者福祉を医療の枠に縛られないかたちで推進する力にもなった。その後、精神薄弱者が知的障害者と呼ばれて精神障害者から区別されるようになり、一九九三年成立の障害者基本法の対象は身体障害者、知的障害者、精神障害者となっている。つまり、福祉の流れの中ではdisabilityという意味で「精神障害」という言葉がすでに使われていたのに、八〇年代以降DSMが紹介される中でdisorderという意味の「障害」が跋扈するようになったわけである。精神医療の現場で大混乱を起こさないのが不思議といえば不思議だが、それは結局のところ、精神疾患が慢性化をたどり、固定化していくものだといまだに認識されているためなのかもしれない。

もう一つ、「障害」という言葉が気になるのはそのニュアンスの悪さである。障りがある、害があるという意味合いは障害者と呼ばれる当事者にとって、喜ばしいものではない。日本でも当事者の視点を重視したかたちで「障害学disability studies」が芽生え発展しつつある中で、[10]「障害」という言葉を批判的に捉え、「障碍」「障がい」「しょうがい」という表記をする試みもある。

回復の希望を秘めた「統合失調症」という名称が選ばれたり、「狂」などの差別的な言葉が避けられる流れがありながら、「障害」という言葉がほとんどの精神疾患名につくようになったという状況は、私には不思議に思えてならない。

そもそも、患者さんは「パニック障害」とか「不安障害」と言われてどう感じているのだろう。怖くならないだろうか。そのうち治ると思えるだろうか。「適応障害」と言われたら、適応できない自分が悪いのだとますます落ち込んでしまわないだろうか。一時的な状態を意味して「意識障害」と医師が説明しても、家族は患者さんの意識が回復しないものだと勘違いしないだろうか。それとも患者さんや家族には、「障害」という言葉を避けて、別の言い方をする医師が多いのだろうか。だとすれば、裏表のない情報提供にもとづく医師患者間の信頼関係や、当事者の自己決定の援助は、今後「統合失調症」にのみ可能になるのだろうか。

### 「ディスオーダー」の訳語

障害の原語であるdisorderという言葉がＤＳＭの時代に米国で用いられるようになったのは、病因の推定を含む疾患名ではなく、記述的診断名であることを示すためであった。その前の精神分析全盛の頃には盛んに「反応reaction」という言葉が用いられた。その後国際疾病分類ＩＣＤ－10もＤＳＭに合わせてdisorderに統一していった。(11) つまりdisorderとは特定の理論的背景をもたないことを旨とした状態像診断であり、「病態」「望ましくない状態」という程度の意味しかないことになる。

それならば、と、私はここで提案をしたい。いっそのこと、disorderをすべて「失調症」と訳してはどうか、と。思いつきなのだが、なかなか良いアイデアではないだろうか。訳語としてもあまり間違っていない。オーダーは秩序、序列、整頓といった意味だが、常態、健康な状態とか、自然の理法、道理という意味ももっており「調」を意味すると言えないこともない。少なくとも「障害」よりは「失調」のほうが原語のdisorderに近いといえる。

「適応失調症」「意識失調症」「人格失調症」「行為失調症」「外傷後ストレス失調症」……どうだろう。「人格障害」なんて言われたら、もうどうしようもないレッテルを貼られた気になって、「そう言うんならこのままの状態でいてやるよ」なんてますます歪んでしまいそうだけれども、「人格失調症」と言われたら、「そうだよな、状況さえ変われば俺だってもうちょっとましな態度を周りの奴にとれるよな」なんて思うかもしれないではないか。(注1) たとえば、境界性人格障害と診断された人たちにトラウマ体験が多いことが研究で明らかにされているが、トラウマに焦点をおくことで、症状の回復、つまり人格「障害」の改善や消失が起こることは少なくない。これはただ病因に遡るのが有効だというだけでなく、人格障害という言葉に含まれる偏見や侮蔑、「治らない」という悲観的な見方から離れ、「トラウマを生き延びた者」として患者に敬意をもって医療者側が接することにも起因しているように思う。

### トラウマへの関心

統合失調症への名称変更の背景には、病気の軽症化や患者の人権尊重の認識などがある。しかしそれだけではなく、スティグマの軽減や社会的な支援、当事者の自己肯定やエンパワメントが症状の回復に欠かせないという臨床的・治療的な認識も影響しており、それらは近年のPTSDをはじめとしたトラウマ関連疾患への関心や感受性の増大、治療への理解の深まりと無縁ではないように思われる。

二〇〇二年秋PTSD研究の第一人者、ヴァン・デア・コークの講演を聴いたのだが、彼が身体症状への関心を深め、PTSDを端的に「情動や覚醒レベルの調節不全」と説明していることが、私には興味深かった。そしてふと、これは訳せば「自律神経失調症」ではないのかと思った。情動や覚醒レベルの調節を自律神経は行うからである。交感神経系優位であること、かなり中枢レベルでの自律神経系の乱れであること、大脳皮質も含む記憶や判断にも乱れが及ぶことなど、いままでの「自律神経失調症」とイメージのずれは多少あるとしても、言葉は重なる。

最近の研究でも、PTSDの人にはうつ症状が合併しやすいほか、不定愁訴的な身体症状が多いことが明らかになっており、とくにアジア系ではその傾向が強いと言われている(12)。これまで自律神経失調症と一括りにされてきた人たちの中に、PTSDの人たちもけっこう混じっていたのかもしれない、と私はふりかえって思う。PTSD症状を系統的に聞き出す技術を、日本の精神科医は最近までもっていなかった。PTSDの人たちもトラウマ体験を語るのはつらいから、身体の不調だけを医師に訴えてきた。そもそもゆっくり患者の話を聞く時間もとれないのが日本の外来診療である。検査をしても悪いところはみつからないが、症状や痛みは止まらない。しまいには医者にいやがられ、「気のせい」として片づけられる。そんななかにたくさん、虐待やいじめ、ドメスティック・バイオレンスなどのトラウマに苦しむ人がいたのではないか。とすれば、望ましい介入には結びつかなかったものの、自律神経失調症という名づけは、「状態像診断」としてはあながち間違っていなかったことになる。

病因仮説を排した、症状からの疾患分類が精神医学を覆うと同時に、外傷的事件からどのような症状・反応がひき起こされるかを追っていくという逆方向のアプローチも活発な時期に、いま私たちはいる。トラウマ性疾患と内因性疾患はしばしば対立的に捉えられる。たとえば「PTSDは異常な状況への正常な反応であって、統合失調症のような精神病とは違う」といった比べ方である。しかし、内因性精神疾患にかかること自体がトラウマ体験となりうるし[5]、内因性精神疾患を抱える人は周りからの攻撃や搾取などトラウマ体験を受けやすい。そして、発症後の精神科治療が非人間的でトラウマ体験となってしまう、ということも残念ながらまだまだある。トラウマの理解や治療的アプローチは、内因性疾患の治療をより人間的なものにし、回復への支援環境の向上にも直接役立つはずであるし、逆に統合失調症に関する「べてるの家」の試みなどは、トラウマ治療と共通点も多いように思われる。最新の脳科学は脳がいかに環境に開かれているかを明らかにしつつあり、今後、内因・外因・心因という区別さえもあいまいになっていくのかもしれない。

## さいごに

日本の精神医療史を振り返れば、心身相関や調和を重視するという非西洋的な日本の伝統的思想や技法が、必ずしも精神病者の待遇や治療法に結びつかなかったということは、文化論や言語論を展開するうえで肝に銘じておくべきだと思う。経絡、気、動作法、按摩、鍼灸、禅など東洋の伝統的治療法の効果が、トラウマ治療において再発見されつつあるが、だからといって日本が心の傷を負った人に優しい社会だったわけでもない。また、病名の歴史をみてわかるのは、日本の精神医学の文化的異種混淆性・クレオール性である。日本は、おおざっぱに言えば四世紀末頃から百済や中国から朝鮮医学、仏教医学、中医学をとりいれ、その後江戸時代にオランダ、明治時代以降ドイツ、そして戦後は米国から主に医学知識をとりいれてきた。現在のDSM体系の隆盛は、米国主導のグローバリゼーションの波（DSMに合わせた「世界統一基準」としてのICDの整備もその一現象である）の中で理解されるべきであるが、それ以前の他国からの影響が消えてしまったわけではなく、ダイナミックに混ざり合って変化している。多文化からの取り込みはけっして受け身の行為ではなく、とりこむ知識には取捨選択も、翻訳による変容も伴っている。

日本の精神医療が今後何か世界に貢献できるとしたら、グローバリゼーションの荒波の中でいまから精神医療システムを作り上げていかねばならない国々に、負の部分を含めた歴史やクレオールな現状をそのまま示すこと、そこから自由に教訓を引き出してもらうことかもしれない。「失調症」と「障害」という言葉の選択は、そういう点で象徴的な意味をもっているように思われる。

（注1）人格とは固定したものでなく多重性をもち、他者との関係性によってさまざまな自我状態が表れるといった考えが、解離研究で発達理論を用いたパトナム、精神分析のブロムベルグ、催眠研究のワトキンス＆ワトキンスなどさまざまな領域で増え、その説得性を増してきている。

## 文献


（1）金吉晴「精神分裂病から統合失調症へ――疾病モデルと用語の変遷」、高木俊介「旧病名の弊害と新病名「統合失調症」の意義」、ともに日本精神神経学会HP: http://www.jspn.or.jp/11sitsu_b.html

（2）江口重幸「患者は語り、医師は名づける」、『こころの科学』二〇〇二年九月号、一九―二六頁。

（3）中井和代「家族（会）の立場から」、『こころの科学』二〇〇二年九月号、四四―四七頁、山口弘美「当事者の立場から」、『こころの科学』同、四八―五一頁、佐藤光源「呼称変更の経緯」ＨＰ同上。

（4）浮ヶ谷幸代『病気だけど病気ではない――糖尿病とともに生きる生活世界』誠信書房、二〇〇四。

（5）中井久夫「「統合失調症」についての個人的コメント」、『精神科看護』五巻二号、二〇〇二。

（6）www.ha.org.hk/easy/fr_content.html

（7）昼田源四郎「日本の精神医療史」、『臨床精神医学講座Ｓ1　精神医療の歴史』中山書店、一九九九、三五―六四頁。

（8）岡田靖雄「明治期の精神科医療」、『臨床精神医学講座Ｓ1　精神医療の歴史』中山書店、一九九九、二五一―二六五頁。

（9）金吉晴「日本における精神疾患概念および分類の時代的変遷」、『臨床精神医学講座1　精神症状と疾患分類・疫学』中山書店、一九九八、四三九―四五四頁、高田浩一「ＷＨＯの精神障害に関する国際分類（ＩＣＤ）」、『臨床精神医学講座1　精神症状と疾患分類・疫学』中山書店、一九九八、四一六―四三八頁。

（10）石川准・長瀬修編著『障害学への招待』明石書店、一九九九、石川准・倉本智明編著『障害学の主張』明石書店、二〇〇二。

（11）丸田俊彦「アメリカ精神医学における疾患概念と分類の歴史的概観」、『臨床精神医学講座1　精神症状と疾患分類・疫学』中山書店、一九九八、四〇六―四一五頁。

（12）湖海正尋・新福尚隆「アジア社会とＰＴＳＤ」、『臨床精神医学講座Ｓ6　外傷後ストレス障害』中山書店、二〇〇〇、三〇九―三一八頁。

# 拷問とトラウマ

## 拷問の定義

拷問の定義として現在広く受け入れられているのは、国際連合の条約と世界医師会のものである。国連の「拷問及びその他の残虐な、非人道的な又は品位を傷つける取り扱い又は刑罰を禁止する条約（以下条約）」（一九八五年）では一条一項で、「個人に対して、その者もしくは第三者から情報もしくは告白を得、その者もしくは第三者が行った行為もしくは行ったと疑われている行為についてその者を処罰し、また、その者もしくは第三者を脅迫しもしくは強制するために、あるいは、あらゆる種類の差別に基づくいずれかの理由により、肉体的であるか精神的であるかを問わず、激しい苦痛を故意に与える行為であって、かつ、その苦痛が公務員その他の公的資格で行動する者によってもしくはそれらの者の扇動によって、またはそれらの者の同意もしくは黙認のもとに加えられる場合」と規定されている。

一方、世界医師会の東京宣言（一九七五年）は、「個人または複数で、個人的にまたは何らかの権威からの命令により、情報を得るため、自白させるため、または他の理由のために、意図的、組織的もしくは恣意的に、肉体的または精神的な苦悩を与えること」と定めている[23]。条約では、加害者が政府に属していたり政府の承認のもとで行っていることが条件に入っているのに対し、世界医師会ではその規定がなく、より広い定義といえる。条約の定義では、反政府ゲリラなどからの暴力や戦時中の非計画的な暴力、国内法で認められた処罰行為は、たとえ意図的で悪質なものであっても拷問に含まれないことになり、拷問被害者の支援にあたる専門家たちの間では狭すぎると考えられている。アムネスティ・インターナショナルや、あとで紹介するCVT（拷問被害者センター）でも、世界医師会の定義を主に用いている。

## 拷問のトラウマについて考える意義

本稿では、拷問のトラウマについての概説を述べるとともに、二〇〇二年夏に私が訪問した米国の支援施設の取り組みを紹介する。拷問は意図的に人間の精神を破壊するよう工夫されたものである。したがって、拷問のメカニズムを知ることは、トラウマの本質を理解することにつながるし、拷問被害者へのこれまでの治療や回復支援の蓄積から学ぶべきことも多いだろう。

また、「拷問」というと、中南米やアフリカの政治抗争、戦前の治安維持法下の弾圧などが思い浮かび、時間的空間的に「遠い」と感じられるかもしれない。しかし拷問は、条約の定義にあてはまるものに限っても、私たちの身近にある。まだ存命している戦前戦時の拷問被害者。植民地時代の加害行為が与えた影響[26]（ヴァン・デア・コーク[12]は、戦争のトラウマに対する日本の「健忘症」を指摘している[25]）。日本に定住したインドシナ難民。独立・分断後の韓国・北朝鮮での拷問被害が在日韓国・朝鮮人コミュニティにもたらした深い傷。[14][17][21] 国内でも代用監獄の問題や刑務所での看守による暴力行為、取調中の暴力などがしばしばニュースになっており、水面下に潜む被害は少なくないだろう。精神病院で行われてきたさまざまな人権侵害もリストに加えておかなければならない。そして、世界医師会の定義を用いれば、拉致・監禁など犯罪の一部や、悪質ないじめ・DV・性暴力なども十分拷問に含まれてくる。拷問について考えることは、このように身近にいる被害者を可視化し、必要な支援を提供していくことにもつながる。

グローバリゼーションが進んでいる現在、他国で拷問被害を受けた人たちにも無関心ではいられない。拷問被害者のトラウマ治療や支援が欧米で進んだのは、難民認定されて入ってきた人たちの中に拷問被害が多かったからである。一方、日本の難民認定数は非常に少なく、申請者は入国管理局の外国人収容施設に拘束され、精神的に不安定な状態におかれつづけ、危険な出身国に送還されてしまう例が多く、自殺や自殺未遂例も出ている。前述の条約第三条には「拷問を受ける危険があると信じるに足りる実質的な理由がある国への追放・送還の禁止」の項があるが、日本では条約の批准が一九九七年まで「国内法との整合性」を理由になされず、世界医師会の東京宣言もほとんど知られていないなど、取り組みの遅れと関心の薄さが目立つ。難民を受け入れないことが拷問被害への理解不足をもたらし、理解不足がまた難民申請の却下につながるという悪循環を断ち切る必要がある。

### 拷問の実態

現在拷問は一二一カ国以上で行われており、難民人口の五―三五%が拷問被害者である。[1] 拷問の目的は情報入手のためというより、個人のみならず家族や共同体に恐怖心を植え込むことであるという。ターゲットにされるのは、労働組合や学生運動、民族組織の指導者、ジャーナリスト、人権活動家などが多いが、一般市民に対しても、誰もが被害を受ける可能性があると思わせ、相互不信と沈黙を促すためにしばしば行われる。(7)(10)

拷問の内容としては、殴打、牽引、拘束、長期間一定の姿勢の強制、身体の切断や損傷、入れ墨、強制労働、窒息（水に頭をつけさせる「サブマリン」など）、高温または低温刺激、暗闇または異様に明るい光のもとにおく、火傷、電気刺激（歯ぐき、耳、指先、性器など身体の繊細な部分に電極を当てる）、ファランガ（かかとを打つ）、薬物投入、性的侵襲、疑似選択（false choices）、疑似処刑（mock execution）などがある。後述のCVTのクライアント調査では、殴打、精神的拷問、衣食等の剝奪、感覚遮断や刺激、性的侵襲、姿勢の強制、他者への拷問の目撃、電気ショック、火傷、薬物刺激、窒息の順に頻度が高い。

身体に残虐な損傷を与えてコミュニティへのみせしめとする場合もあるが、国際的な批判や法的介入を警戒して、証拠の残らないような方法（窒息など）をとるとか、活動を止めさせるにはリーダーたちの士気をうち砕けばよいため精神的ダメージの強い方法（詳しくは後述）を選ぶなど、拷問の内容が「洗練化」される傾向もある。(16)そして洗練化された拷問の手法は、他国軍に「技術移転」される一方、拷問責任者は紛争後、他国政府から移住許可を得て処罰を逃れることが少なくない。(5)(10)(16)

拷問は、PTSD、うつ病、不安障害、パニック障害、精神病、パラノイア、物質乱用、解離性障害、睡眠障害、性的機能不全、憤怒や慢性的苛立ち、人間関係の困難、職業・家族・社会生活における機能低下、自殺など、広い範囲の精神的・行動的問題をもたらす。身体症状も多く、身体的拷問の後遺症と区別が困難なこともある。ＰＴＳＤの重要性は拷問被害の専門家の間でも認識されており、ＰＴＳＤ研究の進展が、被害者の苦悩や症状の内容を理解したり、重症度を測ったり、より適切な臨床的介入をするのに役立ってきたという。同時に、ＰＴＳＤだけでは拷問被害はカバーできない、ＰＴＳＤは拷問が被害者にもたらした影響の一部でしかないという認識も、専門家の間で共有されている。

有病率としては（詳細は文献２参照）、ベトナムで政治犯として再教育キャンプに入れられていた人でＰＴＳＤ八八・二％、うつ病五六・九％、トルコの拷問被害者のうち、政治活動家でＰＴＳＤ一八％（生涯有病率は三三％）、うつ病四％、政治活動歴がなく逮捕・拷問を予測していなかった者でＰＴＳＤ五八％、うつ病二四％といった報告がある。ＰＴＳＤ発症と関連する因子としては、拷問の内容の重さ、主観的なつらさ、強固な信念や活動への強い意志の有無、拷問についての予備知識、拷問の最中の対処戦略、解放後の社会支援の有無、解放後のストレッサーなどが指摘されている。

拷問被害者はたいてい、戦争、テロリズム、隠遁生活、経済的困窮、友人や家族の死、故郷の喪失、難民生活、移民生活など多種のトラウマを抱えつづける。そのため、ＰＴＳＤではなくOn going traumatic stress disorderと捉えたほうが適切だという専門家もいる(22)。

また、拷問被害は本人だけでなく、家族や共同体、そして次世代にまで影響を及ぼす。家族も命を狙われたり拷問にあうなど直接トラウマを受けていることが多く、また被害者の精神的影響が配偶者や子どもへの暴力として出ることもある(8)。しかし家族はトラウマのことは語らず、何もなかったかのように振るまおうとしがちで、家族機能不全に陥ることも少なくない。拷問のトラウマよりも解放後の家族のストレス要因のほうが、PTSD発症により強く関わっていたという報告もある。[2][8]

直接的・間接的（目撃等）被害者になった子どもは発達過程や学習が阻害され、かつ親兄弟も被害を受けているため家族の保護機能が奪われている場合が多い。思春期の場合、ギャングへの関わり、仲間同士の諍い、犯罪行為、物質乱用、DVを含む不安定な結婚、子どもへの性的・身体的虐待などにつながることもあり、「失われた世代」になりかねない。とくに、大切な家族を助けられなかったという無力感を復讐の幻想に向けると、衝動制御が困難になるという。少年兵は被害者であると同時に加害行為にも関与していることが多く、武装解除の際にはアウトリーチによる教育や職業訓練などが重要だと言われている。[4][13][20]

## 精神的拷問

身体的拷問と精神的拷問は分かちがたく結びついている。たとえば、逮捕直後から汚らしい頭巾を頭に被せられ、ただちに外界との一切の接触が遮断される。異常に暗い、あるいは異常に明るい小さな独房に勾留される。尋問中に寝ることは許されず、しばらくは飲み物も食べ物も与えられず、一切の時間感覚を奪われる。拷問のときの血に染まった服をずっと着せられ、トイレも入浴も許されず、非常に非衛生的な状況に置かれる。この場合、恐怖、感覚遮断、感覚異常刺激、身体拘束、自己コントロールの剝奪、人間の基礎的欲求充足の剝奪、非人間的扱い、などの手法が組み合わされている。けれども、疑似処刑、疑似選択など、とりわけ精神に強く作用するものもある。また、窒息、拘束、

疑似処刑など予測不能性と制御不能性が強い手法も精神的ダメージが強いという。(7)

疑似処刑とは、たとえば、実際には数十センチしかない高さのテーブルの上に目隠しをつけて立たされ、地上何階かの高いところの窓際にいると告げられ、背中を押されるといったものである。身動きできないように拘束され目隠しされた状態で、何か物を渡され、加害者は「それは爆弾で、あと何分かしたら爆破するぞ」と言い残して立ち去る、といったものもある。(11) 疑似処刑の前に被害者はたいていい他の人間が殺されるのを見せつけられている。しかし加害者にとっては、「実際には何の害も与えていない」ため罪の意識をもちにくく、「からかい」を真に受けた被害者が滑稽に見え、支配感を強烈に感じることができる。そして被害者も、与えられた恐怖は著しいにもかかわらず、まんまと騙されて「客観的」にはつまらないことに脅えてしまったことに、屈辱と恥、無力さを刻み込まれる。類似の手口としては「仲間が裏切って白状したぞ」と嘘をついて混乱させ操作する、女性や子どもの泣き叫ぶ声のテープを隣で流して「家族が苦しんでいるぞ」と言う、などの手法もある。

疑似選択は、実際には選択とは呼べないにもかかわらず、被害者の意思や主体性を弄び、かつ結果に責任を負わせるというものである。ダブル・バインドの手法を用いることもある。

サバイバーギルトを強化するものも多い。被害者は自分だけが生き延びたこと、そもそも自分が加害者に目をつけられてしまったことにさえ罪悪感をもつが、他者の拷問にむりやり関与させられたり、家族への危害を脅しに情報を提供させられたり、家族に実際に危害が加えられると、後々まで罪悪感に苦しめられる。

また、拷問被害者の半数以上は何らかの性的拷問を受けている。(2) 女性ほどではないにしろ、男性でも被害は多い。これは性にまつわる恥や罪の意識、釈放後に受ける社会的スティグマ、性暴力が民族共同体への攻撃や支配という意味をもちうることなどが密接に関わっている。被害者は被害を隠す傾向が強いが、性暴力はＰＴＳＤの発症率が高いほか、性感染症、（女性の場合）妊娠の危険性もつきまとう[7][18]。解放後、被害者のみならずパートナーや子どもなどにまで精神的影響が及ぶことも多い。

これらの「技法」を総合したものとして以下のような例がある。政治的リーダーが家族ごと連れ去られ、別々にされ、情報を漏らせば家族と一緒にしてやるが、そうでなければ家族に罰が下ると言われる。しかたなく友人の名前を告げると、九歳の息子と十代の娘が裸で連れてこられ、娘を自分でレイプするか、看守《ガード》にさせるかという選択を与えられる。「娘にはなんの罪もない、するなら自分をレイプしろ」と言っても、選択肢が繰り返されるだけ。娘と眼を合わせ、気持ちを推し量り、どっちにしろ彼らから娘を守れないし自分にはできないと考え、ただレイプされる娘を見ないよううつむき、恥じ入りつづける。しかし看守は彼の顔を上げさせ、むりやり見させる。その後、同じことをせよと看守は彼に命じる、娘に対し、息子の前で[19]。

精神的拷問の特徴については、「尊厳の破壊」「背骨を折る」「人間性を奪う」「人格破壊」「存在そのものへの侵襲」などさまざまな形容がある[3][7][9][10][15]が、私なりに整理してみると、（一）自己像の破壊、（二）他者や世界への基本的信頼感（basic trust）の破壊、（三）加害者の内在化がそこにはある。（一）は、社会的タブーやモラル意識を侵犯させられ、基本的欲求が無視されることで、自分自身への信頼や道徳性、尊厳や清潔感、人間であるという感覚が奪われる。家族が攻撃されることで、家族を愛し守る自分というアイデンティティが奪われる。最後には力をすべて奪い去られ、自分の醜さ、弱さ、もろさをみせつけられる。(二) は、直接接する人間から残酷なことを要求されつづけ、しかもそれが社会に認容されているという感覚は、人間や世界への一切の信頼を奪ってしまう。(三) は (一) とつながるが、加害者との直接的接触が長いこともあり、加害者の視点や言葉が内在化され、恥や屈辱、すべての責任が自分に向けられる。ある被害者はつぎのように言う。「解放されてからも加害者が私の中にいる。彼らは文字どおり、私に住み着いてしまった。匂いがし、声が聞こえ、姿が見える。彼らは私の中で踊り、私の一部だと教えつづける。私は自分が悪に汚染されていると思う。自分が家族を汚染するのではとさえ思う。だから離れる。なぜ一人でいたがるか、なぜくりかえし風呂に入るのか。加害者を洗い流したいのだ。こんなことを言うと狂っていると思われ、病院に入れられるだろうけど(19)」

この三点は他のトラウマにも含まれうるが、拷問では、被害者の主体性や思考、判断が弄ばれる中で、それらが意図的に反復・強化される。恐怖によって大脳辺縁系が直撃されるだけではなく、大脳新皮質の神経ネットワークが同時に操作され、破壊に導かれるとでもいえばいいだろうか。

## 治療と回復支援——米国の支援施設の視察から

拷問被害者の治療は、安心感やコントロール感、予測可能だという感覚、人間的・社会的なつながりを回復することであり、一般のトラウマ治療と基本は同じである。しかし、被害者は治療を受ける時点で難民・移民であることが多いため、言葉の壁や通訳者への不信感、同国出身者に見つかる不安、交通手段の欠如、言語化や個人主義にもとづいた治療への文化的抵抗、精神科＝狂気というスティグマの恐れ、滞在資格の認定への影響の怖れ、などさまざまな問題を抱えやすい。また、拷問被害を精神医学の枠だけに押し込め医療化してしまうことには弊害も大きい。

私が訪問したベルビュー病院・ニューヨーク大学拷問サバイバープログラムでは「多元的エンパワメント（multi-dimensional empowerment）」という言葉が用いられ、被害者への支援の内容が幅広く捉えられている。(3)(22) このプログラムは一九九五年に始められ、現在スタッフが十二人で、医療全般のほか、精神医学的評価と治療、個人およびグループ心理療法、リハビリテーション、理学療法、職業訓練、ソーシャルサービス（シェルター、教育、就職等）、英語教室、難民申請のための書類作成などが行われている。最近は教育にも力を入れ、入国管理局の職員に面接技術の訓練を提供したりしている。設立以来約七〇カ国から八百人以上の患者をみており（約半数がアフリカ、二、三割がチベット出身者）、週に平均十件程度紹介が来るという。グループ療法は、クローズドのものと誰でも参加できるものが常時動いており、クローズド・グループでは、絶望、恥、罪悪感などの辛い感情に今も自分たちが苦しむこと自体が拷問者の狙いなのだといったことを話し合う。グループは、ピクニックや治療者のお別れ会、家族を亡くした仲間のための集まりをしたり、誰かが入院したら見舞いや手伝いに行くなど、社交的・家族的な機能も果たす。新旧のクライアントをペアにして、地下鉄の乗り方などを連れてまわって教えるプログラムもある。これは教えるほうにとっても、自分が以前どのような状況にあり、どこまで進んできたのかを認識し、また自分が助けを求める側から与える側になった誇りを得られるよい機会だという。オフィスの廊下には、これまでの受診者たちの手書きメッセージが壁にいくつも貼られており、古い建物の片隅ではあったが、暖かさがあふれていた。ニューヨーク大学には、医学・心理学だけでなく社会科学やメディア、芸術、オーラルヒストリーなどを含む学際的な「国際トラウマセンター」もあり、こちらは臨床活動としては地域精神医学的アプローチをとり、コミュニティへのアウトリーチを中心に行っている。

もう一つの訪問先、ミネソタ州ミネアポリスのCVTは、一九八五年に設立され、現在この領域において全米の指導的役割を担っている。ミネソタ州は進歩的政策が多く（そのためDVや加害者更正など他のトラウマ関係のセンターも多い）、米国にたどりついた難民がその後住み心地のよさを求めて移る第二移住の地として選ばれやすいという。センターの活動内容は、回復支援（個人およびグループ）、専門家の訓練、研究、政策提言と幅広く、一九九九年の拷問被害者支援法の成立にも関わった。本人向け、家族向け、地域コミュニティ向け、難民の子どもを受け入れる学校向けのパンフレットや、難民を雇う雇用者向けの冊子、本人向けの就職ガイド、ケースワーカーを養成する大学教員向けの冊子などが充実しており、臨床的支援と生活支援、啓発活動と法的支援のバランスがとれていることが印象的だった。

このほか文献や視察から学んだ、拷問被害者の治療に関する留意点を整理しておく。[3][7][10][22]

まず、拷問加害にはしばしば医療従事者が関わっているため、被害者は病院や医療従事者に恐怖や不信感をもつことがある。混雑して混沌とした待合室、見回りのガードマン、明るい照明、医療行為・器具が恐怖のトリガー（引き金）となることもあるため、病院全体のスタッフへの教育が重要である。

第二に、診断分類に被害者の症状を当てはめるのは、分類され番号を付けられ、劣った存在として烙印を（時には物理的にも）押された被害状況と似通うため、丁寧に行う必要がある。深い悲しみと絶望を「うつ病」とされたり、兵士にレイプされた後、むりやり精液や尿を呑み込まされたために、食べようとすると咳き込んでしまうのを「摂食障害」と診断されることに、被害者は「何も分かってもらえていない」という感覚を強くする(19)。

第三に、子どもの場合は阻害された発達過程を補償するような介入が望ましく、家族全員で向き合うのがよいとされている。社会がある程度安定している場合は、学校を基盤にした介入が、カウンセラーや学友の関わりもあるため、いちばん長つづきするという。とくに家庭の保護機能が弱い場合、学校のもつ意義は大きい(20)。

第四に、公的証言への参加、加害者の処罰や政府の謝罪・補償など社会的正義の回復は、被害者が社会への信頼を取り戻すのに重要で、精神的な回復も促進するという。逆に加害者が免罪されると、恐怖が持続するのはもちろん、「共同体が暴力を認めているのだ、世界は加害者の言うとおりだったのだ」と思い知らされ、絶望感や社会的孤立につながっていく(7)(10)。

最後に、拷問被害の研究においては、計画や優先順位の決定、実行や評価に、被害当事者が参加することの意義が重視されている。意見を言おうとする人間を沈黙に追いやるのが拷問であり、拷問中の尋問の応答はつねに間違っているとされ罰せられてきた被害者にとって、意見に耳を傾けられ、真剣に採り上げてもらえることは、回復への大きな力となる。一方、研究者にとっても、被害者は一番のエキスパートであり、研究が治療や福祉的支援や人権政策を向上させるのにどう役立ちうるのかをじかに伝えてくれる存在である。意見が違っていても、一緒に作業し、お互いから学び合う経験は実り多いという。[7]

## おわりに

拷問の文献を読むのは初めてでも、DVや虐待、いじめの被害者に関わってきた治療者の多くは、被害内容に共通のものを見出し、既視感を覚えているのではないだろうか。私が拷問のトラウマに関心をもったのも、ある性暴力被害者の治療がきっかけだった。彼女が監禁下で受けた被害はあまりにも陰湿なものであり、ふつうの（「ふつう」という言い方も皮肉だが）性暴力被害者治療の文献だけでは不十分だった。けれど拷問のトラウマの本を読んだとき、彼女の被害内容と重なるものが多く、それらこそが彼女の生活再建を妨げる症状の源となっていることに気づかされた。たとえば外界の光や情報の遮断、精液を飲ませたり、腐ったものを食べさせること、友人を巻き込むよう共犯行為をさせること、疑似処刑、疑似選択などである。彼女が生きのびるために編み出した手段、英単語を繰り返し紙に書き連ねること、顔を洗うといった日課を守ることなどもまた、多くの拷問被害者が編み出した手段と重なっていた。[15][21] ようやく逃げ出せた彼女は友人に「無事でよかったね」と言われたが、「全然無事なんかじゃない、過去の自分はもはや存在しない」と心の中で感じていた。それは「自分の奇跡的な生還を周囲は祝福してくれたけれども、私は自分の死を悼み、もはや自分は世界の一部ではなく、もはや信頼できない世界に放り出された」という拷問被害者の言葉とそのまま重なる。[19] 被害が長期にわたり、内容がひどすぎたことが逆に作用し、警察や最初の弁護士、検察にも訴えを理解してもらえず不起訴に終わったことも、多くの拷問被害者が経験する「そんなひどいことがあるはずがない」「本当にそんな被害を受けたら、それを口に出せるはずがない」という社会からの否認や疑いと同質である。国家や社会からも裏切られたという彼女のショックは大きく、国家が不処罰を許容するという意味でもまさに拷問という名に値すると私は思う[18]。

精神的拷問と類似のメカニズムはすでに戦争、ホロコースト、DV、児童虐待、性的捕囚などの被害においても詳述されているが[6][9][15]、あらためて人間の精神を操作することの恐ろしさ、その見えにくさを認識する必要があるように思う。また、長期の反復的なトラウマについては複雑性PTSDやDisorder of Extreme Stress Not Otherwise Specified（DESNOS）の概念が提案されており、発達過程の阻害、とくに愛着の問題が注目されている[9][25]。拷問では成人後、しかも成熟したパーソナリティをもつ人間がターゲットにされやすいという意味では、発達阻害とは別の側面、「悪意」による意図的な人間の精神の操作がもたらす影響が強く、そのメカニズムを明らかにしていくことが重要となるであろう。

## 文献


（1）Baker, R. : Psychosocial Consequences for Tortured Refugees Seeking Asylum and Refugee Status in Europe. in Basoglu, M. ed. *Torture and its Consequences: Current Treatment Approaches*. Cambridge : Cambridge University Press, 1992, pp.83–106.

（2）Basoglu, M., Jaranson, J. M., Mollica, R., Kastrup, M. : Torture and Mental Health : A Research Overview. 文献7所収、pp.35–62.

（3）Bellevue/NYU Program for Survivors of Torture: Effective Assessment and Treatment for Survivors of Torture and

Refugee Trauma : A Multidisciplinary Approach: A Training Manual for Care Givers Serving Traumatized Populations. n.d.
（4）R・ブレット、M・マカリン（渡井理佳子訳）『世界の子ども兵――見えない子どもたち』新評論、二〇〇二。
（5）W・ブルム（益岡賢訳）『アメリカの国家犯罪全書』作品社、二〇〇三。
（6）F・ファノン（鈴木道彦・浦野衣子訳）『地に呪われたる者』みすず書房、一九九六。
（7）Gerrity, E., Keane, T. M., Tuma, F. : *The Mental Health Consequences of Torture*. Kluwer Academic/Plenum Publishers NY, 2001.
（8）Gordon M. : Domestic Violence in Families Exposed to Torture and Related Trauma. 文献7所収、pp.227–245.
（9）J・L・ハーマン（中井久夫訳）『心的外傷と回復』みすず書房、一九九六。
（10）Jaranson, James M., Popkin, Michael K. eds: *Caring for Victims of Torture*. American Psychiatric Press, Washington D.C. 1998.
（11）Kagee, A. : Political Torture in South Africa: Psychological Considerations in the Assessment, Diagnosis, and Treatment of Survivors. in Carter, R.T., Wallace, B.C. : *Understanding and Dealing With Violence : A Multicultural Approach*. Sage Publications; 2002, pp. 271–290.
（12）久郷ポンナレット『色のない空――虐殺と差別を超えて』春秋社、二〇〇一。
（13）アマドゥ・クルマ（真島一郎訳）『アラーの神にもいわれはない――ある西アフリカ少年兵の物語』人文書院、二〇〇三。
（14）Lee, C. -H., Jung, S. -Y., Jeon, W. -T.: The Psychiatric Consideration of Torture, *J. Korean Neuropsychiatr. Assoc*, 42,4, 434–444, 2003.（ハングル）
（15）P・レーヴィ（竹山博英訳）『溺れるものと救われるもの』朝日新聞社、二〇〇〇。
（16）Maio, G. : History of medical involvement in torture : then and now. Lancet 2001; 357: 1609–1611.
（17）閔聖吉・全宇澤（菅原道哉監訳、李創鎬訳）「韓国社会における脱北者（北朝鮮難民）の社会心理的適応問題」、『日本社会精神医学会雑誌』一二巻一号、二〇〇三、八一―九二頁。
（18）宮地尚子「性暴力とPTSD」、『ジュリスト』一二三七号、二〇〇三、一五六―一七三頁。

（19）Ortiz, D.: The Survivors' Perspective: Voices from the Center, 文献7所収、pp. 13-34.
（20）Pynoos,. R. S., Kinzie, J.D., Gordon, M. : Children, Adolescents, and Families Exposed to Torture and Related Trauma, 文献7所収、pp.211-226.
（21）徐京植『プリーモ・レーヴィへの旅』朝日新聞社、一九九九。
（22）Smith, H. E. : Despair, Resilience, and the Meaning of Family. in Carter, Robert T., Wallace, Barbara C. eds. : *Understanding and Dealing With Violence : A Multicultural Approach*. Sage Publications, 2002, pp.291-316.
（23）United Nations: The Declaration of Tokyo. Guidelines for medical doctors concerning torture and other cruel, inhuman or degrading treatment of punishment in relation to detention and imprisonment: 1975, http://www.wma.net/e/policy/c18.htm
（24）United Nations: The Manual on Effective Investigation and Documentation of Torture and Other Cruel, Inhuman or Degrading Treatment or Punishment（the"Istanbul Protocol"）1999, http: //phrusa.org/research/ istanbul_protocol/ispsych.html
（25）ベセル・A・ヴァン・デア・コルクほか編（西澤哲監訳）『トラウマティック・ストレス』誠信書房、二〇〇一。
（26）梁澄子「元「慰安婦」にみる「複雑性ＰＴＳＤ」」、『戦争責任研究』一七号、一九九七、二六―三一頁。

# Ⅲ　文化精神医学と国際協力

# 医療人類学と自らの癒し

## 「癒し」という言葉

「癒し」という言葉が、近年よく使われている。

このことは、現代社会の中に「癒し的なもの」が不足していることをなんとなく人々が気づき、危機感をもっていることのあらわれだろう。そして同時に、「癒し的なもの」がどうして不足してしまったのか、自分たちが取りこぼし、うち捨ててしまったものに、なにか、ほんとうはとても大切なものがあったのではないかと反省し、それらを拾いあげる試みも、あちこちに見られている。

医療人類学や文化精神医学といった学際的領域に関心が高まっているのも、こういった「癒し」への渇望と無縁ではない。もちろん、これらの領域はここ数年の、日本という社会のなし崩し的な、いびつな国際化の結果出てきた問題（たとえば、外国人労働者の健康問題、外国人「花嫁」の精神的ストレス、海外駐在員の適応問題など）への対応策として、急遽かりだされているという側面も大きい。しかし、一方で、もっと長い歴史スパンでみた一つの転換期、従来の社会が追い求めてきた「発展」や「豊かさ」にいったん疑問符をつけ、少し立ち止まって見てみようという、時代の要請を担っているともいえる。

本稿では「癒し」、その中でも「自らの癒し」というものについて、医療人類学的に斬ると何が見えてくるのかを探ってみたい。それは、医療人類学がはたしてこういった「癒し」への期待に応えられるのか、医療人類学には何ができて何ができないのかを探る試みにもなるだろう。

## 自らの癒し

「癒し」の前に「自らの」をつけ加えたのには、いくつか理由がある。

一つは、癒しという言葉がそろそろ新鮮な喚起力を失い、「ああ、また、癒し」といった感じで、説明がなくてもわかった気になってしまうことにある。

二つめには、「癒し」という言葉が含む（含んでしまった？）予定調和性、何かまるくおさまって「癒えていく」という感じに対し、「自らの」という言葉をつけることで、癒しの主体性、癒しの関係の中でぶつかりあう複数の「意志」を視野にいれておきたかったことにある。

三つめには、主体性とも関係するが、「自らの」を加えることで、癒しにおける「治療者」の立場を、少し揺るがせてみたかったことにある。文化精神医学と医療人類学は非常に近い位置にあるが、この「治療者」の存在意義の自明性については両者の認識の差は大きい。学問領域というのは、ふつう名前のいちばん最後についている部分が、もともとの出自をあらわす。医療人類学と文化精神医学は、人類学と精神医学に分かれるが、自己の出自を根本から批判するのはどの分野であっても難しい。

精神医学は近代医学の周縁にあり、文化精神医学はその精神医学のまた周縁にある。けれども、文化精神医学も、学問性・科学性をまとい、知のヘゲモニーを形成する一端であることにかわりはない。周縁であろうとなかろうと、独占的に「医業」をになう専門職者として、治療者の欲望は手厚く保護されている(同じシャーマンの研究でも、この点で、人類学者のそれと医療関係のそれは大きく異なることは指摘しておいてよい)。もちろん精神医学は、反精神医学という伝統をマイナーなかたちではありながら内包してきた歴史はあるから、「治療者」という概念にまったく問題意識をもっていないわけではないが、いま、文化精神医学を見つめなおすうえで、あらためて「治療者が病者を癒す」というパラダイムから離れ、「病者が自ら癒す」ということに向き合ってみるのは、有効な戦略だと思うのだ。

## 二つの医療人類学

ここで混乱を防ぐために、医療人類学を簡単に二つに整理しておきたい。一つは近代医学のための人類学、もう一つは近代医学をも研究対象にふくめた人類学である。それぞれ、英語だとAnthropology for medicineとAnthropology of medicineとでも訳せるが、注意しておきたいのは、この二つでmedicineの意味が大きく異なるということだ。

つまり前者においては、医療medicineイコール近代医学のことであり、近代医学だけを真実とみなすか、少なくともその優位性を疑わない。近代医学の基盤となる自然科学の客観性と中立性を信じる立場といってもよい。後者では、医療とは「病いと癒しをめぐる人間のあらゆる営み」を含む広義のもので、近代医学は医療のごく一部にすぎず、近代医学のパラダイムも多様な解釈枠組みの中の一つにすぎないとみなされる。

人類学からいうと、前者においては、人類学は近代医学のために利用されるべき知識の一つであり、後者においては人類学が分析の枠組みを提供することになる。前者をかりに「近代医学的医療人類学」、後者を「相対主義的医療人類学」と呼ぶこともできるかもしれない（二つとも私の造語である、念のため）。

ちなみに、近代医学とは、現在世界の多くの地域で主流として用いられている西洋医学、正統なものとして制度化されている医療、自然科学を基盤とするBiomedicineをさしている。要するに日本では、病院で医師や看護師が行う、いわゆる一般に「医療」と呼ばれているものである。当然のことながら、ここでは近代医学をひとくくりにしているが、近代医学も一枚岩ではない。近代医学の中にも、基礎医学と臨床医学、身体医学、精神医学、社会医学など種々のものが含まれ、それぞれ異なる解釈枠組みをもつ。ただ重要なのは、そういった多様なものを含みながらも、それらの間に厳然たるヒエラルキーが存在し、その頂点には機械主義・還元主義的な価値観を体現した分野がつねに位置するということである。

近代医学的枠組みがあまりにわれわれの思考を支配しているためか、日本における医療人類学へのラブコールも、前者のタイプ、近代医学のパラダイムに安住しつつ、なにか物足りなさを埋めたい、もっとスムーズに治療が進む方法を知りたいといったものが多いようだ。しかし、人類学の存在価値は当たり前の前提を覆す破壊力にある。医療人類学のおもしろさ、こわさは、はじめは「ちょっと拝借」というつもりでも、だんだん後者のアプローチにはまり、もとの解釈枠組みからずれることで、逆にこれまでの自分たちの枠組みの偏りが見えてくることにあるように思う。

### 自然治癒力

さて、「自ら癒す」ということを考える出発点として、「自然治癒力」という言葉をあげてみよう。

一般に、「自然治癒力」という言葉がさす現象は、根本的治療法がないとされる病気や慢性疾患が、軽快したり治る場合に働く力のことである。アトピーがよくなったり、癌患者が長生きしたり、極端な場合は癌が消えるといった現象を起こす源泉で、その力を増強するためには、食事療法、イメージ療法、サイモントン療法(注1)、生きがい療法、音楽、絵画、園芸などの芸術療法、気功、漢方、鍼、ヨガといった多様な代替療法が用いられる(1)。このほか、プラセーボによる治療効果や、ファイティング・スピリットをもつ乳癌患者の余命の長さ、逆に配偶者の死後一年以内に死ぬ人の多さなど疫学的知見も、精神と身体の影響し合う結果として、「自然治癒力」との関係で説明がなされる（自然治癒力と同じことをさすのに、自己回復力という言葉が使われることがある。「自然に」ということと「自分自身が」という、ともすると正反対の意味をもつ言葉が並列するのは興味深い。木村敏が語る「みずから」と「おのずから」の分析を思い起こさせる）。

要するに、「自然治癒力」という言葉が用いられるのは、有効と証明されている医学（近代医学）的介入がないにもかかわらず癒しが起こることであり、そこには「医学的に説明がつかない」というニュアンスがしばしば追加されている（それゆえ癌の自然退縮者は「例外的患者」という呼び方さえされる）。

医療人類学は「自然治癒力」の事例の宝庫だ。なにしろ、おまじないで病気が治るとか、呪いで人が死ぬとか、「医学的」には不思議なことばかりなのだから。

だから、そんな事例を「医学的」に解明しようとする試みも多い。たとえばvoodoo deathという、ある人に呪いがかけられると、その人が本当に数日後に死んでしまうという有名な現象がある。この現象の説明を、キャノンは呪いをかけられたことへの恐怖による急性ストレス反応だと分析した(2)。その後、イーストウェルは、脱水がvoodoo deathの直接死因であると結論づけ、周りの人間も本人も、死ぬという運命を信じこんで、それなら早く死者の世界に送って再生を願ったほうがよいと、食べ物も飲み物も控えさせる様子を観察している(3)。

また、治療儀礼についての研究でスリランカの悪魔祓いを調査した上田は、そこに含まれるメカニズムに、癌に対するサイモントン療法やイメージ療法との類似を指摘し、シンボルが免疫力に働く力を浮き彫りにしている(4)。

もちろん、これらの人類学者たちは、近代医学的説明だけを真実と思っているわけではなく、信仰や世界観、象徴や隠喩といった癒しの文脈を丹念に辿っている。ただ、読者に「納得」してもらい、わかった気になってもらうために、還元的・近代医学的説明にひきずられ、自然科学的種あかしに堕してしまう危険性もなくはない（これは人類学者より読者側の問題かもしれないが）。

すでに述べたように、近代医学も一枚岩ではないから、最近では心身医学や社会医学、疫学などにおいて、行動科学的な説明、たとえば、生きがい、ライフスタイル、ローカス・オブ・コントロール(注2)、社会支援、主観的健康感といった概念を用いて、さまざまな現象（自助グループへ参加したり、精神療法を受けることで癌患者の生存期間が延びることなど）の説明が試みられている。心理社会的側面と身体的側面とのつながりを明らかにする、こういった社会科学・行動科学的説明を含めると、世界各地の伝統的な治療儀礼もかなりの割合で、その有効性が「科学的」に説明可能となってきている。

また、近年急速に発展した精神神経免疫学の分野にいたっては、近代医学の側に、身体と心をつなぐための新しい強力な自然科学的言語を生みだし、「病いは気から」に「医学的」お墨付きを与えるまでになっている。(5) ユング的「集団無意識」さえも脳のA10神経によって説明される時代なのである。

## 癒しの相対化

自然治癒力は、近代医学でもかなり説明可能な現象になったが、近代医学を相対化する立場にたつと、どう見えてくるだろうか。

結論から言うと、「自然治癒力」は概念の有効性を失ってしまうはずだ。なぜなら、自然とは何か、治癒とは何か、そういったこと自体が文化によって違うからだ。お祓いをしたから治ったのなら、それは「自然」ではないし、症状は残っていても周りが気にしなくなれば、それは「治癒」かもしれないのだから。

近代医学と比較して、さまざまな文化の治療儀礼に共通する特徴をあげると、以下のようなことが挙げられる。

まず、治療の対象は、病者個人だけに限らず、もっと広くとらえる場合が多い。たとえば家族、たとえば共同体、たとえば宇宙体系。それらがあるべき姿からはずれていることを、病者は症状によって伝達するメッセンジャーにすぎないかもしれないのだ。

つぎに、治療的まなざしは、いま現在の症状だけに向けられるのではない。症状が起こったところからはじめるのでなく、前世とか、何代も前のご先祖様にまでさかのぼって、今の現象（つまり病気）を解釈したり、なにか未来のことを暗示するものとして、病気はしばしば理解される。「なぜ私だけがこんな病気になったの？」という問いへの答えは、多くの登場人物を含んだ歴史的なストーリーとなる。

このように、近代医学よりも空間的広がりと時間的広がりをもった解釈のうえで行われる治療儀礼はとても興味深い。そこには、身体を、病者を、その周りの人間を「もてなす」装置がふんだんに盛りこまれている。たとえば強烈なイメージの喚起、ユーモアと笑い、地位の逆転、暗示、他者とのつながりの感覚、その人の社会的な価値の再提示、役割と任務の提供……。こういった治療儀礼の中で治療者と病者、その周りの人たちの境界はしばしば揺らぎ、固定性を失う。そして、参加者みんなが生き生きしてくる。そこで達成される「癒し」はもはや、症状の消失だけではなく、とらわれるこころの解放や人間関係の修復、社会の再統合へと大きく自在に広がってゆく。

### 近代医学の特殊性

こうしてみると、近代医学の特殊性がネガとしてはっきり浮き出てくる。病いを個人の、それも特定の臓器に還元すること、いま、ここにある症状に注意を集中し、遠い過去や未来とのつながりは守備範囲外とすること、そして、治療から「もてなし」の感覚を排除することである。

近代医学の「癒し」の場である（はずの）病院は、制度であり組織であり、管理と秩序が重視される。病院にない（あっても歓迎されない）ものをあげてみよう。笑い、ユーモア、ばか騒ぎ、悪ふざけ、パフォーマンス、うた、音楽、おどり、化粧、ごちそう、セックス、子ども（「患児」は別にして）、泣き声、動物……。これらはすべて「もてなし」に重要な素材であり、無秩序性を内包し、だからこそ儀礼の中で治療的カタルシスを起こしうるものである。それに比べると、白い、清潔なだけの病院の診察室は、なんと貧弱な舞台装置であることか。

## 看護と治療

医学教育の中で、自然治癒力という概念を考えるような機会はほとんどない。学ぶべきは「医者として患者に何ができるか」であって、「患者が何をできるか」は問われない。専門職支配。そこでは患者は何もわからずつねに働きかけられるだけの客体である。もちろん、自然治癒力、本人の回復力は近代医学にも不可欠なものであり、それらが認識されていないわけではない。手術の後は患者本人の体力の回復を待つしかない。ただそうなると、医師はひっこんで看護領域にまかせるという姿がよく見られる。ナイチンゲールは、人間には自然に病気を治そうとする力が備わっており、その自然治癒力を最大限に引き出すのが看護の基本的役割だと明言しているが、それはけっして医師との分業をすすめるためではなかったはずだ。

波平は、広義の医療、つまり「病いと癒しをめぐるさまざまな営み」において、治療から看護が分離したのは近代医学の特殊性であると指摘している。(6) よく言われるキュアとケアの分離である。近代医学のまちがいは、看護を治療から切り離したことにもあるだろうが、それにもまして問題なのは、看護を治療より下位に位置づけたということだろう。医師と看護師の地位の差は大きく、医師は看護学を学ばないのに、指導的立場をとる。あくまでも医師は、自然を操作し攻撃し支配することをめざし、人（身体の機能も含めて）を動かし、思いどおりにコントロールすることによって、治療者としての万能感を得ようとする。その対極にあるのが「待つ」という行為だ。

本当は「待つ」時間はけっして「無駄な時間」ではない。しかしたしかに、休養、食事、清潔などの世話をし、いつ起こるかわからない変化をただ待つだけより、さっさと悪いところを切りとり、悪い菌を殺す薬を注射するほうがかっこいいし、能力があるように見えるし、感謝もされる（このことは精神科においても本質的に同じだ。「こころ」という特殊な「臓器」を扱っているぶん、待つこと、沈黙の中で起こっている事象を重視すること、そして聞くことの意義はよく認識しているだろうが）。

ただこれは必ずしも医師が悪いというのではなく、結局、現代文明の在り方そのものと抜き差しならない関係にある。効率性優先、コントロール優先、生産性重視の現代文明において、病いや老い、障害は速やかに管理されるべきものになっている。一般市民も、地道な従来の養生を軽視し、企業戦士で二十四時間働いて、故障したら身体を病院にもっていって治してもらえばいいという機械的な身体観を内在化してしまったこととも関係しているだろう。

## 医療人類学の今後

沖縄のシャーマンは、他の地域でなら「病気」とみなされる兆候を示すことで、神に近い者としてプラスの価値を与えられ、社会的役割が用意される。それは、「病者」が生き生きとすごしやすい世の中をつくるメカニズムとも解釈できる。

「病気をして、よかったことはどんなことがありますか」と尋ねる治療者がいる。健康の有り難さを知った、今までの生き方を反省した、このままだと自分がつぶれるという危険信号をくれた、周りの人の優しさを知った、と笑顔で患者が答えるとき、その風景は、病いを受け入れ、付き合っていくという点で、沖縄の風景と重なってみえる。

医療人類学による「自らの癒し」の相対化から出てくるのは結局、「病むとはどういうことか」「病んでいるのは誰か」「病むことはよくないことなのか」といったラディカルな問い、思考転換である。

今の、この日本において、癒しという言葉を生き返らせ、そこに含まれる意味を吟味し、回復させることはたしかに重要だが、「人にやさしい政治」というスローガンのように、やけに聞こえのいいだけの「癒し」を蔓延させるのは、癒す者と癒される者というかたちで権力関係が固定してゆく過程を隠蔽するだけであろう。

病む主体から「癒し」を見つめ返すことの意味。それは病いの多義性に注目を向けることにもある。最近の医療人類学の流れとしては、病いを苦悩、苦痛の表現、自然の叛乱としてだけでなく、異議申し立て、逃げ道、抵抗、ものを動かそうとするかけひき、弱者の作戦といった多様なかたちで捉えなおし、人々の実践（日常的慣習）を丹念に描写したり、フェミニズム理論の洗練化とともに権力性へのあらたな接近を試みたり、その中で「身体」概念を再構築したり、といったことが行われている。(7)(8)(9) 医療を社会統制の手段とみなす社会学的な見方は、ずっと以前からポピュラーだったが、そこからもう一歩踏み込んで、たんに統制されるだけではない「病人」のしたたかさと、より巧妙になる権力の網の目の様子が、少しずつ解きほぐされてきているように感じる。

もちろん、このような動きの背景には、近年の人類学内部にある人類学そのものに対する危機意識、表象のあり方、文化や言語間の権力関係、民族誌における描く者と描かれる者との関係についての問題意識や、それを超えようとする実験的試みがある。近代医学批判の一端を担ってきた人類学も、専門職、専門的知の体系の権力性を問題にした場合、無罪とはほど遠い。治療なんてだいそれたことはしない、描写するだけだという言い訳はきかない。描くことの無謬性などとっくに失われている(7)。

そして、描く者と描かれる者との関係は、とりもなおさず、癒しをめぐる「専門家」と「素人」との関係と重なり合う。医療人類学には、描く者と描かれる者の関係のうえに、癒す者と癒される者の関係をもまた見据えるという二重の作業が必要とされる(10)。

病気はコミュニケーションでもあり、戦略でもあり、不条理でもある。「治療者」側の人間としてなすべきことは、じつは、「そんな簡単に癒されてはたまらないのだ」という「病者」の叫びを、いつも耳をすまして聞きとろうとすることなのかもしれない。

（注1）瞑想やイメージを用いて精神面に働きかけ癌を自己コントロールする療法。カール・サイモントン博士によって開発された。

（注2）状況や思考・感情の原因を内的な自己に求めるか外的環境に求めるかの傾向。

## 文献


（1）バリー・ブライアント著（青木多香子訳）『がんは癒される』日本教文社、一九九四。
（2）Cannon, W. B.: Voodoo death. *American Anthropologist* 44, 1942.
（3）Eastwell, H. D.: Voodoo death and mechanism for Dispatch of the Dying in East Arnhem, Australia. *American Anthropologist* 84, 1982.
（4）上田紀行『スリランカの悪魔祓い』徳間書店、一九九〇。
（5）川村則行『がんは「気持ち」で治るのか？　精神神経免疫学の挑戦』三一書房、一九九四。
（6）波平恵美子『医療人類学入門』朝日選書、一九九四。
（7）Lock, M.: *Encounter with Aging*. Univ. of California Press, 1994.
（8）Scheper-Hughes, N.: *Death without Weeping*. Univ. of California Press, 1992.
（9）Steedly, M.: *Hanging without a Rope*. Univ. of Chicago Press, 1993.
（10）江口重幸「語られることと書きとめられること」、波平恵美子編『人類学と医療』所収、弘文堂、一九九二、一二〇―一五一頁。


### 参考文献


波平恵美子（編）『文化人類学』医学書院、一九九三。
Kleinman, A.: *Rethinking Psychiatry*. Free Press, 1988.

# フィールドの入り口で——あるいは文化精神医学らしさという呪縛

## はじめに

「なんといっても女の祭りだから」

その言葉に導かれて、私は宮古島に行くことになった。

文化精神医学の小さな集まりで、宮古島のユークイという伝統儀礼の復活とユタの関わりについて語った精神科医Kの、その言葉の真意は知らない。他の参加者にも宮古行きを誘っていたけれど、女性は私一人だった。その前年に、Kやその同僚Iを案内役に、私が沖縄本島でユタについてのわずかばかりの調査をしたことが頭にあったからかもしれない。だからいちばんふらっと誘いにのりそうに見えた私に向けて、「女の」という形容詞をつけただけかもしれない。

表題が示すとおり、私は沖縄や宮古というフィールドの入り口にたたずんでいるだけだ。本島においても宮古島においても、フィールドワークの期間はまだわずかにすぎない。

もちろん、旅行として沖縄を訪れたことは何度かある。学生時代には友人と二人フェリーで貧乏旅行をし、台風にあって帰れなくなり、一カ月近くいた。石垣島の民宿で、倒れた木々と暴風を窓越しにながめながら、泡盛でどんちゃん騒ぎをしていた。予定が延びたおかげで、国立民族博物館の研究グループのおじさんたち（いま考えると偉い教授たちだったにちがいない）と知り合って、写真撮影禁止の秘祭赤マタ黒マタを一緒に見学させてもらったりもした。だから多少の「なじみ」の感覚は、いまでも身体に残っている。当時はまさか自分が沖縄でフィールドワークをするとは想像もしていなかったが。

**抵抗1　オリエンタリズム**

実は、沖縄・宮古をフィールドにすることには抵抗があった。

日本国内でありながら、いかにもフィールドらしいフィールドとしての沖縄。沖縄・宮古を異文化として称揚することは、「ヤマト」と「南島」とを二項対立の関係として捉えることにつながる。そして、「ヤマト」と「南島」の関係を、中心と周縁におくことと紙一重である。欧米の中心性を補完するために、起源としてのオリエントがロマン化されたように、失われた古代のイメージを「南島」に押しつけて、日本文化のアイデンティティは補完されてきた。(6)「南の島に癒される」というイメージは危ういものを含んでいる。

ましてや、現実の沖縄の人たちの歴史的・生活的体験、人頭税から第二次世界大戦の戦火、現在の基地移転問題や経済的困難、開発と環境破壊、トートーメや基地買春などの女性問題、といったことを考えると（これらの羅列も浅い理解にもとづいたものでしかないのに）、ユタ文化の豊かさだけを関心の対象にしてよいのかという疑問や後ろめたさはついてまわる（こういうことを書くこと自体、青臭くナイーブなようで気恥ずかしくなるが)。

## 抵抗2　シャーマニズム

シャーマニズム研究にも、抵抗はあった。

精神科医で医療人類学をしていると言うと、必ずといっていいほどシャーマニズムのことを話題に出される。日本では、人類学者で研究テーマが医療領域に関わっている人の大方がシャーマニズム研究者であったりする。あまのじゃくな私は、シャーマニズムにだけは手を出さないぞと思っていた。

もともとの関心の違いもある。私が医療人類学を勉強しようと留学までしたのは、いわゆる現代医療《バイオメディシン》にひそむ文化的多様性に惹かれていたからだった。合理的・普遍的とみなされる医療が、実は文化的記号に満ち満ちていることを明らかにすること、そして、自然科学と信じられている医療の世界や医学的思考から、文化的象徴や儀礼や独特のコスモロジーを見出すことがおもしろいと思ってきた(12)。

精神医学は医学の中でもいちばんマージナルである。正常と異常の境い目が文化によって規定されていることくらい誰にでもわかる。精神医学に文化が入りこんでいるのは当たり前である。そこで文化性を言ってもつまらない。だから、私の研究対象はシャーマニズムどころか精神医学からも離れた、たとえばターミナルケアに関わる医師集団だったりした(13)。

## 入り口・境界

とにかく、沖縄・宮古のユタをめぐる文化についての私の理解は浅く乏しい。

もっとも案内役のKやIのおかげで、滞在期間は短いものの、かなりそのエッセンスに触れ、見るべきものは見、会うべき人には会わせてもらったように思う。KやIが数年間かけて築きあげた現地の人々とのネットワークと、現地の人々の彼らに対する信頼のもとで、やすやすと私はフィールドの要所要所にアクセスを許された。もちろん、エッセンスが凝縮されたものをまとめて経験することは、エッセンスが生活場面で息づくさま、日常行為の中でその意味をなしてくるさまを、現地の風土と時間の流れの中で実感するということとはまったくの別物である。だから、私はそのエッセンスを表象する資格をもたない(注1)。

では、私はここで何を書こうとするのか。何を表象しようとするのか。なぜ書くことを選ぶのか。これだけ、注釈をつけておいて。それは、フィールドの入り口にいるということの意味を考えてみたかったから、ということになる。

フィールドワークの初期にはさまざまな事象が起きている。フィールドの入り口には特有の磁場がある。状況がわからないまま現実に放りこまれる。ショック、とまどい、驚き。心地よいものも悪いものも含め、全身でそれらを受けとめる期間。そもそも、フィールドの入り口とはいちばんものがよく見える場所かもしれない。よく見えることと、それを理解することとは違うにせよ。

シュヴェーダーは驚愕（Astonishment）を文化心理学（もしくは心理人類学）の核心に位置づけている(16)。驚愕こそが、自明のリアリティを越える契機となる。入り口で感じる驚愕、たとえば「えっ、女性が裸で歩いている！」「えっ、虫をおいしそうに食べている！」「えっ、全身彫りもの！」。そんな驚きに徐々に慣れていくのがフィールドワークではあるけれど、驚きの余韻を忘れてしまったら民族誌は書けない。

同時に、フィールドワークの初期にはいくつもの重要な選択が行われる。フィールドの選択、テーマの選択、調査対象者やインフォーマントの選択。軌道修正は随時なされるものの、主な方向性を定めるときであり、その失敗のつけは大きい。

フィールドの入り口とは、幾重もの意味で「境界」である。たとえば先述の、フィールドと自分の所属する地域・集団との関係。フィールドらしいフィールド、テーマらしいテーマということの意味。それらの問題群は、フィールドの奥に入り込むにつれ、切迫性を失っていく。いつもどこかで棘のように違和感を提供しつつも、現場で起こる事象の背景に退いていく。身体を引き裂くような問題感覚は、入り口に置き去られる。けれど、それらは、フィールドワークを終えるときに必ずまた襲ってくる。入り口は出口でもあるのだから。そもそも入り口における選択は、フィールドワークの後、自分がどこに戻るかという選択と重なる。

フィールドらしいフィールドという感覚は、フィールドその場ではなく、戻っていく場所の権力の磁場において威力を発揮する。学問としての正統性、観察された事象の学問的価値、そしてフィールドワーカーのフィールドワーカーらしさといった「賭金」[2][4]。最終産物としての民族誌とは、その権力の磁場の中で、フィールドでの自分と帰属集団における自分との関係を示すパフォーマンスであり、自分のアイデンティティの形成（変成？）過程を語る物語である。

フィールドの入り口にいるということの意味を考えてみる試み。フィールドの入り口での私自身のとまどいのいくつかの瞬間を書き記すこと。(注2)それはフィールドという概念をも捉え直す試みになるだろう。

### とまどい1　女

ユークイは女の祭りだという。しかし、女の祭りとはどういうことか？

男の祭りと女の祭りが分かれている。なぜ、祭りを分けなければいけないのか？

男の祭りは残って、女の祭りは、もう二〇年近くとぎれていたという。なぜ、男の祭りは残って、女の祭りはとぎれたのか？

その女の祭りが復活する。女にとって祭りは大事なのか？　女にとって祭りの復活は、別のことより大事なのか？　そもそも、どの女の祭りなのか？

そんな問いを私は秘かに宮古にもっていった。しかし、その問いは、フィールドの現場ではとってつけた響きを感じさせ、どこかなじまないものだった。

「女の祭り」という言葉はKの造語ではない。宮古で祭りの主を務める女性たちも「女の祭り」と呼んでいる。しかし、女とか、女と男による分類は、あらためて「なぜ？」と問われるまでもない自明の事柄として受けとめられている。伝統復活の原動力となったグループや研究者の中でも、そういう問いがなされた形跡はほとんどない。「なぜ？」と聞くことの不自然さに、私は問うことを一時停止した。

しかし、女であることの意味は、時に経験として運ばれてくる。ユークイの前日、ウタキに一晩篭もるというツカサたちの準備のようすを見学していたときだった。見学者は、私とあとは男性四人。私がいなければ、観察者＝男、観察される者＝女という構図が貫徹していた。分類を混乱させる「亜種」。

本当はツカサは五人いるべきなのだが、あいにく一人が都合で参加できなくなってしまった。夕食のおにぎりを一緒に食べながら、そのことが話題になり、ツカサの一人が、私に「ツカサになれ」と言いだした。「着物はもってきているから貸してあげるよ。一晩一緒に篭もればいいだけだよ」と。あまりに真顔で言うので、私は本気にしてしまいそうだった。ぜひやってみたい。けれど、夜はこわいだろうか、本当にハブはいないのだろうか、寒くないだろうか、仮眠はとるのか、トイレはどこでするのか、食事は誰がつくり、誰が運んできてくれるのか……。実際は、ツカサになる資格は年齢その他細かく決められているし、何よりよそ者の私がツカサになれるはずはない。冗談でからかわれていただけの話だ。けれどそのからかいは、私の中の、彼女たちと共有しうる「身体性」を呼び起こし、彼女たちの絶対的な「他者性」を揺らがせる。

似たような経験をふと思い出す。沖縄本島で、あるユタの判断《ハンジ》を見学させてもらっていたときのことだった。

判断《ハンジ》に訪れる客は、ふつう前の客が判断《ハンジ》を受けているところを横で見学し、時には情報を提供したり、意見を述べたりしながら、自分の番を待つ。私はそれらの待ち客に混じって話を聞いていた。

「あんたもタカイの？」

ちょうど一人の客が終わって、つぎの客の母娘は、今度は私の順だと思ったようだった。私はあわてて「勉強させてもらっているだけですから」と言った。すると母親のほうが、手を頭のあたりにあげて、私に聞いたのだ。「あんたもタカイの?」と。カミダーリを起こし、これからユタへの修業を始めるサーダカウマリに見られたわけである。一瞬のとまどいの後、ふと似たようなものかもしれない、と私は思った。そして、精神科医の修業として私に足りないのは、まさにカミダーリの豊かな体験なのかもしれない、とおかしくなった。

研究者という「地位」「役割」からの一瞬のずれ。より身近で、ひょっとしたら代替可能な存在として作用する「女」。

男女の差異を本質化して語ることを私は望まないが、フィールドワークにおいてアクセスできるリアリティは、研究者が男か女かによって実際に大きく異なる。相手との関係の質や距離も異なる。同じフィールドにいながら、時にはまったく異なる世界を経験することになる[1][7][11][15][23]。

売春の研究を行ったトゥルンは、フィールドワークの最中に自分が男たちから売春婦に間違えられたときの当惑を語る。売春婦でないことを証明したい衝動、マドンナと娼婦の間の二律背反は支援活動によって消すことができるのだというふりを自分がずっとしてきたことへの当惑。彼女はそれを「ひとりの研究者として、そしてひとりの女としての私自身のうえに、主観相互の間に働く権力作用」として、静かに見つめようとする[21]。

研究者と対象者の境界線が曖昧になること。それは、研究者が「自身のうえに、主観相互の間に働く権力作用」を実感することである。

ユタをめぐる事象はジェンダーの記号に満ち満ちている。ユタは女性が圧倒的に多いこと、沖縄における神の世界と巫女の伝統。すでに描かれ、分析されているにもかかわらず、それらの文献の多くに「生身」の女はぼやっとしか見えてこない。(注3)
ユタになるということは、生身の人間が生きていくための一つの選択肢としてもありうる。カミダーリを経験しても、ユタになる人もならない人もいる。最終的には「神様の定める運命」であるかもしれないが、それは同時にまぎれもない職業選択であり、役割選択である。
ユタの役割を引き受けるということは、彼女の人生にどんな意味をもつのか。それまでの「生活苦」はどれほど必然的な要素をもつのか。(注4) 夫や家族との関係はどう変わるのか。セクシュアリティを含め、彼女たちの自己像はどう変容するのか。神という「他の誰かのお告げ Someone else speaking」(20)として語ることは、どのような意味や戦略的効果をもつのか。生活の糧を得ることと自己救済、そして他者救済をどう兼ねあわせるのか。そして、日常の生活と神事の世界を往復する自己の真実性(Authenticity)をユタとしてどう演出するのか。
セレドは沖縄のある小島において、カミンチュとユタの語るライフストーリーを比較している。そして、成巫過程を語るあらすじの中に、カミンチュとユタそれぞれ独特の明確なパターンがあること、たとえば成巫過程で自らが陥った病気の種類、修業の内容など、そのパターンは、その社会で自分が役割を担うだけの真実性、正統性を備えていることを証明する機能をもつことを明らかにしている。(18)パターンに入らないものは、おそらくあえて語りには組み込まれない。「カミダーリ」にはめ込んでいく作業、「シラシ」にはめ込んでいく作業が、彼女たちのライフストーリーにはある。けれど、彼

女たちの実践《プラティック》は、時に危なっかしく、時にしたたかに、はめ込まれたストーリーから逸脱する。(2)(3)(10)

はみだす身体を抱えること。生身であること。女という契機によって、研究者もその身体を感じること、なおかつ身体性や経験を本質化する誘惑に距離を置くこと、その重要性が問われている。もちろん契機は「女」以外のもの、他のアイデンティティでも可能なはずだ。なんらかの自己の脆弱性をさらけだすものでありさえすれば。(17)

**とまどい2　治療者**

私は宮古で、あるユタのニガイ（願い）について回っていた。病苦に悩まされるある一家のために、三日かけて夫婦それぞれの出身の村のウタキを巡る大がかりなものだった。けれど二日目くらいで、私はその場にいるのが苦痛でたまらなくなってしまった。そのユタの振るまいも、言われるままに従う依頼者の夫婦の姿も、何も見たくなくなった。そして実際にいいわけをつくって、一人で砂浜に行ってぼうっとしていた。

異文化を研究するとき、早急な倫理的・感情的判断は慎しむべきである。方法論としての文化相対主義とは、簡単に言えばそういうことである。(14) なぜ私が陰性感情を抱いたかの深い意味はこれから何度も現地に足を運んでみえてくるものだろうから、ここでは詳述しない。ただ、フィールドの選択やテーマの選択で生まれるバイアス、選択の時点ですでにロマン化の構図にはまってしまう危険性は、考えておく必要がある。

フィールドを好きになれないとき、あとでインフォーマントに送れないような報告を書いてしまいそうな予感がするとき、どうすればいいのか。

古典的人類学は民族誌の読まれる場所とフィールドが遠く離れていた。しかし植民地主義的な知の搾取という批判以降、お世話になったインフォーマントや現地の人に完成した民族誌をおくる習慣もできている。読めない場合でも翻訳してくれる人を見つけることは可能である。(1) 知の搾取という批判は正当な指摘であり、現地の人からの反論の機会は保障されるべきである。しかし、距離の接近は、フィールドの利害に巻き込まれ、現地で敵味方をつくってしまったり、フィールドに戻れなくなる危険をうむ。そのため、あからさまな批判的見解を書くことを研究者が自己規制するという弊害が起きうる。実際、自分が調査している民族の行っている悪事については、酒の席では話すが民族誌には書かない研究者は多い。

ふつう、フィールドワーカーは自分の好きな文化を研究対象にする。惚れこむからこそ良い研究ができるのだろうし、おもしろい部分を研究するから自分の故郷（勝負を賭ける学問領域）に帰ってもなにか意義のあることを言える。嫌いなところに長期間いるとか、なんでこんなにつまらないのかということを研究する、へそまがりはそう多くないはずだ。(注5) 入り口とは「まだ引き返せる場」のことでもある。

シャーマン研究の場合、とくにロマン化の誘惑は大きい。「山奥の小さな集落で偉大なシャーマンに会う。その人格や癒しの力にほれこんで弟子になる。そして、西洋医学の不十分さを認識し、自省の糧とする」という暗黙の話の流れ。どうせ話を聞くなら、弟子になるなら、たとえばデジャレのように(5)「一流の」シャーマンの弟子になったほうがよい。霊能が高く、現地の人々からも一目置かれているようなすぐれたシャーマン、言語化して説明するのがうまいシャーマンだったりするともっとよい。

けれどシャーマンにもピンからキリまでいる。凡庸なシャーマンは多くいる。いかさまシャーマンもいるだろう。金儲けにだけ熱心なシャーマンだっているにちがいない。新米シャーマン、自信過剰の中堅シャーマン、老獪なシャーマン、惰性で続けるシャーマン……。その文化におけるシャーマニズムとは、そういったシャーマンのごった煮状態のはずである。中井久夫だけを研究しても、日本の精神医療がわかるはずがないのと同様に。

シャーマンの語るライフストーリーに一定のパターンがあるように、シャーマンについての文化精神医学の語りにもパターンがある。

シャーマンのストーリーのパターンがシャーマンの担う役割の真実性、正統性を証明する意図と結びついているように、おそらく、シャーマンについての文化精神医学の語りのパターンにも、文化精神医学の担う役割の真実性、正統性を証明しようとする意図はかくれている。主流の精神医学がシャーマニズムを迷信扱いしてきたことの反動を、文化精神医学はひきずっているだけなのかもしれない。けれど主流に対するカウンター（対抗）としてのアイデンティティは、主流と同じ拘束をひきずるのが常である。

ここで、私の関心は治療者としての精神科医に向く。私はKやIが紹介してくれたユタたちの経験に関心をもちつつも、現地での精神医療とフィールドワークを両立させているKやIの経験にむしろ強く興味をひかれる。ユタである患者とどんな話をするのか。フィールドで会うときと、診察室で会うときとで、それらはどう違うのか。薬は、そこでどんな意味をもつのか。神事の世界にどのように接するのか。

カミダーリに等しい豊かな「病的経験」をもつ女性患者について、主治医であるKが「彼女はいずれユタになると思うんですよね。今はユタになることを拒否しているんだけど」と言うとき、Kはフィールドワーカー／主治医という多層性を生きている。二つのシステムを行き来し、その間になんとか折り合いをつけている。[19] けれど、その多層性が綻びることはないのか。中立性の仮面をひきはがされ、神事の世界への介入を迫られる瞬間はないのか。引き裂かれ、どちらかの選択を迫られることはないのか。売春婦に間違えられた女性研究者のように。

ユタ文化と精神科領域の境界線上を綱渡りしている彼らの実践《プラティック》を探ること。ウタキそのものよりも、敷地内にウタキをもつ精神病院のハビトゥス[2][3][4][10]を探ること。それらは、ひょっとしてより鮮明にユタ文化のレリーフを、同時に精神医学のレリーフをくっきりと浮き彫りにするのではないか。なぜなら、そこではまさに、治療者自身が「主観相互の間に権力作用が働く」場となっているのだから。

## そして文化精神医学らしさ

フィールドの入り口でのとまどいは、私の関心が文化精神医学「らしさ」から離れていくこと、これまでの文化精神医学から排除されてきたものに向かっていることを示しているのかもしれない。たとえば、調査対象への疑いや嫌悪感。ユタの玉石混淆性の分析。ジェンダーやセクシュアリティ、権力といったフェミニズムに「偏った」分析。仲間である精神科医を調査対象とみなすまなざし。反精神医学に流れる可能性。では、そんなタブーを抱えた「文化精神医学らしさ」とは何か。

要するに、私の欲望は、文化精神医学そのものを研究対象としたい、何が「文化精神医学」的かという、学問の正統性をめぐる争いを分析したいということなのだ。そう、フィールドの入り口での私のとまどいは告げる。

精神医学や文化精神医学そのものが研究対象ならば、私は（私たちは？）、すでにフィールドにどっぷり浸かっている。フィールドの入り口にいたはずが、真っただ中にいるという逆転。

フィールドとはある特定の空間のことではない。テーマによって時には空間を越え時間を越える「場」の集合である。[2][4]「文化」がすでに「移動」として捉えられうる現在、[8] フィールドという概念も変わっていく。[注6]

フィールドの入り口にいたはずが、真っただ中にいるのだとしたら、求められているのはひょっとしてフィールドの出口を探すことなのかもしれない。ここでのフィールドの出口とは、精神科医という特権的アイデンティティや、諸々のしがらみの求心力の外に出ることである。精神科医が言語化せずに共有する臨床という場への思い入れをいったん突き放すことである。[注7] 自文化を研究することは易しいようで難しい。フィールドの真っただ中では、民族誌はなかなか書けないものだ。

したがってこの論考は民族誌ではなく、フィールドノートの書き出しなのかもしれない。そして、「学問的帰属」も文化精神医学から精神人類学と言い直すべきかもしれない。ただし、人類学の磁場のわずか手前でかろうじてとどまりながら。たとえ、「文化のゲームから逃れる方法はまったく存在しない」[4] にしても。

## 最後に

民族誌をめぐり、ギアツの「厚い記述」という言葉や、バフチンの「異言語混淆《ヘテログロッシア》」という言葉がしばしば用いられている。聞こえのいい言葉ではあり、たしかに重要な方向性を指し示してはいる。しかし、それらは、なまの混沌としたリアリティをそのまま写し取ることではない。言語には混沌そのものを忠実に映し出す能力はないからである。むしろ、既成のストーリーからできるだけ逃れること。型からはみでた「残りくず」を漁ってみること。つねに物語の抜け道（loophole）を探し、打ち破ること[20]。いつも現在進行形で捨てられ、拾われ、ちりぢりになるような些末事に目を凝らすこと。期待されるパターンをつねに裏切りつづける記述。私はそんなメタファーに惹かれ、可能性を求める。

（注1）　ユタに関する多くの優れた文献に目を通したが、本稿の引用文献に含んでいないのも同じ理由による。ユタに関しては(6)(10)(19)および、それらの引用文献を参照願いたい。

（注2）　民族誌が、つねに「私」を表に出さなければいけないとは私は思わない。けれど、多くの場合は出すほうが有効であろうし誠実であろうと思う。それは、フィールドワークや民族誌とは、研究者自身が研究の方法となり道具となってできるものだからである。もちろん、「私」だけ出せばいいというものでもない。「自白」や「独白」「私小説」がそのままよい民族誌になるわけではない。「私」をどの程度出すのか、といったあたりには文化的美学も働くにちがいない。ただ、研究者が黒子に徹し、テキストに埋もれる方法は、謙虚であると同時に傲慢でもありうる。偽りの客観性を生みだし、まなざしの方向性を隠蔽する。フィールドで出会う人々との関係性を描くにあたってどうしても一定の歪みを生じる。「私」を出しても、それ自体演出されているのだから、歪みは必ずあるといえばあるのだが。(1)(7)(11)(15)(23)も参照のこと。

（注3）　その背景には、「女性を交換する」と婚姻のシステムにあっさり書きつけ、交換される女性の思いや彼女の目から見たリアリティ、彼女の目からみえる（かもしれない）構造を看過してきた人類学の歴史がある。

（注4）　現在「流行」中の外傷性精神障害をめぐる理論と、ユタの「生活苦」には重なるものがあると私は考えている。といっても、外傷性精神障害の診断をユタにあてはめるという意味ではなく、ユタをめぐる事象が外傷性精神障害への理解や理論構築を豊かにするだろうという意味において、それも解離現象や多重人格と憑依などの病理論より、サバイバー・ミッション、サファリング・コミュニティといった回復・治療論の展開において。

（注5）　例外としては、「プリンジ・ヌガグ」(22)などがある。また法人類学や政治人類学などでは、トラブルといったものを対象にすることが多いから、多少は事情が違う。

（注6）　具体的には、多地点民族誌（Multiple cited ethnography）といった方法が採られるようになっている。たとえばクラインマンは、都市の暴力の研究においてインナーシティだけでなく社会福祉政策の立案現場がフィールドとなるといった例を紹介している(9)。

（注7）　この論考は実験的民族誌の可能性を念頭に置いている。つねに自明性を疑われるべき「臨床」という語を冠した「臨床民族誌」という言葉を私は使えない。

## 文献

（1）Behar, Ruth: *Translated woman:Crossing the Border with Esperanza's Story*. Beacon Press, Boston, 1993.

（2）H・バーナード「ブルデューと民族誌――反省性、政治、プラチック」、R・ハーカー他（滝本往人・柳和樹訳）『ブルデュー入門』所収、昭和堂、一九九三、七九―一一四頁。

（3）ピエール・ブルデュー（今村仁司他訳）『実践感覚』みすず書房、一九八八。

（4）ピエール・ブルデュー（石井洋二郎訳）『ディスタンクシオン』新評論、一九八九、藤原書店、一九九〇。

（5）Desjarlais, R. R.: *Body and Emotion:The Aesthetics of Illness and Healing in the Nepal Himalayas*. Philadelphia: University of Pennsylvania Press,1992.

（6）深沢徹編『オリエンタリズム幻想の中の沖縄』海風社、一九九五。

（7）春日キスヨ「フェミニスト・エスノグラフの方法」、井上俊他編『ジェンダーの社会学』所収、岩波書店、一九九五、一六九―一八七頁。

（8）梶原景昭「対立から共存へ」、青木保他編『文化人類学第8巻　異文化の共存』所収、岩波書店、一九九七、一―二六頁。
（9）Kleinman, A.: An interview with Arthur Kleinman. *Ethnos* 62:3–4, pp. 107–126, 1977.
（10）小林幹穂「治療文化のハビトゥス」、『臨床精神医学講座第23巻　多文化間精神医学』所収、中山書店、一九九八、四一一―四二五頁。
（11）松井真知子『短大はどこへ行く――ジェンダーと教育』勁草書房、一九九七。
（12）宮地尚子「医療人類学と自らの癒し」、『現代のエスプリ』三三五号、一九九五、一七四―一八三頁（本書収録）。
（13）宮地尚子「告知をめぐる日本の医師の死生観」、『ターミナルケア』四巻五号、四二七―四三三頁、四巻六号、四九七―五〇四頁、一九九四。
（14）宮地尚子「文化と生命倫理」、加藤尚武・加茂直樹編『生命倫理学を学ぶ人のために』所収、世界思想社、一九九八、二八九―三〇一頁。
（15）Reinharz, S.: *Feminist Methods in Social Research*. Oxford University Press, 1992.
（16）Schweder, Richard A.: *Thinking through Cultures: Expeditions in Cultural Psychology*. Harvard University Press, 1991.
（17）Scott, Joan W.: The Evidence of Experience. *Critical Inquiry* 17:773–797, 1991.
（18）Sered, Susan: Symbolic Illnesses, Real Handprints, and Other Bodily Marks: Autobiographies of Okinawan Priestesses and Shamans. *Ethos* 25: 4, pp.408–427, 1997.
（19）下地明友「風土的視点と精神科臨床」、『臨床精神医学講座第23巻　多文化間精神医学』所収、中山書店、一九九八、九九―一一〇頁。
（20）Steedly, M. M.: *Hanging without a Rope*. Princeton University Press, 1993.
（21）T・D・トゥルン（田中紀子・山下明子訳）『売春――性労働の社会構造と国際経済』明石書店、一九九三。
（22）コリン・ターンブル（幾野宏訳）『ブリンジ・ヌガグ――食うものをくれ』筑摩書房、一九七四。
（23）Wikan, Unni: *Managing Turbulent Hearts: A Balinese Formula for Living*. University of Chicago Press, Chicago, 1990.

# 揺らぐアイデンティティと多文化間精神医学

## はじめに

多文化間精神医学という名の下では、「こころ」の問題を考える際に、つねに「文化」という側面に注目することが前提になっている。けれども、現代の国際社会において「文化」という現象ほど、その輪郭が変化をとげつつあるものはない(18)。並行するように「文化」という言葉も、意味を変容させながらいろんな方向に繁殖し、ずれを生みつづけている。

カルチュラル・スタディーズやポストコロニアリズム、クレオールやクイア・スタディーズ、フェミニスト文芸批評などの領域群において、それらの「繁殖」や「ずれ」を把握しようとする試みが行われている(注1)。ポストモダンの群れの中で、流通した先からすばやく消費されていくような知的・遊戯的側面に抵抗を感じつつも、私はそれらに惹かれつづけてきた。

ただ私は、それらを多文化間精神医学の領域で活用できずにきた。既成の学問らしさにあわせて自分の文章をつくることが新米研究者の義務だから、しかたないことだったのかもしれない(注2)。適応・不適応、症状、病理、といった言葉から自由になれない精神医学の足枷も大きかったと思う。そして、破壊力はあっても、明晰さや建設性には欠ける、ポストモダン特有の言説のあくの強さ……。

ともかく、本稿はそういう分裂《スプリット》を和らげる試みである。多文化間精神医学にポストコロニアルな思考をとり入れ、自己の臨床や調査の場に着地させてみること。その臨床の場をもう一度学問的言説のところまで反映させてみること。統合は無理としても、少し見通しをよくしてみてもいいだろう。すでに私たちはその過程を生きているのだから。

## クレオールとポストコロニアルな多文化間精神医学

ポストコロニアルな状況から多文化間精神医学を見直す試みとしてビボーの論文がある。[4] 彼はクレオール化するこの世界において、多文化間精神医学も大きく変わらなければいけないと指摘する。多重帰属、多元的参照枠組み、多地域コミュニティ、長距離間ネットワークなどの現象が一般化しつつあること。意味の表象システム（言語、集団的表象、象徴体系）はもともと閉じたものではなかったにしろ、現在ほど多元的で流動的になることはなかったこと。そのように内的統一性を必ずしももたないシステムの中で、人々のアイデンティティがどう形成されていくかについては、まだ十分に知られていないこと。意味のシステムにおける多元性やパラドックスや不規則性は、特定の地域の社会制度と、そしてマクロな国際社会レベルでのグローバル化や政治経済による覇権争いと有機的に結びついていること。

ビボーは、そういった理解のうえで「文化」「表象」「構造」「アイデンティティ」といった鍵概念を再考する必要があるとする。そして世界的状況とローカルな出来事とのつながり、文化的側面と社会的側面との関係性を重視した新しい多文化間精神医学の方法論を提唱する。

その議論は興味深い洞察にあふれ、一読の価値がある。けれども同時に私は違和感を感じる。肩すかしをくらったような、置いてきぼりにあったような感じ。なぜ彼自身はそんなに落ちついていられるのだろうか。あたかもクレオール化は自分の家の庭にはやってこないかのような安心感。研究対象である文化がクレオール化することはあっても、彼の足場にある文化にはその波はしのびよらないかのような安定感。私の違和感の原因は、彼の主体の揺らぎのなさにあった。

もちろん、排除され周縁化されてきた人たちが自分の人生を物語ろうとしはじめていることへの認識や、そういった他者の苦悩について語ったり表象する権利の問題について再考することの重要性を彼も指摘してはいる。サルマン・ラシュディやタスリマ・ナスリンの著作をめぐる論争の分析も鋭いものだ。けれども、彼自身は自己の出自を表明せずにすむデフォールトの場所に立ち、そこから同じくデフォールトの仲間に向かって語っているようだ。何者なのかを告白しろと言っているのではない。ただ、声を上げるためには自分が何者かをつねに自問せざるをえない者が研究者の仲間内にいることに、想像が及んでいない感じがするのだ。研究の方法論は、たしかに変えていかなければいけないだろう。けれど、研究する主体、自分自身の足場が揺らがないままで、新しい方法論から何が見えてくるのだろう?

私がポストコロニアルな言語に惹かれたのは、自分自身のアイデンティティに揺らぎや複数性を感じていたからである。[27] そんな揺らぐアイデンティティを引き受けつつも、自分は表象の主体の側に立つのだ（研究者になるとはそういうことだろう）と選択して以来、落ち着き払った研究者たちの群れの中で、正気を保ちつづけるためだった。だからこそ、匂いを嗅ぎ、勘を頼って、私は自分の同類を探しもとめ、その人たちの言葉に希望を求めてきたのだ。私がビボーに感じず、アブ＝ルゴッドやアンサルドゥーア、スピヴァックなど[1][2][42]に感じてきた魅力はそのことだった。けっして解答や明確な方針を与えてくれるわけではないけれども、自分がなぜ今このぬかるみに足を取られているのか、なぜぬかるみから簡単に這い出せないのかを気づかせてくれる言葉。

ファノンの著作の中に、「ママ、ニグロだ。こわい」という子どもの声で自分が無意識に白人と同化していたことに気づくという有名なシーンがある。そして彼はつぶやく。「おお、私の身体よ。いつでも私を問い続ける人間にならしめよ」[9]と。

揺らぐアイデンティティを生きる人たちを研究することはさほど困難ではない。問題にすべきなのは、揺らぐアイデンティティ（Shifting identities）が、対岸ではなくこちらの岸にも迫っているときにどうするのか、揺らぐ主体を抱えながら研究するとはどういうことなのかである。たとえば、在日コリアンや日系ブラジル人が多文化間精神医学をするとき、元精神病者が精神医学の、障害者が社会福祉学の担い手となるときの複雑さや困難さ。困難の一部はポリティカルな権力分析から逃れられないことからくるのだが、それを身体感覚として共有していくことこそが求められているのではないか[27]。

揺らぐアイデンティティを特権化したいわけでも、できるわけでもない[36]。ただ多文化間精神医学の再考が必要であるとすれば、それはクレオール化しつつある世界をどう認識するかではなくて、どう生きるかにかかっている。

**DV（ドメスティック・バイオレンス）の事例をめぐって**

ここで、私はドメスティック・バイオレンス（以下DV）をめぐる二つの事例を紹介したい（プライバシー保護のため、事例には細部に変更を加えた）。DVとは夫や恋人からの暴力を意味する。DVをめぐる認識は文化差が大きく、また女性への暴力が国連レベルで課題にあがったこともあり、世界的にも認識が変動しつつある。日本においてもここ数年の間に、調査報告や翻訳、マスメディアでの特集などによって関心が高まってきている。その変動期の中の異なる時点で、アメリカと日本という異なる地で経験した二つの事例。私の解釈の揺れやディレンマ、アプローチの移り変わりは、私自身のアイデンティティの揺らぎや変容と共振していた。したがってその変化や揺れ自体が、多文化間精神医学の「文化」や「ジェンダー」「家族」といった鍵概念の揺らぎを透かし見る一つのケーススタディ(注3)になるように思うのだ。もちろんこの論文の記述行為も一定の時間と場所にさらされている。だから本稿も最終的な結論ではなく、Current version of the story（物語の現行版）にすぎないのだが（したがって書籍化にあたって加筆したい衝動はあるものの、一九九八年に書いた原文になるべく手を加えないよう心がけた）。

**事例A　カップルA（一九九〇年、米国にて）**　中国系アメリカ人（二世）の女性と、日本人男性の夫婦。女性は二十六歳、自営業、男性は二十五歳、日本食のコックとして渡米して三年。結婚して一年弱。結婚後半年で夫の暴力（叩く、首をつかまえて壁に押しつけるなど）があり、妻のほうが夫婦関係の調整のため、夫の顔見知りであった筆者（事例報告の部分のみ、「私」でなく「筆者」となっていることにも、アイデンティティの揺らぎが見えるかもしれない）に相談することを望んだ。

一回目の面接は夫婦同席で行われ、事実関係の把握とそれぞれの気持ちの聴取で終わった。夫の英語が十分でないせいもあり、お互いの言い分を筆者が通訳することに主な時間が割かれた。妻は、夫が何を考えているかわからないこと、暴力をふるうのは未熟なしるしだと思うこと、問題があるなら言葉で言ってほしいこと、いつ怒り出すかとびくびくして暮らしたくないこと、愛情からではなくアメリカの永住権が欲しくて自分と結婚したのではないかと疑っていることなどを話した。夫は、いつも正しいことを言われて言い返せないからよけい苛立つこと、仕事で疲れて帰ってきても、米国では夫婦は緊張関係などで疲れること、相談に来るのはみっともない、恥ずかしいと思うことなどをポツポツと語った。

お互いの誤解はある程度解けたが、「私は召使いではない、サンドバックでもない」という妻と「もう少し察してほしい、優しくしてもらいたい、甘えたい」という夫の気持ちは平行線をたどったままだった。妻はカップルでの継続的なカウンセリングを希望し、夫も同意して、予約の日時も決めたが、二回目の面接は夫が約束をすっぽかし、妻のみであった。その後、別居状態になったとの報告が妻からあり、相談はとぎれた。（注4）

**事例B　山中B子さん（一九九四年、日本にて）**　五十歳代の女性。二年ほど前より不眠があり、睡眠剤や安定剤を他院で処方されていたが、不眠、意欲低下、抑うつ気分、自律神経失調症状が悪化したため、筆者の精神科外来を受診。

五人の同胞の第四子。大学卒業後、会社勤めを五年ほどした後、二十六歳で結婚。専業主婦。二十歳代のすでに独立した息子が二人いる。大学教授の夫は仕事が趣味で、家族旅行に連れていってくれたこともないという。うつ病を疑い、抗うつ剤を処方。

二度目の受診時に、夫から暴力をずっと受けてきたことを語る。暴力の内容は、子どもが寝ている間に首を絞める、ビール瓶を割って振りかざす、食卓を投げる、クワを振りかざすなど。一度は一一〇番して途中でやめたこともある。「夫の暴力を人に話したのは三〇年ではじめて」と言う。その後の面接の中で、最近は夫はものにはあたるが、直接手を下すことはなくなっていること、「バカとは話をしない」と言われつづけていること、夫が家にいるときは、大阪の環状線をぐるぐるまわって時間を過ごすこと、などを語る。ある市民活動に夫とともに二〇年来参加してきて、生きがいを感じてきたという。離婚も何度も考えたが、子どもがいること、自活能力がないこと、活動仲間とも切り離される可能性が強いことなどの理由で踏みとどまってきた。一日でも夫より長生きして、のんびりして過ごすのが夢だという。

その後、精神療法、抗うつ薬、安定剤などで多少改善が見られたが、波があり、通院が長く続いた。

## DVに関する「知識」

夫や恋人からの暴力の問題は、日本では最近ようやく可視化され、「夫婦喧嘩は犬も食わない」という常識が徐々に覆されるようになってきた。DVに関する文献をみてみると、発生頻度が高いこと、暴力を受けてきた期間が長いこと（五年以上が七〇％以上）、暴力の程度が想像を絶してひどいこと（医者にかかった経験ありが四一％）、子どもへの影響が大きいこと（子どものいるところでの暴力が七〇％、子どもにも暴力を振るうのが四〇％弱）、警察や医療関係者などの反応が鈍いことなどの実態が明らかになっている。[16][34] DVにおいては、なぜ殴られた妻が逃げないのかという問いがしばしばなされるが、[注5] そこには暴力のサイクル論や共依存といった説明のほか、私的な問題とみなされて警察や医療機関などの公的介入が少ないこと、シェルター（かけ込み寺）など実際に逃げられる安全な場所が十分でないこと、夫を満足させられない女性が悪いといった社会通念に縛られやすいこと、経済的生活手段がないこと、子どもへの配慮、などが複雑に絡み合っているようだ。[3][46] 恐怖による支配（まさにテロリズム）によって、自己尊重感が徹底的に破壊され、事態が固定化されてしまうメカニズムの巧妙さ、被害者や子どもの精神や人格への長期的な影響の大きさは衝撃的である。

DVは世界のあちこちで起きている。マチスモ文化のラテンアメリカで、ヒンズー教のインドやネパールで、イスラム教のバングラデシュで。そして北アイルランドやオーストラリア、アメリカ、カナダ、フランスでも、DVはありふれた出来事である。[6]

もちろん、文化によってDVの多い少ないはある。人類学のデータベースHuman Relations Area Filesを用いてDVの世界的な比較を行ったレビンソンは、DVはあらゆる地域に見られるが、単婚制、男女間の経済的平等性、家庭内での権威の男女平等性、離婚の権利の男女平等性、子どもの面倒を代わりに見てくれる人の存在、争いごとに対する頻繁で定期的な近隣や親族からの介入、家庭外での紛争に非暴力的な解決手段を選ぼうとする規範（非暴力の文化）が、DVの少なさに関連しているという。[21]

しかし、アメリカの文献であろうと、各国の状況を網羅した文献であろうと、紹介される事例から見えてくる風景や心の痛みはディテールの差はあれ、驚くほど似通っていることが多い。

### 事例Aをめぐって

私が事例Aについて感じたディレンマは、DVに寛容な文化である日本と、DVが厳しく批判される米国の文化にどう折り合いをつければいいのかという点だった。事例Aを経験したのは私が米国に留学して医療人類学を学んでいた最中だった。だから文化という斬り口を重視しなければいけないという強迫観念があったのかもしれない。

私は、妻にむしろひっぱられる感じで面接をした。彼女の示す怒りにたじろいだこともある。夫の「甘えたい」という気持ちもよくわかったし、夫がなぜ暴力を振るってしまったのかもわかる気がした。私は中立でありたいと思った。夫とは日本人としての共通点を、妻とは女性としての共通点をもつ理想的な媒介者でありたいと思った。夫がその後の治療に参加しなかったことは、中立地点にうまくたてなかった「失敗」のように感じられ、二人が別れたことにも私は自責の念をもちつづけてきた。

そして、それは私がDVの文献を読む前でもあった。フェミニズムの思潮が気になりながらまだ避けて通っていた時期でもあった。彼らと連絡がとぎれた頃、私はようやくDVの文献を読みはじめ、自分がDVの実態も精神的影響の大きさも何も知らなかったことを悟った。そんな私が治療者だったのだ。私は彼女の怒りに気圧されていたのだが、いま考えると彼女が毅然とDVを否定する女性だったことはとても幸運だったのだ。この初期の時点で彼女が別の行動をとっていたら、暴力のサイクルにはまって逃げだしにくくなっていただろう。「殴るのはよくないけど、彼の甘えたい気持ちもわかってあげて」、私はそんなことも言ったような気がする。それがどれほど危険な言葉だったか。どれほど暴力の淵に彼女を押しやる言葉だったことか。にもかかわらず、私は夫より妻の側の肩をもってしまった、中立を維持できなかったと反省していたのだ。

私がもっていた「日本はDVに寛容な文化、米国はDVが厳しく批判される文化」という図式。それをもとにした文化相対主義的、中立的な治療者の立場のもつ危険性(注6)。

けれど、はたしてそうだろうか。日本人の夫に「アメリカでは許されないんだから暴力はやめなさい」ということに私はひっかかりを感じたことを覚えている。「日本人の妻ならいいのか?」「日本に住んでいればいいのか?」ということになるからだ。個人的にはDVは許せない行為だと私は思っていた。ただ「DVは普遍的に悪いことだ」と断言する勇気はなかった。そう告げることで男性の心を閉ざすのもまずいと考えていたのは確かだが、それだけではない。

私は個人的には暴力は許せないと思っている。その私は日本人である。なのに、なぜ私は「DVに寛容なのが日本の文化だ」と考えてしまったのか。「日本人の私は暴力は許せないと思っている」となぜ言えないのか。「日本人だけど私は暴力は許せないと思っている」とは言えても。「DVに寛容なのが日本の文化だ」ということは、自己を自文化における「少数者」だと認めるだけでなく、他の少数者たちをも抹殺してしまうことにつながるのに。精神科医という権威をもつゆえに個人的意見を横におき、「中立点」を探し、それによって自己の、そして他者の少数者性を消してしまう、この巧妙なメカニズム。

客観的に言ってしまえば、一つの文化の中にも異なる考えをもつ人々が混在し、文化の中ではつねに複数の価値規範がせめぎあいをしている、そんな葛藤の中で文化はダイナミックに変化を遂げているという当たり前の状況にすぎない。文化が不合理で否定的なものを含んでいる、ということはすでに人類学では「常識」の範囲に属する。にもかかわらず、「文化」という言葉を用いるとき、ある境界線の内部で共有認識が存在するかのような幻想をもち、問題を境界線の向こうとこちらの「異文化葛藤」にくくってしまう。

**事例Bをめぐって**

では、文化的なカテゴリーなど無視すればよかったのか。そうではないだろう。「DVに寛容なのが日本の文化」と認識することは、弊害は多いにしろ、けっして無意味ではない。

そもそも私の「日本はDVに寛容な文化」という認識はどこから来たのか。この認識自体、日本人の中でも階層や地域、年齢、個人的経験などによって幅があるにちがいない。私の場合、身近でそういう状況の存在やそれへの大人たちの反応を見聞きしてきたこと、TVドラマや小説に出てくるDVの場面の頻度やその取り扱われ方への認識が大きかったように思う。(注7) 少なくとも、犯罪としてDVがニュース報道されることなど一九九〇年代以前になかったという意味では、「日本はDVに寛容な文化」というのは一定の「事実」と言ってもいいように思う。(注8)

事例Bについて見てみよう。B子さんは三〇年間DVの被害を誰にも言えなかった。それをようやく告白したにもかかわらず、DVはその後話題からはずれていった。身体的暴力はおさまっており、心理的暴力は「今さら言ってもどうしようもないこと」だったから（「親父、あいかわらず性格悪いな」「誰も本当のこと言わへん家族やもんな」という、帰省したときの息子のせりふが彼女の日常をいちばんうまく映し出しているようであった）、外来に通う理由もDVそのものではなく不快な症状をどうにかしたい、というものだった。

今の症状が、どうDVに関わっているのかという洞察はほとんどすすまなかったし、私もすすめることが得策かどうかわからずにいた。すでに三〇年間その状況に耐え、ようやく夫が退職を迎えて弱さをみせはじめた今、すでに身体的暴力はなくなり心理的な平衡状態が保たれたいま、DVのからくりを解き明かしてみせることは、たとえ「あなたが悪いのではない」と強調したとしても結局「あなたの人生は失敗だった」と言ってしまうような気がしたのだ。彼女が秘かに望んでいたのは、「耐え忍ぶ女性」としてよくがんばってきた、立派だったと誉められることだったのではないか。だから耐えてきたことが「失敗」だったと結論してしまったら、彼女は自分の全人生を否定せざるをえず、崩壊しか道がなかったのではないか。

夫の死を秘かに願いながら、DVが問題の主題とならないこと。そこには、これまでの日本社会の規範を身のふるまいとして内在化し血肉化してきた女性の人生が表れている。それこそが、まさに「DVに寛容な文化」ということの意味ではないか?

事例Aに戻ってみれば、自分ではDVを許せないと思いながら、DVに寛容なのが日本の文化と規定し、それにあわせて中立の地点を探そうとした情けない治療者の関わり方や、DVの心理メカニズムの分析が日本では精神医学の必須の知識となっていなかったことが「日本はDVに寛容な文化」ということの意味だったのではないか。夫が二回目からカウンセリングに来なかったことも、にもかかわらず治療者が自責の念を感じることさえも。(注9) そして、この二例について学会で発表した後に、(31) 質疑応答の場では「治療にイデオロギーを持ち込むべきでない」というコメントを受けたことも（「DV

はよくない」というのはイデオロギーなのだろうか）、非公式の場では「こんな患者さんざらにいますね」「DVの夫婦って実際会うと仲がいいんですよね」「あなたもDVの被害者なんですか」という反応が返ってきたことも。

はぐらかしているわけではない。

自分の物差しより文化的物差し、文化的物差しより中立の物差し、治療者として、そう私は心がけてきた。けれども、中立が何かという判断が文化依存的であることには思いが至っていなかった。アメリカ人への日本の文化についての説明、男性への女性の心理についての説明、というような翻訳作業それ自体が、文化に彩られて行われていることにも。

クライアントの現状認識や内在化され身体化された規範、治療者自身の認識の歴史性、ケースに振り回されるその振幅、学問分野における主流の見解、それらをすべて含めて文化だと考えること。歴史的に構成された集合的《コレクティブ》な意味と、それが個々人の文脈の中で捉え直されていく道筋。まさにそのあたりに、「DVに寛容な日本の文化」[8]という認識は役に立つのだ。

カルチャー・センシティビティもジェンダー・センシティビティ[29]も既存のカテゴリーの枠にあてはめて、ケースを分析することではない。既成の枠として文化を用いるのでなく、それによって判断停止をするのでもなく、文脈の中をかき分けて状況に迫っていくこと。そんな使い方のできるような文化の概念。たとえば事例Aの妻の場合、アメリカ人であること、中国系であること、二世であること、そんな細分化されたカテゴリーの意味を、ステレオタイプ化に抵抗しつつカップルの歴史的生成の一部として理解に役立てていくことが必要であろう。[注10][10]

そして、「DVに寛容なのが日本の文化だ」という言明が、その文化を遂行（言説のパフォーマティブな側面(39)）してしまう危険については、注意の喚起を促し、実際に遂行されたときには異議申し立てをしつこいくらいに表明すること。暴力を振るう男性の気持ちを「わかる」ことは必要だとしても、わかることは許すことでは必ずしもない。そもそも異議申し立ては、相手のことをわからずにできない。社会を担いその変動に関わる一員として「わかるけれど許すべきではない」と言明することに何の躊躇がいるだろう。文化は今、自分がここで再生産しているのだ(注11)。

これは、誰のことをまずわかろうとするのかという問題にもつながるだろう。男性の気持ちなのか。女性の気持ちなのか。三〇年間暴力を受けながらも同居を続けてきた女性の気持ちを「わかる」とはどういうことなのか。誰がわかるべきなのか。誰がわかってこなかったのか。なぜ、わからなかったのか。それは、まさに、文化の内部に渦巻いている権力の問題である。

### 家族の転覆

DVは、暴力という異質なものの存在によって、予定調和に彩られ安定した家族イメージにひびをいれる。家族は小社会集団であり、家族のトラブルは社会・文化の権力関係をかなり忠実に反映する。文化の概念が揺らげば、家族やジェンダーといった概念にも揺らぎは伝染する。

五十嵐は、山形で多文化間精神医学の臨床を行うなかで、自己の治療的行為が結果的に家族を崩壊させてしまうことへの不安を率直に表明している(13)。彼は、日本人男性と仲介業者を介して結婚した韓国人女性の、母国で受けてきた傷をすくいとることによって、さまざまな相互の誤解からカップルを解放する。けれど、二人がよりを戻してやり直すだろうと五十嵐がほっとしたそのとき、女性は「美容師として生きていく決意が、今あなたのおかげでできたから大丈夫」と夫に向かって笑う。「はじめて男女が対等なかたちで出会ったとき、韓国人女性が現在の結婚の意味を見失うのではないかという不安」「彼女たちが母国での外傷体験から癒され、日本において自我同一性を再獲得したとき、それが結婚の根元的な意味を彼女たちに問いかけ、再び夫婦や家族の崩壊を促進させる危険性」、それらにおののき、五十嵐は一年間活動を休止する。

けれども、やがて五十嵐は「崩壊を恐れることが、文化自体の持つ葛藤や矛盾を内包させたまま神経症的外傷体験を増大」させることに気づく。そして「文化内で生じる私たちの外傷体験を意識化させるために、そして私たちの神経症的課題を克服するために、私たちは夫婦や家族にまで踏み込み、共存してもらえる外国人を必要とした」（二四頁）という心境に至る。

ところで、西と伊藤は『家庭の医学』において家族の像を転覆する試みを行っている(32)。グリムをはじめとする童話や日本説話は、家族が何らかの理由でばらばらになり、さまざまな苦難を乗り越えた後、ふたたび結合するという構成をもつものが多い。それらは一見、家族礼賛の物語であり、家族からはずれる者に対しての警告である。しかし、西と伊藤は「物語のヤマ場にあらわれるあそこをも家庭と呼びたい」（一五一頁）とし、元の家庭aと最後に戻る家庭c、その間を「家庭b（疑似家庭）」とする。たとえば白雪姫と小人たちの共同生活、灰かぶり姫の信仰する実母の墓、「小栗判官」の小栗が餓鬼阿弥として引かれていく相模から熊野までの道のりと、照手が下の水仕としてこきつかわれる遊女屋。さまざまな苦難を乗り越えていく過程において、登場人物たちは孤独なバラバラの存在ではなく、家庭bを形成しているのだ。

そして「家庭aだの家庭cだのは、物語の都合が生み出した虚構の家庭ではないのか」（一五九頁）と西らは疑い、「わたしたちの実人生はaだかbだかわからない、疑ってかかればみんなbに見える家庭の連鎖の間を、たらいまわしにされ、あるいは能動的に自分自身をたらい回しにしながら生きているのだ」と言う。

けれど、話はここで終わらない。日本の説話では、家庭bの位置にしばしば異類婚がはまりこむ。鶴女房が典型的だ。西らはあらゆる婚姻を異類婚とみなす。

「オンナとオトコは、異類どうしとして婚姻し、それを家庭とよびならわし、家族としての意識を持って、雑種ないしは新種、ともかく異類の子どもをつくってそれを家庭の中で育てている」

そのうえで、「家庭内のひとりひとりが在家庭外国人として、民族意識も持たず、寄留している家庭という異文化にたいしても何も持たず、むしろ違法在住者のように家庭にすむことができたらいいんだ」（一四〇頁）

「異類でさえあれば、家庭から追放されることができるのである。追放されれば、後ろ髪をひかれる思いなんて感じる義理はないのである。出ていきたければ、じぶんは異類なのだと主張すればいい」（一四五頁）と叫ぶのだ。

家庭そのものの破壊か、家庭らしさの破壊か、それはどちらでもいい。同一性の幻想をなくすこと。家族はよそ者の集まりという認識をもつこと。家庭という自己を縛る枠からの逸脱・逃走がそそのかされる。

そもそも、説話の語り手は、放浪する芸能者、家族からはずれた非定住民である。物語の魅力も、家族がバラバラになっている間の艱難辛苦にある。結末で異類が排除されるのは、もしくは主人公たちが家庭らしい家庭cにおさまっていくのは、ドミナントな社会へのリップサービスにすぎない。「家庭b」は、五十嵐の到達した地点となんと近いことか。「異類」を抱き込むことで、崩壊を免れる家庭。逆に癒されたとたん、分散していく家庭。臨床における真摯な関わりの必然的な帰結。

しょせんみんな異類だと言ってしまうことは、個々の歴史性を無視する危険性につながる。しかし、婚姻関係や家族の中のよどんだ空気を払い、風通しをよくするには、この言い切りはとても有効である。目の前のカップルの「法的婚姻」という形態が壊れるかどうかではなく、もっと突き抜けたレベルでの「家庭愛」の追求。

家庭bはなかなか魅力的である。事例Bでは、さしずめ環状線の電車が家庭bだったと言えよう。愛という名の労働を搾取される場であった家庭aに比べ、なんと心休まる場所だったことか。

昆はターミナルケアに精神科医として携わるなかで、夫の家の墓に入りたくないと言って外泊中に自分の入る墓を購入した女性患者の事例を報告している[19]。これも家庭bの追求と言えるのかもしれない。

「迫り来る死を前にしたとき、人がとる行動は多彩である。それぞれの意味は家族にさえ理解しにくいことが少なくない」と昆は言う。しかしたぶん、家族だからこそ理解しにくい、もしくは理解したくないことも多いのだ。家族aの中で「良妻賢母」として「夫に仕えてきた」女性たち。日本の文化的規範にあわせて人生を演じてきた女性たちが、死が迫ってきて思い切った行動をとる。

死にゆくということが一つの権力の獲得でありうること。[26] その彼女たちの「反逆」の重み。「死にゆく人」という異類となって、ようやく異議申し立てができるという事実の痛ましさ。もちろん男性でも死ぬとわかったら家庭aにもとづく役割から解放されたい人は多いにちがいない。

家庭a。集団の中でもっとも永続性を期待され、メンバーの出入りが歓迎されず、密室性が高く、連帯責任が求められ、国家によってもっとも信頼・期待される集団。家族が本来そういう性質をもっているわけではないことを実は誰もが知りながら、均一性、凝集性が求められる集団。ささいな反発も葛藤も、情緒的、閉鎖的な集団であるがゆえに、発酵して、殺人につながるような集団。[注12] これまで家族の平和を邪魔する悪者は、継母、つまり異類として切り捨てられてきた。けれども実母が、実父が、実子が、怖い狼になりうることはすでに十分知られている。[37] 家庭a。五十嵐の言う「共存してもらえる外国人を必要とするほどの神経症的課題」もそこから生まれてくるにちがいない。

## 強姦で生まれた子ども

家庭bとはクレオールの場でもある。クレオールとは「起源」ではなく「生成」、「純粋性」ではなく「混血性」、「普遍性」ではなく「多様性」を立脚点とする世界観である。[24] 国際結婚のカップルに、ダブルの子どもたちに、とりあえず「君たちはクレオールだね」と言ってみることはできる。[注13] そして、クレオールを礼賛することはできる。ただし、クレオールにはたんなる混血ではなく、異文化との対峙によって破壊を受けるという傷（被植民地化）が決定的に刻印されている。[注14] 外傷体験をもつという意味では、DVのカップルも同様かもしれない（DVの加害者も、児童虐待の被害者であったことは少なくない)。

あなた方は世界の矛盾やジェンダーのひずみを、自分の傷として背負って生きているのですね、と言うこと。でもそこに世界の新しい生き方(生きる技法としての「文化」)の可能性が育っているのですね、と言うこと。悩み多い時代に生まれる豊かな芸術。芸術と狂気が紙一重であることは、病跡学の専門家に聞いてみるまでもないことだが、それでも新しい美の可能性を追う「カタワもの」を見守ることは精神科医にもできるかもしれない。見守るより、「カタワもの」としてロールモデルになるということだってできるかもしれない(注15)。

けれども、ここで私たちは自分の立つ位置(ポジショナリティ)を問われる。

スピヴァックは「ポストコロニアリティとは強姦によって生まれた子どもである」と言う(42)。日本の多文化間精神医学の課題を考えていくときに、これほど鋭い言葉を私は知らない。

山形の「アジア人花嫁」(20)、業者の仲介による結婚は、婚姻をめぐる市場の国際化、国家レベルの経済格差、各国家内での男女の価値をめぐる事情(離婚女性の社会的立場など)などが入り組んだ末の、強者と弱者の折り合いの地点である。

山田は、『結婚の社会学』において、日本における国際結婚のからくりを身もふたもなく明している。日本では女性が自分より地位の高い男性と結婚する上昇婚が一般的であること、この条件に当てはまる対象者が減っているために「結婚難」がおき、既婚率が下がっていること。この国内結婚市場のアンバランスが国際結婚増加の背景にあり、日本男性は日本以外のアジア人女性と、日本女性は欧米人男性との組み合わせが多いのはそのせいであること(48)。業者の仲介による結婚、「アジア人花嫁」

の存在はその端的な現象である。(注16)

つまり、経済難民ならぬ経済強姦という言葉があるとすれば、「ダブル」の子どもたちに向けられるまなざしの複雑さは、まさにポストコロニアルなものと言える。

「アジア人花嫁」や「ダブルの子」だけではない。共存してもらえる外国人を必要とするほどの神経症的課題を抱える山形の「私たち」だけを「強姦者」の位置においておけるほど、状況は単純ではない。山形の「私たち」に、私たち（すでにこのあたりで複数形は破綻してしまう！「この私」としてしか問いは成り立たない）はどう関わっているのか。「田舎」「地方」「僻地」「農家の長男」、結婚市場におけるそれらの市場価値を低く見積もるのは誰か。三高を望む独身女性か、娘に「苦労」をさせたくない親か、女性に嫁役割を期待する農村社会か、故郷を捨て都会を享受する次男坊、三男坊か。イノセントな者などどこにいるのか。

鵜飼はスピヴァックの言葉を解説して以下のように言う。

「強姦自体はどんなことがあっても正当化されない。しかし、子どもができてしまった場合は、その子どもを排除してはならないという意味。この言葉自体を、誰が、どこにアクセントを置いて、どういうふうに言うかで、まさに発話の位置が問われるような言葉だと思います。直接にはインドの言語状況における英語のプレゼンスについて語っているのですが、……単なるメタファーとして言っているのではないでしょう(44)」

日本の多文化間精神医学はどこに立ち、誰に向かってこの言葉を吟味すべきなのだろう。アジアの国々に対する戦争責任の問題、学生運動と反精神医学の「総括」、現代の国際経済における日本の役割、それらについて語ることを避けたままで、どこまでいけるのだろう？

『戦争とレイプ』というビデオに、旧ユーゴスラビアの内戦中の組織的なレイプで妊娠し、出産し、その子どもを育てている女性が映っている。(38) 辛い経験を思い出して静かに涙を流しつづける彼女の横顔。赤ん坊のあどけない横顔。そして一年後に訪れたビデオ・クルーの前で、少し成長したその子どもをあやす彼女の姿。メタファーではない現実。

私たちは、どこに立つべきなのだろうか。彼女の立場に？　彼女を見守る母親に？　強姦によって生を受けたのだといずれ知らされるであろう子ども自身に？　それともビデオを撮《うつ》し、彼女の「事実」を遠くの人に伝えようと試みる監督に？

旧ユーゴという、日本人としては自分に火の粉が降りかかってこない場所でさえ困難な問い。それを山形の農家で、歌舞伎町の性病クリニックで、フィリピンのジャピーノの多い託児所で、住所非公開の女性シェルターで、私たちは問うことを求められているのではないか。

## 最後に

揺らぐアイデンティティを主体に取り込むことは、「文化」と「家族」という大きなカテゴリーの脱構築に自然につながっていく。本稿はそのささやかな試みであった。しかし、カテゴリーを壊すことはカテゴリーを押し付けることと同じくらい危険でもある。国家や性差といったカテゴリーは、本質的に扱う必要のあるほど圧倒的なカテゴリーでもしばしばある。たとえば出入国許可や、国籍にもとづく昇進停止や年金受給無資格といった現実の制限。性同一性障害の人たちの日常の不便。境界線を越えることは、しばしば命がけの行為である。

それに、ステレオタイプ化されたアイデンティティは枷であると同時に鎧にもなりうる。戦争体験などにおける定型化された語りのもつ意味の深さと、それを侮蔑する人への不快感を人類学者の松田は率直にあらわしているが、たしかに定型化された語りでしか語りえないことはある。(23)

すべてを壊して喜ぶ「イノセント」な子どもから脱皮して世界と関わっていくために、「文化」をはじめとするカテゴリーの意味を、その存在価値を吟味することは必要だ。カテゴリーが権力関係を背景に維持され、それゆえに権力作用の発現の効果をもちつづけていることを示すためにも。ステレオタイプに抗し、その暫定的な性格を認識しつつも。

考えてみると、私たちは、すでに多文化間精神医学というきわめて「ポストモダン」で「クレオール」な言葉を名に冠している。「多文化間」の「多」と「間」のあいまに、私たちはいくらでも思い入れを込めることができる。思い入れが十分伝わったときに、多文化間精神医学は、家庭のように表向きは解体・消滅していくとしても。

(注1) 文献(14)(15)(34)(35)(36)(43)(45)(47)の他、『現代思想』の特集「クレオール主義」(一九九七年一月号)、「カルチュラル・スタディーズ」(一九九五年三月号)、「文化節合のポリティックス」(一九九八年七月号)、「ブラックカルチャー」(一九九七年十月号)、「女とは誰か」(一九九七年十二月号)、『思想』の特集「ジェンダー/セクシュアリティ」(一九九八年四月号)、「歴史の詩学」(一九九六年八月号)、『批評空間』の「ポストコロニアルの思想」(第Ⅱ期一一号、一九九六) など参照。

(注2) 自然科学の論文の形式の陰に、書く主体の存在(意図、戦略、利害、不安もろもろ)を隠し、Something New を報告するという形式は、「文化精神医学」という分野にふさわしいのだろうか。そのときの Something New

とは、特権的な場所から見たSomething Newでしかないのではないか。ずっとそこにあったけれども見えなくされていたもの、見てもらえなかったもの、一度は脚光を浴びていたけれど忘れ去られたもの、それらが特権者の気まぐれで光をあてられることがSomething Newとされてきたのではないか。何か一つの発展過程（歴史）を想定する欲望に逆らうこと、精神医学における特権的な場を暴き、その地位を否定すること、そこから文化精神医学はようやく独自性を発揮できるのではないか。

（注3）私はなぜ論文を書くのか。心ある者への呼びかけを求め、応答を待っているからである。直接の応答でなくてよい。まわりまわって忘れた頃にさざ波のように戻ってくるなにか。呼びかけるには、せめて聞いてもらうには、中身をのぞき込んでもらうには、私には私自身のことから語る以外のましな手段を知らない。だからここでも私は一人称を用いて語ることを選ぶ。けれども書きながら、自己を語ることの限界を同時に痛切に感じる。別稿（29）でも自己省察（self reflexivity）を称揚したことがあるが、そもそも自己省察は非常に困難である（25）。自己をさらけ出すことの重さ、さらけ出したつもりでも残ってしまう甘さ、露悪趣味と紙一重のナルシシズム。時間的・空間的な距離の力を借りて（つまり、現場を離れ、しばらく経ってからで）さえ、精神的に疲れる効率の悪い作業。自分を横においておくという従来の科学の方法論はそれなりに意義があるのだ、心理的抵抗を減らし切り込みを深めるという意味では。もちろん、自己省察を心がけることは重要だが、それよりも自己省察の困難性を認識し、つねに第三者の注視・介入を呼び込むような、開いたシステムを形成することのほうが大事なのかもしれないとも思う。自己省察の試みを第三者に分析してもらうのが、とりあえずはいいのかもしれない。

（注4）この事例の詳しい紹介は脚色を加えたかたちで文献（28）に発表している。

（注5）一方「なぜ殴るのか」という問いは少ないが、イタリアのデラ・コスタは以下のように分析する。家事労働は「愛の労働」であり、愛の労働は支払われない労働だから、男は不満をもっても彼女の賃金切り下げというペナルティを課せない。そのため男は恫喝手段として肉体的暴力を用いる。しかし「妻が働かないから」ではなく「夫を十分愛していないから」、夫は「妻を愛しているから」殴るのだという正当化がなされる（7）。「愛」という言葉を「気遣い」とでも言い換えれば、かなり多くの文化に通用する分析ではないだろうか。

（注6）外傷性精神障害の治療に携わる人たちの中には、経験を積んでいくにつれて中立を否定していく人が多いような印象を受ける。もちろん、「中立」の意味にもよるのだが（12）（22）（41）。

（注7）マンガ『自虐の詩』（11）は、DVの夫婦の機微を並みの精神科医を凌駕するような鋭さで描いた名作である。ただ、DVを容認し美化する社会状況に益してしまう危うさは否定できない。

（注8）私の認識は、DVの発生頻度の多い少ないではなく、その文化（の優勢勢力）がどう倫理的判断を下しているかの米国との比較だった。米国でもDVに寛容でないのはフェミニストだけ、ということは十分ありうる話だし、米国を一元化してみていたことも大きな問題であろう。

（注9）DVや性暴力の加害者を治療にのせることの困難さを文献で知って、ようやく私は自責感から逃れられた。何をしても彼はきっと来なかったのだとふと思うことで、事例の見方まで大きく変わる気がした。

（注10）アメリカの精神科医からすれば、事例Aなど「アジア人がアジア人カップルをみているからお互いよく分かり合えるだろう」と思うかもしれないのだ。

（注11）自分がその社会のメンバーでない場合は話が困難になるが、そのときも異議申し立てを行うことはつねに認められるべきだと私は思っている（30）。

（注12）たとえば「日本一醜い親への手紙」（5）などには、発酵して行き場を失った家族への怨念がこれでもかこれでもかと記されている。

（注13）半人前といったニュアンスをもつ「ハーフ」を避け、二つの文化をもつ「ダブル」という呼び方がしばしば使われる。しかし、ダブルという言葉にも文化の輪郭のリジッドさや特権性が感じられなくもない。「クレオール」や「メスティーサ」、アブ＝ルゴッドやナラヤンのいう「ハーフィーズ」のほうが流動性を秘めているように思える。また当事者である子どもたちが「ガッタイ人」「両方人」といった言葉を発明しているのは、まさに新たな文化の創成を予感させて興味深い（33）。

（注14）クレオール性とアメリカ性の違いがそこにある。同様に「クイア」にしてもたんに多様な性というだけでなく、卑下され侮蔑されてきた性というニュアンスを残している。

（注15）芸術と狂気を見分けようとすること、既存のシステムへの適応を目指すことが精神医学に与えられた限界なのかもしれないが。

（注16）もちろん例外はたくさん存在するし、パターンに当てはまるカップルがすべて上昇婚のために相手を選んでいるわけではない（17）（40）。けれども、「たまたま好きになった人が」という部分にも権力は染み透っている。家

族や結婚に私たちは情熱や愛情を重ねたがるが、そしてそれは必ずしも間違いではないが、同時に家族や親族間の力関係は冷徹なまでに国家レベルでの、またジェンダー・レベルでの地位関係のバランスの上に成り立っている。

## 文献


(1) Abu-Lughod, L.: Writing against culture. Fox, Richard G., ed., *Recapturing Anthropology*, 1991, pp.137–162.

(2) Anzaldua, Gloria : *Borderlands/La Frontera : The New Mestiza*. Spinsters/Aunt Lute, San Francisco, 1987.

(3) Barnett, Ola W., D. LaViolette, Alyce : *It Could Happen to Anyone : Why Battered Women Stay*. Sage Publications, 1993.

(4) Bibeau, Gilles : Cultural Psychiatry in a Creolizing World. *Transcultural Psychiatry* 34(1) 9–41, 1997.

(5) Create Media編『日本一醜い親への手紙』主婦の友社、一九九七。

(6) ミランダ・デービス編（鈴木研一訳）『世界の女性と暴力』明石書店、一九九八。

(7) ジョバンナ・フランカ・デラ・コスタ（伊田久美子訳）『愛の労働』インパクト出版会、一九九一。

(8) 江口重幸「文化精神医学への一視点――多文化間精神医学と医療人類学」、大西守編『多文化間精神医学の潮流』所収、診療新社、一九九八、二五九―二八〇頁。

(9) F・ファノン（海老坂武・加藤晴久訳）『黒い皮膚・白い仮面』みすず書房、一九七〇、三四頁。

(10) バイロン・グッド（五木田紳・江口重幸訳）「文化と精神療法」、『文化とこころ』三巻一号、一九九六、四―二〇頁。

(11) 業田良家『自虐の詩』竹書房、一九九六。

(12) ジュディス・L・ハーマン（中井久夫訳）『心的外傷と回復』みすず書房、一九九六。

(13) 五十嵐善雄「韓国人女性と神経症的課題」、『文化とこころ』二巻二号、一九九七、一九―二四頁。

(14) 今福龍太『遠い挿話』青弓社、一九九四。

(15) 今福龍太『クレオール主義』青土社、一九九一。

(16) 井上輝子・江原由美子編『女性のデータブック』有斐閣、一九九六。

(17) Johnson, W. R., Warren, D.M. eds : *Inside the Mixed Marriage*. University Press of America, Lanham, 1994.

(18) 梶原景昭「対立から共存へ」、青木保他編『文化人類学第8巻　異文化の共存』所収、岩波書店、一九九七、一—一二六頁。

(19) 昆啓之「死を意識して夫からの独立を強く主張した二症例——文化と倫理の視点から」、『第五回多文化間精神医学会抄録集』所収、一九九八、四二頁。

(20) 桑山紀彦『国際結婚とストレス——アジアからの花嫁と変容するニッポンの家族』明石書店、一九九五。

(21) Levinson, David: *Family Violence in Cross-cultural Perspective*. Sage Publications, 1989.

(22) Martin-Baro: *Writings for a Liberation Psychology*. Harvard University Press, 1994.

(23) 松田素二「文化・歴史・ナラティブ」、『現代思想』一九九八年七月号、二〇六—二一九頁。

(24) A・マザマ（星埜守之訳）「「クレオール性を讃える」批判——アフリカ中心の観点から」、『現代思想』一九九七年一月号、一三二—一四五頁。

(25) E・メスナー、J・E・グローブス、J・H・シュワルツ（新谷昌宏他訳）『治療者はいかに自分自身を分析するか』金剛出版、一九九六。

(26) 宮地尚子「死にゆく人をめぐるポリティックス」、早川門多・森岡正博編、日文研叢書『現代生命論研究』所収、一九九六、三一—四一頁。

(27) 宮地尚子「フィールドの入り口で——あるいは文化精神医学らしさという呪縛」、『文化とこころ』二巻三号、一九九八、二三〇—二三七頁（本書収録）。

(28) 宮地尚子『異文化を生きる』星和書店、二〇〇二。

(29) 宮地尚子「現代社会と女性のメンタルヘルス」、『臨床精神医学講座第23巻　多文化間精神医学』所収、中山書店、一九九八、九九—一一〇頁。

(30) 宮地尚子「文化と生命倫理」、加藤尚武・加茂直樹編『生命倫理学を学ぶ人のために』所収、世界思想社、一九九八、二八九—三〇一頁。

(31) 宮地尚子「多文化間精神医学と治療者の倫理的視点」、『第四回多文化精神医学会総会抄録集』所収、一九九七、三七頁。
(32) 西成彦・伊藤比呂美『家庭の医学』筑摩書房、一九九五。
(33) 新田文輝（藤本直訳）『国際結婚とこどもたち——異文化と共存する家族』明石書店、一九九二。
(34) 「夫からの暴力」調査研究会『ドメスティック・バイオレンス』有斐閣、一九九八。
(35) ジャン・ベルナベ、パトリック・シャモワゾー、ラファエル・コンフィアン（恒川邦夫訳）『クレオール礼賛』平凡社、一九九七。
(36) シェイン・フェラン（上野直子訳）「（ビ）カミング・アウト」、富山太佳夫『フェミニズム』所収、研究社出版、一九九五、二〇九―二六一頁。
(37) 佐藤紀子『新版　白雪姫コンプレックス——コロサレヤ・チャイルドの心の中は…』金子書房、一九九五。
(38) シェリー・セイウェル（監督）『戦場のレイプ』（ビデオ）、カナダ国立フィルム省製作、一九九六、シネマトリックス日本語版製作・販売。
(39) 柴谷篤弘『比較サベツ論』明石ライブラリー3、明石書店、一九九八。
(40) 柴田佳子「インター・マリッジをめぐって」、『現代思想』一九九七年一月号、二〇〇―二一八頁。
(41) キャシー・シラード（鈴木研一訳）「女性の自立を助ける」『世界の女性と暴力』（文献6）所収、四三六―四四八頁。
(42) Spivak, G. C. : Bonding in Difference: interview with Alfred Arteaga（1993–1994）in *The Spivak Reader*, Routledge 1996, p.19.
(43) 富山太佳夫『フェミニズム』研究社出版、一九九五。
(44) 鵜飼哲「ポストコロニアルの思想とは何か（共同討議）」の中の発言。『批評空間』第Ⅱ期一一号、一九九六。
(45) キース・ヴィンセント、風間孝、河口和也『ゲイ・スタディーズ』青土社、一九九七。
(46) レノア・E・ウォーカー（斎藤学・穂積由利子訳）『バタードウーマン』金剛出版、一九九七。
(47) Warner, Michael ed. : *Fear of a queer planet: queer politics and social theory*. University of Minnesota Press, 1994.
(48) 山田昌弘『結婚の社会学』丸善、一九九六。

# 移住者のこころの健康と〈ヘルスケア・システム〉

## はじめに

移民・移住者のメンタルヘルスのために、どのような支援ネットワークが必要だろうか。支援ネットワークとはそもそも何なのか。本稿では、支援ネットワークを「メンタルヘルスケア・システム」として捉えなおすことで、この点について考えてみたい。

まず最初に、医療人類学の基本的概念の一つである「ヘルスケア・システム」を足がかりに、移民におけるメンタルヘルスケア・システムの概念を構築し、そのあり方を探る。つぎに、具体例として私自身がこれまで行ってきたボストン在住日本人のメンタルヘルス支援活動および、在日外国人への医療支援活動についてこのシステムの概念を用いて分析する。そして、最後にメンタルヘルス支援ネットワークのあり方についていくつかの提言を加えたい。

システムの概念を頭に置いていなくても、支援者が現場で当事者のニーズに耳を傾け、必要なことを行い、必要な関係者・関係機関につなげていけば、自然にシステムは構築されていく。逆にシステムを先に頭に描き、行政機関などが上からそのシステムを人為的に配置し構築しようとしても、実際に機能するようなものはできない。しかし、ゲリラ的につくられてきた支援ネットワークが今どのようなかたちになっているのか、そこでは何が有効に働いていて、何が不足しているのかを、システムの構造に照らし合わせて整理してみることは、けっして無駄なことではないだろう。とくに、自分自身が関わっている支援活動がシステムの中でどこに位置し、どのような特徴や他の活動との関係をもっているのかを振り返ってみることは、今後の活動の発展や、より有意義なネットワーキングに不可欠なことと思われる。

## ヘルスケア・システム

医療人類学の基本的概念の一つ、「ヘルスケア・システム」は、医療人類学者クラインマンが、台湾でのフィールドワークを通じて発展させたもので、いまや古典となった彼の初著作『臨床人類学』における主要分析装置となっている。この概念は、広義の医療（ヘルスケア）を文化的なシステムとして把握するためにつくられ、たんに医療制度だけではなく、病いや癒しをめぐる信念体系や行動基準、規範や役割、病者とそのまわりの人間との関係の在り方などをも包括的に含んでいる(7)。

ヘルスケア・システムは民間セクター（Popular Sector）、民俗セクター（Folk Sector）、専門職セクター（Professional Sector）の三つのセクターに大きく分けられる。民間セクターは個人・家族や友人、地域などの素人の場である。民俗セクターは「非専門的、非官僚的な専門家」から成り立ち（六三頁(7)）、シャーマニズムや治療儀礼、代替医療などの民俗・宗教的な場である。専門職セクターは制度的医療（現代医学）を主に指す（図1）。三つのセクターは互いにオーバーラップするが、病いの意味づけや

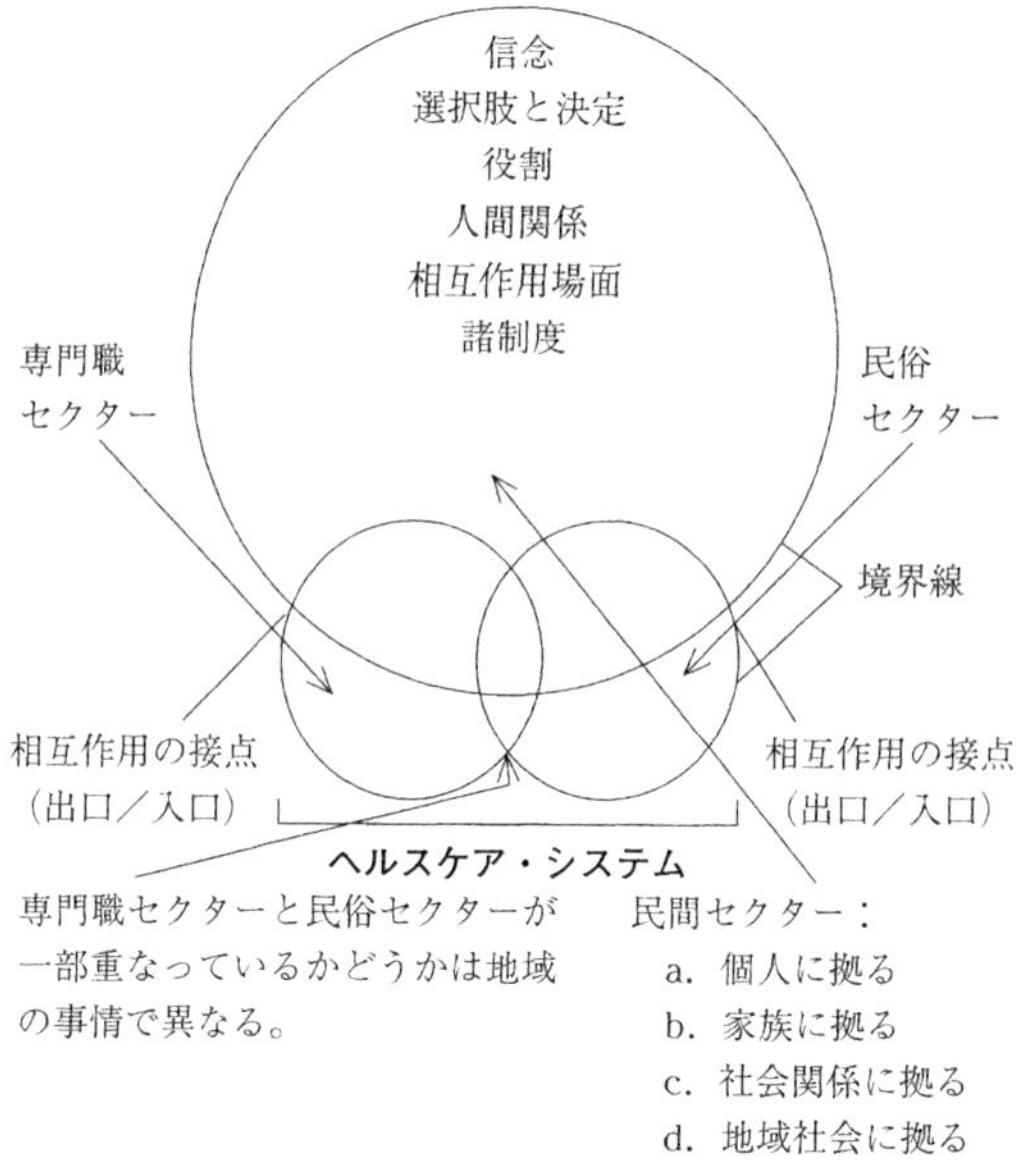


**図1　地域のヘルスケア・システム**

病気行動の方向づけなどに関してもっとも大きな位置を占めているのは民間セクターであるとされ、図でもその円はひときわ大きい。これは実際アメリカや台湾での調査から、病気エピソード全体のおよそ七〇―八〇％が民俗的な治療者や専門的な治療者に相談されることなく民間セクターで処理されているという事実にもとづいている。また、民俗セクターや専門職セクターに援助を求める場合であっても、どの治療者を選ぶか、その後も持続して援助を求めるかどうかは、民間セクターにおける価値判断にもとづくといった事実が、このモデルでは強く認識されている。この民間セクターへの注目は、世界保健機関などが推進してきたプライマリ・ヘルスケアやヘルスプロモーションの考えと通底するものがある。

ヘルスケア・システムという概念の一つの意義は、制度的医療における現実《リアリティ》把握や自然科学的な疾病理解だけを唯一の真実であると思い込むのはいかに偏った見方であるかを指摘することにある。そして、素人レベルでの症状の理解や、代替医療が提示する病気の意味、家族をはじめとするさまざまな人が治療において果たす役割などに私たちの目を向けさせる。人間がどう病いに向き合うかは、まさにこれらの文化的なシステムの中で方向づけられていくのである。とくに、こころの健康に絞って「メンタルヘルスケア・システム」を想定した場合、民間セクターや民俗セクターの占める範囲の大きさや、専門職者の把握できる現実《リアリティ》（精神医学のエピステモロジー）の限界性は著しく、病いや癒しのありさまを多元的なシステムとして捉え直すことは非常に重要である。(8)

## 移民のメンタルヘルスケア・システム

さて、移民のメンタルヘルスとそのシステムを考えた場合、前述のヘルスケア・システムの概念を二方向にモディファイする必要がある。

一つは、ヘルスケアでもとくにメンタルヘルスケアに絞るということである。クラインマン自身はもともと精神科医であるが、調査地台湾での人々の病気行動が心身二元論では把握できないこともあって、メンタルヘルスケア・システムを個別に想定していない。また、ヘルスケア・システムの概念は基本的には病気エピソードとその対応を主眼においてつくられ、予防や健康維持増進はカバーしていない。メンタルヘルスケア・システムという場合、純然たる身体的病気は除かれるが、心身相関が関わるものは多いので、多くの部分はヘルスケア・システムと重なることになる。一方、精神的な面では予防や健康維持増進と病気への対応との間の境界が曖昧なので、生活の潤い的な部分もシステムの範囲内に入れる必要がある。このように、ヘルスケア・システムとメンタルヘルスケア・システムではシステムの概念に重なりとずれが出てくる。

もう一つはコミュニティの多層性である。移民が接するコミュニティを考えた場合、彼(女)らの所属する(しうる)コミュニティとしては、移住国コミュニティ、現地の民族コミュニティ（エスニック・コミュニティ）、出身国コミュニティの三つがある。クラインマンはヘルスケア・システムを地域環境と結びつけて概念化し、たとえ地域にかなり異質な社会的リアリティが混在している場合でも、一地域には一つのヘルスケア・システムを想定したほうがいいとする。この考えを踏襲すれば、移民ともとの住民は同じヘルスケア・システムの中に存在し、それぞれによって重要なセクターや資源の多寡が異なる。たとえば、移民にとっては主に民俗セクターに特殊な資源が求められる、という捉え方になる。

しかし、移民自身の社会的リアリティからすると、これは不十分なように感じられる。多くの移民が援助希求行動をとる際、移住国コミュニティ、現地の民族コミュニティ、出身国コミュニティを明確に区別し、どのコミュニティのどのセクターから援助を求めるかは、その時々でさまざまな要因を勘案しながら、優先順位を決定していることが観察されるからである(10)(13)(17)(20)。これは交通・通信や流通網の発達によって、コミュニティそのものが空間の束縛から解放されつつあること、インターネット・コ

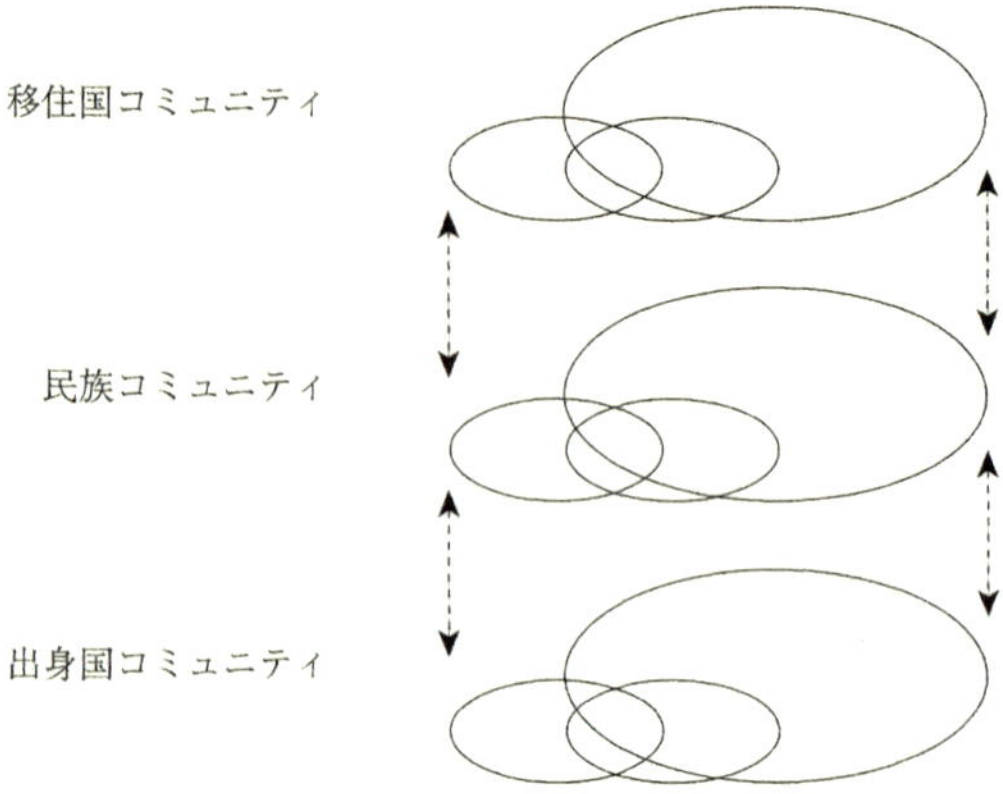


**図2　3コミュニティと3セクター**

ミュニケーションなどで仮想現実性を高めていることとも関係しているかもしれない。故郷は「遠きにありて思うもの」ではなく、頻繁に帰ったり、コンピューター上に立ち上げるものになっているのである。このように、移民の生活そのものがコミュニティ間を行き来しながら、多層的に成り立っている。したがって、移民のメンタルヘルスケア・システムは、三つのコミュニティと三つのセクターから成り立つと本稿では想定する（図2）。病いをめぐる行動（Illness behavior）または援助希求行動（Help seeking behavior）は、この3×3のマトリックスの中で重層的に行われることになる。

### 援助希求行動とメンタルヘルスケア・システムの内容

メンタルヘルスに関する援助希求行動には、家族への相談、福祉施設や教会の利用、友人とのばか騒ぎ、電話や手紙、占い、帰国、入院など、さまざまな行為が含まれる。具体的な内容を、私がかつて行ったボストン在住日本人のメンタルヘルス調査結果から見てみよう[13]。

表1は、ストレス解消のために日頃気をつけたり、とくにしていることを整理・分類したものである。表2は、健康問題に関する情報、アドバイス、援助はどこから得るか（「健康問題について」）、精神的問題や悩みを解決するための情報やアドバイス、援助はどこから得るか（「精神的問題について」）、もし自分が神経症、ノイローゼ、神経衰弱、自律神経失調症、うつ病のような状態になればどうするか（「精神的疾患に関する行動」）についての回答を分類したものである。対処行動としては、新聞や本から情報を得るなど自分一人でできることや、家族や友人に援助を求める人が多く、民間セクターが多く利用されていることがわかる。日本のビデオやテレビ、本、日本の友人への電話や手紙、帰国など、民族コミュニティ、出身国コミュニティの資源が多く使われている。調査当時以降、電子メールやインターネットの普及が進んでこの傾向はますます強くなっていると思われる。また状況が深刻になった場合も、身体的問題であれば専門家への相談が増えるが、精神的問題ではその割合が低いままで、自己解決や周りの人への相談が多くを占めている。問題が悪化しても専門機関の受診を考える人は少なく、精神疾患であっても内科受診を選択するなど、精神保健の専門職セクターを避けて多くの対処行動がとられていることがわかる。

表3にはこの調査結果をもとに、海外在住邦人の利用しうる資源をメンタルヘルスケア・システムの3×3のマトリックスで分類した。

## 支援活動とメンタルヘルスケア・システム1――ボストン電話相談

さて、移民のメンタルヘルスケア・システムについて全体像を探ったところで、筆者がこれまでに

**表1 ストレス対処行動**

分類（n=239，男=124，女=115，複数回答あり）．＊は心理的態度

| 非対人的 | 人数 | 準対人的 | 人数 | 対人的 | 人数 |
|---|---|---|---|---|---|
| 読書 | 14 | 運動 | 70 | 友達に会う | 9 |
| 日本のビデオ，テレビ | 11 | 趣味 | 27 | 友達と会話 | 19 |
| 睡眠 | 18 | 散歩 | 21 | 会合 | 6 |
| 休息 | 9 | アルコール | 11 | 日本の友達に電話 | 7 |
| 黙想，ヨガ，マッサージ | 6 | 買い物 | 9 | 友達に手紙 | 3 |
| 風呂，シャワー，サウナ | 4 | 旅行 | 8 | 家族と会話 | 6 |
| 英語の勉強 | 3 | 家事 | 7 | 配偶者に相談 | 6 |
| 気にしない，忘れる＊ | 23 | 食事 | 6 | セルフヘルプグループ | 1 |
| 考え方を変える＊ | 10 | ドライブ | 6 | 問題点を人に話す＊ | 6 |
| 成り行きに任せる＊ | 4 | 仕事に専念 | 2 | | |
| | | いつもの生活を維持＊ | 3 | | |

**表2　Illness Behavior & Help-seeking Behavior**

（n=239，男=124，女=115，複数回答あり，数字は延べの人数）

| | 健康問題について | | | | 精神的問題について | | | | 精神的疾患に対する行動 | | | |
|---|---|---|---|---|---|---|---|---|---|---|---|---|
| | | 男 | 女 | 全体 | | 男 | 女 | 全体 | | 男 | 女 | 全体 |
| 自己解決 | 自己解決 | 2 | 1 | 2 | 自己解決 | 2 | 2 | 4 | 自己解決 | 45 | 27 | 72 |
| | マスメディア | 14 | 37 | 51 | マスメディア | 11 | 12 | 23 | | | | |
| | | | | | | | | | 帰国 | 10 | 19 | 29 |
| 専門家以外に相談 | 家族に相談 | 13 | 27 | 40 | 家族 | 13 | 34 | 47 | 家族 | 53 | 75 | 128 |
| | 友人に相談 | 28 | 45 | 73 | 友人 | 27 | 56 | 83 | 友人 | 27 | 49 | 76 |
| | | | | | | | | | 上司，アドバイザー | 11 | 4 | 15 |
| 専門家に相談 | 内科医 | 47 | 50 | 97 | 内科医 | 8 | 5 | 13 | 内科医 | 7 | 12 | 19 |
| | 医療関係者 | 4 | 1 | 5 | カウンセラー | 4 | 1 | 5 | | | | |
| | | | | | 精神科医 | 1 | 2 | 3 | 精神科医 | 33 | 24 | 57 |
| その他 | 必要なし | 0 | 1 | 1 | 必要なし | 3 | 3 | 6 | その他 | 0 | 2 | 2 |
| | 得られない | 1 | 1 | 2 | 得られない | 2 | 4 | 6 | | | | |
| | 無回答 | 42 | 17 | 59 | 無回答 | 70 | 28 | 98 | 無回答 | 9 | 4 | 13 |

**表3　海外在住邦人のメンタルヘルスケア・システム**

| | Professional Sector | Folk Sector | Popular Sector |
|---|---|---|---|
| 移住国（米国） | 医師，カウンセラー | 瞑想，ヨガ，マッサージ | 友人，学校，職場，メディア，教会，セルフヘルプグループ，民間薬（OTC），学校アドバイザー，アスレチッククラブ |
| 民族コミュニティ（日本人コミュニティ） | 日本人医師，バイリンガルカウンセラー，留学中の医師 | 鍼灸，指圧，禅，整体，あんま，漢方，教会，宗教団体 | 家族，友人，日本からの持参薬，日本のビデオ，テレビ，新聞，書物，風呂，日本食レストラン，雑貨店，コミュニティペーパー，日本語学校，塾，日本語図書館，領事館，日本人会，日本語電話相談 |
| 出身国（日本） | 医師，カウンセラー（帰国，メール等による） | 民間，宗教療法（帰国，メール等による） | 家族，友人，仕送り，国際電話，ファックス，手紙，電子メール，インターネット，帰国 |

行ってきた支援活動について、この枠組みを通して分析を加えてみたい。

一つめは、一九八九年から三年の留学の期間に行った海外邦人への段階的なメンタルヘルス支援活動である。第一段階は前述の、在ボストンの日本人対象にアンケートと面接調査をした「海外在住日本人のメンタルヘルス」研究。第二段階はメンタルヘルス・ハンドブックの作成と配付。第三段階はボランティアによる日本語電話相談サービスである。電話サービス開始後一年あまりで筆者は帰国したが、その後も活動はボランティア・メンバーによって続いている[12][15]。

支援活動を始めた理由は、調査対象者のうち約四分の一が精神的不調を呈しており、社会支援の少なさとの関連が強いという調査結果が出たこと、けれども地域での支援ネットワークは層が薄く脆いことを認識させられたことが大きい。そこで調査結果を現地に還元することを兼ねて、社会的に孤立した人にも手が届く情報を提供し、精神的問題に関する関心を高めようと、メンタルヘルス・ハンドブックを作成し、現地の日本人に配付した。内容は調査結果概要、海外生活で起こりやすい精神的問題の説明とアドバイス、現地での医療情報や支援機関リストである。幸いハンドブックを読んでメンタルヘルスに関心をもつ人たちが集まってくれたので、その人たちを中心に「サポートクラブ」を結成し、日本語による電話相談サービスを始めたわけである。電話相談の基本方針は、セルフヘルプ、非専門家による援助、プライバシー厳守と匿名性の三つで（ニューヨークWISH⑴の活動を参考にした）、誰もが気軽に相談できるよう「よろず相談」的側面を強調した。調査やハンドブック配付を通じて日本人会・病院・精神科医などとのネットワークを広めていたため、深刻な問題にもある程度対応可能となった。

活動として匿名の無料電話相談を選んだのは、調査結果でも精神科受診への抵抗は予想外に強く、対象者の利用を促すには精神医学的専門性を重視するよりも、窓口の広い活動が有効だと思われたこと、地理的・心理的・経済的な壁を低くしたかったこと、活動を一人で背負うのではなくグループで分け合いたかったこと、そして筆者が帰国しても継続可能な活動にしたかったことなどが理由である。

ボランティア・メンバーは、帰国などで入れ替わりながらも常時五―十人、月一回ミーティングを行い、相談への対応を協議・検討し、随時専門家の意見を聞き、トレーニングを受け、資金集めを行っている。また、一緒に食事をしたり、出かけたり、メンバー同士の支えあいも活発である。

電話相談の件数は、一九九二年五八件、一九九三年九九件、一九九四年五七件であった。その後日本人会会報、日本情報誌への広告掲載やポスター掲示などにより存在が徐々に知られ、波はあるものの平均して現在は毎月約十件の相談があるとのことである。相談者の男女比は圧倒的に女性が多く、二十代の学生がめだつ。相談者の米国滞在年数は一年以内が約半分を占めるが、なかには二〇年在住という人もおり、在住期間が長くても日本人関係の情報が手に入りにくいとか日本人の知り合いがいないということで電話をかけてくる。相談時間は十分以内が約半数、二〇分以上が約三〇%、なかには一時間以上の相談を何回も繰り返すようなケースもある。相談の内容としては、住居や習いごとに関する情報、トラブル処理についての法律的情報、医療機関や医療保険についての問い合わせのほか、詐欺にあったとか、夫のアルコールと暴力で心身がへとへとである、など多様な相談がある。学生からは、日本人の友人がいない、日本人と知り合うチャンスがない、日本語で思い切りしゃべりたい、といった話し相手を求めての電話も少なくない。より深刻な内容、孤独や不安、友人との重大なトラブル、うつ状態などの相談も割合としては一〇%程度ある。(5)

ボストンの日本人人口は約六千から一万人と推測され、サポートクラブの活動はメンバーの人数や相談件数からみても些細な活動にすぎない。しかし、その意義としては、前項で述べたコミュニティとセクターのマトリックスで言うと、以下の点があげられる。(一)民族コミュニティの民間セクターに属す。(二)民族コミュニティの他のセクター、とくに専門セクターとの橋渡しをする。(三)民族コミュニティから移住国コミュニティへの橋渡しをする。(四)サポートクラブそのものがメンバーにとって自助的な機能をもつ。

## 支援活動とメンタルヘルスケア・システム2——ＡＭＤＡ国際医療情報センター

つぎに筆者が一九九三年から二〇〇一年まで関わっていたＡＭＤＡ国際医療情報センター（以下セ

ンターと略）の活動について分析したい。センターは日本に住む外国人が安心して医療を受けられるよう情報提供を行うNGOで、一九九一年よりまず東京で（以下センター東京）、一九九三年から大阪でも活動を始めた（以下センター関西）。私はセンター関西の代表をしていた。センター東京は東京都の委託を受け、九カ国語で対応し、年間三千件以上の相談をこなしている。センター関西はそれより規模は小さいが五カ国語で対応、年間千件あまりの相談がある。外国人やその周りの人たち、医療機関などからかかってくる電話をボランティア通訳が受け、内容を整理して、スタッフとともに必要な情報を探し、適切な医療機関を紹介したり、日本の医療福祉制度を説明したり、他の外国人支援団体を紹介したりする。

センターが提供するのは、医療そのものではなく医療情報であり、医師は頻繁に連絡をとることで活動をサポートしているが、センターに常駐はしていない。また、言うまでもなく精神科領域だけでなく保健医療全般の相談を扱っている。

それでも、精神科関係の相談は毎年、センター東京、関西とも全体の五％前後と一定の割合を占めている。精神科関係の相談の特徴は、本人からの相談が半分以下で、公的機関（自治体、保健所、国際交流協会等）、友人・知人、配偶者、病院関係者、他のNGO団体など代理人からの相談が多い点である。相談内容としては、言葉の通じる医療機関の紹介を求めるものがもっとも多く、今かかっている病院ではよくならないための転院希望、特殊な問題で相談先がわからないなど医療機関の紹介を求めるものがそれに次ぐ。文化的な理解や人権意識、治療レベルの高さを期待して外国での診療経験をもつ治療者を希望する相談も少なくない。このほか、日本では処方されない薬や現在服薬中の薬の調整を必要として相談してきたり、通訳や言葉のできる付き添いの希望、医療機関への苦情、医療制度についての質問、治療費の相談などがある。また、情報提供よりも、話をただ聞くとか、患者やその周りの人を精神的に支えることが求められるケースもしばしばある。

病像としては、うつ・神経症圏（抑うつ状態、不安神経症、適応障害等）、精神病圏（心因反応を含む）が多いが、子どもの発達問題、ストレスからくる身体症状、アルコール・薬物依存、摂食障害、てんかん、国際結婚やカップルの問題など相談は多岐にわたり、外国人の定住化の様相が窺われる。

センターの対応としては、精神科関係の医療機関（カウンセラーを含む）の情報提供がもっとも多く、つぎに他のNGOの紹介、いのちの電話など心の電話相談窓口の紹介、保健所や国際交流協会など公的機関の紹介と続く。表4は、相談活動の蓄積から在日外国人の利用しうる資源を、メンタルヘルスケア・システムの3×3のマトリックスで分類したものである。

センターの活動の意義は以下のように整理できるだろう。（一）移住国コミュニティの民間セクターに属する。（二）民間セクターから専門職セクターおよび一部の民俗セクターに橋渡しする。（三）移住国コミュニティから民族コミュニティへの橋渡しをする。（四）移住国コミュニティの多文化性を促進する。（五）ヘルスケアとメンタルヘルスケアのつながりを強化する。

電話相談という形態は、精神医学的な状況判断や対応が限られる半面、費用がかからず、匿名のまま話ができるので滞在資格をもたない外国人にも利用しやすい。また、窓口が精神的問題専門でないことは、心の問題で専門家に相談することに抵抗を感じたり、精神病とみなされることを恐れる外国人にとっては逆にアクセスしやすいし、精神科以外の相談に対応することで病気に関する不安を取り除き、精神的な負担を軽減する効果もあるといえよう。

表5に、移民のメンタルヘルスケア・システムにおける各コミュニティや各セクターの特徴、利用可能な資源の質と量を左右する条件について整理をしておいた。利用可能な資源は実際に存在するとは限らず、移住者の出身国と移住国との組み合わせによって大きく変わるだろうし、地域ごとの政策や姿勢、先に移住した者の有無などによっても差は大きいと思われる。日本から米国への移住はその中ではかなり条件に恵まれたほうだと言えるが、逆に日本は移住国としての条件が整っておらず、資源の乏しさ、ネットワークの貧弱さが憂慮される。

## まとめ

以上の分析から、今後の支援ネットワーク構築についての重要な点をまとめておきたい。

（一）システムの多元性と多層性を保証すること

さまざまなトラブルに遭遇しながらも精神的な不調をきたさない人は、多元的にコミュニティの資源を活用している傾向がみられる。一方、3×3のマトリックスのどれか一カ所にのみ資源が偏っていると問題が出やすい。精神的に不調になる人の場合、移住国コミュニティにのみ固執する（外国人になりきろうとする）とか、逆に民族コミュニティの中ですべての生活をすませてしまうことがよくある。コミュニティは、ストレスや精神的問題対処に役立つ資源を提供しうるものの、同時にストレス源、問題源にもなりうる。あれがだめならこれ、と、複数の対応策が可能であり、柔軟に選択できる状況が望ましい。

**表4　在日外国人のメンタルヘルスケア・システム**

| | Professional Sector | Folk Sector | Popular Sector |
|---|---|---|---|
| 移住国<br>(日本) | 医師,<br>カウンセラー,<br>保健所 | 鍼灸，指圧，<br>あんま，漢方，<br>禅，整体，宗教 | 友人，学校，職場，自治体窓口，入管，民間薬（OTC），いのちの電話，外国人支援団体，国際交流団体，福祉事務所，医療関係 NGO |
| 民族<br>コミュニティ | 外国人医師，<br>バイリンガル<br>医師・カウンセラー，<br>留学中の医師 | 宗教的治療，教会，<br>民間療法，瞑想，<br>ヨガ，マッサージ，<br>占い | 家族，友人，持参薬，外国人ソサエティ（職場），外国語のビデオ，テレビ，新聞，書物，各国料理店，雑貨店，コミュニティペーパー，外国人学校，セルフヘルプグループ，教会，領事館，溜まり場（ディスコ，バーなど） |
| 出身国 | 医師，カウンセラー（帰国，メール等による） | 民間，宗教療法（帰国，メール等による） | 家族，友人，仕送り，国際電話，ファックス，手紙，電子メール，インターネット，帰国 |

**表5　メンタルヘルスケア・システムへの影響要因**

| | Professional Sector | Folk Sector | Popular Sector |
|---|---|---|---|
| 移住国 | ←国家間の政治経済・文化社会的距離および上下関係<br>受け入れ国民の言語能力・文化理解・他者受容の程度<br>国の移民政策，移住者の在留資格 | | |
| 民族<br>コミュニティ | ←移住者入口，階層構成，移住目的<br>もとの民族性，凝集性，ライフスタイル<br>国際通信・流通網の発達程度<br>個人の文化変容度，言語力，滞在期間，目的<br>ナショナリズムの程度 | | |
| 出身国 | ←国際交通・通信網の発達程度，ビザ等手続きの煩雑さ<br>距離，帰国費用，移住スタイル，目的<br>移住者の心性（故郷に錦等） | | |
| | ↑<br>両国の医療制度<br>健康保険制度<br>精神科の専門分化<br>精神病への偏見<br>「身体化」の傾向<br>診療費用 | ↑<br>宗教性<br>文化的相違の程度<br>伝統医療の有無<br>医療制度の規制 | ↑<br>安全性，環境<br>便利さ<br>個人の経済状況<br>民主化程度 |

（二）民間セクターが重要であり、専門職セクターの役割は限られていること

電話相談の内容と対応からも、支援の広がり、ソーシャルワーク的アプローチの必要性を理解してもらえたと思うが、メンタルヘルスではとくに専門的医療モデルでは不十分である。[20] バイリンガルの精神科医の治療は支援ネットワークの一つの結節点にすぎず、たとえ重症なケースが最終的にそこに行き着くとしても、そこまでの経過とつながりを重視すべきである。

（三）民族コミュニティにおける民間セクターの重要性

ここでの資源の質と幅、量は、生活の不便を補い、自分たちのアイデンティティやプライドを保つことにつながり、異文化生活の質に直結するといってもよい。支援の焦点として重視すべきだろう。

（四）情報支援の重要性

多様な資源が存在しても、存在が知られ、アクセス可能でなければ資源にはならない。システムの多元性と多層性も情報のネットワークがあってはじめて保証される。また、インターネットなどの情報革命は、出身国がこれまでのように望郷の対象としてだけでなく、現実的な資源提供にも大きな役割を果たすようになるなど、コミュニティのあり方にも変化をもたらしており、積極的な取り組みが求められる。

（五）境界人やネットワーカーの意義と養成

メンタルヘルスケア・システムの３×３の分類において、複数に所属したり境界線上にある資源（人的資源も含め）も多いが、そういった二重性や境界性、流動性や開放性が、ネットワーキングと資源の有機的活用に大きな役割を果たすと考えられる。日本における外国人、流動性や開放性の生活

状況を調査した研究によると、外国人と日本人の共生には両方をつなぐ役割をはたすキーパーソンが重要ということがしばしば指摘されている。[10][17][20]ときには蛇頭のように日本社会に潜り込み、自分たちの存在価値をつくりアピールし、小さいながらも産業を育てつぎの外国人をよびこみ、生活手段を提供し、コミュニティの人数を増やし、彼らが日本社会に軟着陸できるようなバッファーになっていく。一方、移住国の住民からの排斥や差別に耐え、跳ね返し、ときには誤解を解き、翻訳者の役割をも担っていく。病気に際しても、外国人の受療行動を左右する要因として、情報的支援（病院に関する適切な情報を提供してくれる人）の有無と、道具的支援（病院に行く必要があったとき通訳や身元保証人として付き添ってくれる人）の有無が大きいという。[4]多文化共生社会としてメンタルヘルスケア・システムが本当に機能するかどうかは、このようなエスニック・ネットワーカーがどれだけ育つかにかかっているだろう。

（六）リアリティの多様性の再認識

本来、ヘルスケア・システムは資源の多層性ではなく、病いにかかわるときの人々のリアリティの多元性を示すために概念化されたものである。本稿での分析は資源活用に筆をさいてしまったが、どのような資源をいつどのように利用するかは、当事者のもつリアリティにもとづいて方向性が決まっていく。そういう意味では、どんなかたちで移住者の精神的支援に関わるにしろ、当事者が声を出せる状況を整え、その声に耳を傾けること、その人にとってのリアリティに思いを十分馳せ、それに合った資源を提供することが、第一歩だといえよう。

（七）マイノリティ全般への支援

最後にもう一点。最近、民族や国籍にもとづく差異だけでなく、障害の有無や性的指向の差異など多様な意味での「マイノリティ」が自分たちを「異文化」として捉える動きがめだっている。(2)(3)(6)(11)(21)「ろう文化宣言」などがそのよい例であろう。そういう意味では、本稿の移住者のメンタルヘルスケア・システムは、それらのマイノリティにも応用可能な概念なのではないだろうか。ドミナントな人々（健常者やヘテロセクシュアルなど）が牛耳るこの社会が「移住国コミュニティ」であり、その社会の片隅や隠れたところにひっそりと息づくマイノリティ・コミュニティが「民族コミュニティ」に相当するわけである。そして、たとえば自閉症の人たちがホームページをつくり、自分たちを宇宙人になぞらえ、時空を越えたかなたに「自閉連邦」という故郷を想定するといった活動は、(18)アイデンティティや誇りを取り戻すためのマイノリティの仮想「出身国コミュニティ」建設の動きだと言えなくもない。今後このような方向でも、メンタルヘルスケア・システムの概念を発展させていけたらと思う。

## 文献

（1）福永佳津子「ニューヨークの日本語電話相談室」、大西守編『カルチャーショック』所収、同朋社、一九八八。
（2）伏見憲明編『クイア・パラダイス』翔泳社、一九九六。
（3）『現代思想　総特集――ろう文化』一九九六年五月号。
（4）平野裕子「在日フィリピン人労働者の医療機関への受診に関連する要因」、『健康文化』三号、明治生命厚生事業団、一九九七、一三九―一四八頁。
（5）生田洋子「日本語による無料電話相談サービスについて」ボストン日本人会講演資料、一九九三。
（6）木村晴美・市田泰弘「ろう文化宣言」、『現代思想』一九九五年三月号、三五四―三六二頁。
（7）アーサー・クラインマン（大橋英寿ほか訳）『臨床人類学』弘文堂、一九九二。

（8）Kleinman, Arthur : *Rethinking Psychiatry*. Free Press, 1988.
（9）小林米幸『外国人患者診療ガイドブック』ミクス、一九九三。
（10）駒井洋編『日本のエスニック社会』明石書店、一九九六。
（11）倉本智明「障害者文化と障害者身体――盲文化を中心に」、『解放社会学研究』一二号、一九九八年、三一―四二頁。
（12）宮地尚子「海外移住者のメンタルヘルス――電話相談活動の試み」、『メンタルヘルス　岡本記念財団研究助成報告集』四号、一九九二、三〇三―三〇六頁。
（13）宮地尚子「異文化におけるメンタルヘルスと病気行動――ボストン在住日本人の調査より」、『日本保健医療行動科学会年報』八号、一九九三、一〇四―一一六頁。
（14）宮地尚子「論点　外国人治療「違い」を尊重」、『読売新聞』一九九四年五月七日。
（15）宮地尚子「ボストンからの報告」、鈴木満・立見泰彦・太田博昭編『邦人海外渡航者の精神保健対策――欧州地域を中心とした活動の記録』所収、信山社、一九九七、一九四―二二一頁。
（16）宮地尚子「電話相談活動と文化精神医学――AMDA国際医療情報センターの活動を通して」、大西守編『多文化間精神医学の潮流』所収、診療新社、一九九八、三〇六―三二六頁。
（17）中野秀一郎、今津孝次郎編『エスニシティの社会学』世界思想社、一九九三。
（18）ニキリンコ：自閉連邦在地球領事館附属図書館　http://member.nifty.ne.jp/unifedaut/index.htm
（19）大西守・中川種栄・佐々木能久他「外国人精神障害者への援助活動ネットワーク」、『臨床精神医学』二二巻二号、一九九三、一八一―一八七頁。
（20）杉原達『越境する民――近代大阪の朝鮮人史研究』新幹社、一九九八。
（21）杉野昭博「「障害の文化」と「共生」の課題」、青木保他編『異文化の共存』所収、岩波書店、一九九七、二四七―二七四頁。

# マイノリティのための精神医学

## 1　マイノリティの生きづらさ

多文化共生社会という言葉がある。しかし、いくつもの文化が並列に平等に存在する社会は存在しない。「文化」の意味するところが、古典的な「民族《エスニシティ》」という意味であろうと、障害の有無、性的指向性、ジェンダーの違いなどからくる「サブカルチャー」的なものであろうと、そこには必ずマジョリティの文化といくつもの周縁的なマイノリティの文化が併存する。そして多文化社会に生きるといっても、その社会の中のマジョリティとして生きていくのか、マイノリティとして生きていくのかでは、生きやすさに天と地ほどの差がある。

マジョリティであれば自分たちが文化をもつということに気づかず、マジョリティとして存在することにさえ気づかないかもしれない。今の生活のあり方が自然で当たり前なのだと思いこんでいるかもしれない。自分の考え方や感じ方をあらためて振り返ってみることもないかもしれない(4)。

一方、マイノリティはつねにマイノリティであることを意識しなければならない。マイノリティが集団をなしうることを見出すまでは、ひとり自分だけを「変わり者」「異常者」「化け物」だと思い、孤立し、マイノリティと認識することさえできないだろう(5)。

マイノリティの人間がマジョリティの世界で自分らしく生きていくためには何が必要なのだろうか。本稿では、答えを直接探す前に少し遠回りして、まず移民・移住者のメンタルヘルスについて考えてみたい。そして、その分析を他のマイノリティに類比させながら、答えを考えていきたい。

さまざまなマイノリティの生きづらさの問題が、異文化コミュニケーションの問題として理解されるようになってきた今(10)(11)(16)(50)、逆に「本家」異文化コミュニケーションの問題、つまり移民・移住をめぐる心の問題について再考してみるのも悪くはないだろう。

私はこれまで多文化間精神医学・医療人類学の研究だけでなく、海外在住日本人のメンタルヘルス支援活動(25)(26)、在日外国人への医療支援活動(27)、難民キャンプ医療援助プロジェクト(32)等に関わってきた。一方で(28)(29)(31)、女性、死にゆく人(24)、DVや性暴力サバイバー、性的少数者、障害者、慢性疾患罹患者、被差別部落、沖縄といったマイノリティの問題(28)(31)にも関心をもってきた。そして、一見バラバラなように見えるこれらの問題に深く通底しているテーマがあることを、徐々にかつ鮮明に感じるようにもなってきた。本稿は、その通底するテーマを明確にしていく試みでもある。

## 2　移住者のメンタルヘルス

「異文化ストレス」を精神医学から捉えるとき、従来の出発点は「移住者は精神障害を被りやすい」(37)

という認識だった。つまり、異文化に行くことはストレスフルであり、精神的に不調になってしまう人が多いと考えられ、その前提のもとで多くの調査研究が行われたわけである。

けれども、調査によって、移住者みんなが精神的に調子が悪くなるわけではなく、逆に移住によってよくなる人もいることがわかってきた。そして「移住そのものは精神障害の率を高める要因ではない。しかし、移住に付随するいくつかの危険因子が障害の原因になる」[2][3]という認識に変わってきた。つまりどのような条件のもとで移住が行われるかが問題であり、受け入れ社会が条件を整えれば移住者の精神的健康は維持されるのだという見方に変換してきたのである。カナダは国家として移住者や難民の受け入れをしており、そうした見方を明確に出して施策をしている。カナダでは、移住者と難民に対する「メンタルヘルス特別調査委員会」が、疫学調査によって、メンタルヘルスへのハイリスクな要因を以下のように明らかにしている（順序は変更を加えている）[3][41]。

1　移住に伴う社会的・経済的地位の低下
2　移住した国の言葉が話せないこと
3　受け入れ国の友好的な態度の欠如
4　老齢期と思春期世代
5　移住に先立つ心的外傷体験もしくは持続したストレス
6　家族離散、もしくは家族との別離
7　同じ文化圏の人々に接触できないこと

順次説明していこう。

まず、1の移住によって社会的・経済的地位が落ちることは精神的危機をもたらしやすい。出身国では知識階級だった人が肉体労働の職しか得られなかったり、ひどい場合は仕事もなく、生活にゆとりがなくなるといった状況である。社会の中で自分が相対的にどんな位置をしめるのかも問題で、移住前よりあとの暮らしのほうが物質的には豊かだとしても、社会の中で底辺にいるという認識は、大きな精神的危機になる可能性がある。

2の移住国での言語能力の重要性については、あらためて説明するまでもないだろう。言葉ができないことは、学業や仕事への支障、情報獲得や意思疎通の困難だけでなく、能力が低く見られたり、自己尊重感が失われることにもつながる。

3の受け入れ国の体制としては、カナダのように多文化主義を国として進めているところと、日本のように移住を厳しく制限し、国際化と言いながら政策レベルでは何も進まないところとでは大きな違いが出てくる。受け入れ国の住民個々人が多文化状況に慣れているか、違う趣味や価値観の人と偏見なく付き合えるかといったことも大事である。友好的な態度が受け入れ国側に欠けていると移住者の適応は困難なものになる。

4の年齢では、思春期はアイデンティティ確立の時期と重なることもあり不安定で危機を感じやすく、非行・嗜癖・うつなどに陥りやすい。また高齢者は適応が遅く伝統的価値観から離れがたいことから、自尊心の喪失や孤立感につながりやすいといわれている。

5の移住前の心的外傷やストレスは、たとえば中国帰国者だと文化大革命とか、ベトナムやカンボジアでは内戦や長い難民キャンプ生活、拷問や強姦などがある。これらの心的外傷やストレス経験があると、移住後ささいなきっかけでフラッシュバックが起きたり、傍から見ると奇妙な回避行動をとったり、逆に麻痺して危険な状況に平気で入りこんでゆくなど矛盾した行動につながることがある。けれども、外傷体験は簡単に人に話せるものではなく、そのため支援者との間で誤解が生じたり、自己も他者も信頼できなくなって孤立に陥るなど、精神的危機を招きやすい。

6の家族構成については、単身より家族全員で移住したほうが精神的に望ましく、難民などで家族が離散して移住したり、分かれて移住した場合、精神疾患罹患の危険性が高まる。

7の同じ文化圏の人々との接触とは、移住者同士のネットワーク、民族《エスニック》コミュニティがあるかどうかといったことである。民族特有の食品店や新聞の発行、ビデオや雑誌の販売や貸し出し、中華街や日本人会といった空間や組織、資源が活用できることは、異文化に軟着陸するのにとても有用である。情報やネットワークに個人がどの程度参加できているかも大きい。移住国に慣れるにはなるべく出身国の人と付き合わないほうがいいというアドバイスはよく聞くが、調査では民族コミュニティに接することの精神的重要さが明らかになっている。

このように精神障害へのハイリスク要因が明らかになれば、移住者への支援策も理論的には簡単につくることができる。このような要因を減らせばいいだけだからだ。社会的・経済的地位が問題ならば、雇用を確保できるよう援助する。言葉の問題なら言語習得を援助する。受け入れ国が友好的で多文化主義的な環境をつくっていく。家族離散が問題ならば家族が再統合できるようにする。同じ文化圏の人たちが接するような機会を提供したり、もしそういったコミュニティがあれば、それを尊重しサポートする。心的外傷については、移住者がそういう経験をもっているかもしれないという認識や、歴史文化的理解を共有することが重要である。ちょっとした言葉で予想外の激しい反応が返ってくるときなどに、誤った解釈を防ぐのに役に立つ。老齢期と思春期世代というのも、年齢自体を変えることはできないので、そういう年齢の人と接する場合にその年齢自体が危険因子だと知っていることが大事である。

カナダなどでは移住者や難民のためのサービス機関をつくったり、民族コミュニティに財政的な援助をするなど、制度的にそのような対策が進められている(3)(41)。

## 3　移住者のサバイバルに最小限必要なもの

以上、ハイリスクな移住要因七つを説明したが、これらを少し違ったかたちで整理してみよう（図1）。ストレスフルな環境、自己否定、孤立の三点である。社会的・経済的地位の低下、言葉の壁、非友好的な受け入れ状況というストレスフルな環境で移住者は生きている。社会的・経済的地位の低下、言葉の壁、非友好的な受け入れ状況は移住者の自己評価をも低める。心的外傷体験はすでに本人の自己肯定感を直撃しているし、老齢期と思春期も自己評価が不安定になる時期である。そして、家族の離散、同じ文化圏の接触のなさは孤立につながり、心的外傷体験も孤立傾向に拍車をかける。

ストレスフルで余裕のない環境にいつづけると、人は自分のことを嫌悪し、社会的に価値がないと思ってしまいがちだ。そうすると意欲もわかないし、おどおどして人間関係も築きにくくなる。孤立すれば有用な情報や支援策から離れ、ますます不利な環境に追いやられる。環境と、自己否定、そし

**図1　移住者のメンタルヘルス**

| ハイリスク要因 | 問題 | 対応策 | |
|---|---|---|---|
| 1　社会的・経済的地位の低下<br>2　言葉の壁 | ストレスフルな環境 | 異文化共存的な社会制度 | |
| 3　受け入れ国の友好的な態度の欠如<br>4　老齢期と思春期世代 | 自己否定 | 自己肯定 | ・ピア（仲間）<br>・ロールモデル<br>・安全な居場所<br>・民族コミュニティ |
| 5　移住に先立つ心的外傷体験<br>6　家族離散，別離<br>7　同じ文化圏の人々に接触できない | 孤立 | 連　帯 | |

て孤立が悪循環していくわけである。

ではどのような対策が必要か。ストレスフルな環境については、すでに述べたように受け入れ国側が支援策を社会制度的に保証することが最重要であろう。けれど環境はそう簡単に変わらない。とすると、移住者は自衛策をとるしかない。自己否定に対しては自己肯定、孤立に対しては連帯、とくに同じような移住者間の協力、つまり民族コミュニティ、民族ネットワークが重要になってくる。

たとえば、私自身も相談をうけてきた、中国人帰国生を受け入れている高校での取り組みをみてみよう[6][30][38][45]。生徒の中には、親が失業して全然余裕がなかったり、ひどい場合離婚して一家バラバラになってしまったり、追いつめられているケースが少なくない。親に仕事がなく生活保護を受けているが、卒業して生徒が就職すると生活保護が止められ、いきなり親の面倒まで彼らの肩に掛かってくるといった事態もある。親は内戦、文化大革命など価値観が大きく揺れ動く中を生き抜き、日本人、日本人の家族であるという理由で母国で苦労をしてきた人も多い。多くの生徒は日本に来てすぐの小中学校の頃、いじめを経験する。日本語はぺらぺら話せるようにみえても抽象的な思考になると言葉がついていかないことがある。高校では白人留学生はもてるのに、アジア系だと見下げられる。

このように彼らは、社会的・経済的地位の低下、家族離散、親子ともどもの心的外傷の既往、受け入れ国の非友好的態度、言葉の壁、思春期、とハイリスク要因をほぼ網羅してしまっている。そんな中で「がんばる」生徒もたくさんいる。けれど、がんばりつづけられない生徒がいても不思議ではない。すぐに不安定になりパニックを起こす。先生に反抗的な態度をとる。自暴自棄になり非行に走る。万引きや無免許運転を平気でする。遅刻や欠席を繰り返す。日本人生徒との間で傷害事件を起こす。

そんな生徒に向きあって、担当になった教師は悪戦苦闘する。同僚の教師の無関心のなか、または「甘やかしている」「特別扱いしすぎ」「要は本人のやる気ひとつでしょう」といった批判のなか、日本語の補習をしたり、外国人生徒の母語や文化を日本人生徒が学ぶ機会をつくったりする。外国人生徒の先輩を後輩に紹介する。多文化教室などの部室をつくって、外国人生徒がくつろげる場所をつくる。

部室には昼休みになると外国人生徒が集まる。お弁当は日本文化の一つであり[13]、かつ家庭の経済状況を反映するからである。また昼食を共にする日本人生徒のグループに入れない不安や屈辱の大きさの表れでもあるだろう。

自分を見る周りの目に人一倍敏感な高校生。自己肯定をしろ、今の自分を受け入れろと言われても、経済的に豊かでない国から来ただけで馬鹿にされ、現実に生活も苦しく、複雑な思いも十分に表明できず、偏見に満ちた眼で眺められつづけたら、その価値観を内在化しないことは困難である。

では受け入れ側の認識が簡単に変わらないとき、社会の価値観に抵抗し、自己肯定感を維持するために必要なものは何か。熱意のある先生たちが試みていること、それはささやかな民族コミュニティづくりである。

ピア（仲間）が存在し、一歩先をゆく先輩（ロールモデル）がみつかり、安心できる場所であること。この三つが民族コミュニティの基本的な機能であろう。

人間は、自分と同じような悩みや考え、ものの見方をもつ人が全然いなければ、自分のほうが間違っているのかもしれないと自己を疑ってしまう。同じ悩みをもっている人間が他にいることを知り、そういう人間と言葉を交わし、情報を交換するだけで、つぎの行動への大きな力がわいてくる。

一歩先をゆく先輩は、現実的な将来の選択肢をみせてくれる。人は模倣しながら学んでいく生き物である。抽象的なイメージではなく、自分がこういうふうになりたいと思えるようなはっきりした目標が、生身の人間として身近にいてくれることの意味は大きい。

そして、安心できる場所、居場所。自分と合わない人や嫌なことを人生の中で避けることはできない。けれども、何かあって疲れたときに戻って行く場所、ここだと自分のままでいられるという場所は不可欠である。けっして逃げ場ではない。バラバラになりそうな自己をひきよせ、外と交通していくための力をとりもどす場所、エンパワメント(注1)の場所である。

自分がまるごと否定されているような気分になる社会の中で、外国人生徒がぎりぎりのところでふんばれるかどうかは、ほんの小さな居場所と仲間、そして少し先を行く先輩の存在の有無にかかっているように思われる。

## 4　マイノリティの自己肯定とコミュニティ

さてそろそろ、「異文化」を、移住者（民族マイノリティ）からあらゆるマイノリティの問題に広げていこう。

マイノリティの人間がマジョリティの世界で自分らしく生きていくためには何が必要なのか。先ほどあげた点が、ここでぴったりあてはまるのではないだろうか。

まず、自己肯定。自分自身を認めること、愛すること。そのうえで他者を認めること、愛すること。自己と他者の差異を認識しつつ、それに圧倒されないこと。他者からの圧力に抵抗しつつも、抵抗だけに力を尽くしきらないこと。

いかにマイノリティが自己肯定感を維持しがたいか、そのことがマイノリティ抑圧の原点にあるかについては、近年、驚くほど多くのマイノリティ運動の中で認識されつつあるようだ。

たとえば、青い芝の会など障害者運動の中で早くから議論されてきた〈内なる健全者幻想〉との闘い[21][57]。近年広がっている障害者のピア・カウンセリング[注2]においてもたびたび、自己否定が植え付けられる過程と、それに対抗する困難が言及されている[1]。また、あるアルコール依存症者は、自分のことを「仕事もできない。カネは浪費して、生活費も飲んでしまうダメ人間だ。これから何十年生きても、大声で笑うこともないだろう」と考えていたときにAA（アルコホーリックス・アノニマス）に出会って変わっていった[17]。半陰陽者の橋本秀雄はセルフヘルプ・グループ的な関わりの経過を、半陰陽者の

「悲しみ」と「憎しみ」から「私は存在してもいいんだ！」と思えるまでの長い道のりであると形容する。[7]また、アイス・キューブは黒人差別の一番の根っこは自己嫌悪であると明確に言明し、[9][53]ベル・フックスはそれが黒人間の性差別につながっていくからくりを明らかにする。[9]性暴力や虐待の被害者は汚れた醜い存在というイメージに長くもがき苦しんできた。[8][35][44][46]

心身をほり崩していくような否定的自己像。エンパワメントもセルフ・エスティームも言葉だけでは無力である。孤立したマイノリティに、どこから自己を肯定する力が湧いてくるだろう？　一人では生き残れない。「サバイバー」にはなれない。よしんば生き延びる（サバイブする）ことができたとしても、抵抗し返すことはできない。誰もが「赤だ」と言っているものを、たった一人で「青だ」と言いつづけることは不可能である。一緒に青だと言ってくれる人、せめて「たしかに青にも見えると思えば見えるよね」くらいは言ってくれる人がいなければならない。

自分と「同類」、「ピア」を見つけ、マイノリティ・コミュニティの可能性に気づくこと。サブカルチャーの萌芽に気づくこと。そして、ピア同士、見えない線でネットワークをつなぎ合わせていくこと。何かことが起これば情報がめぐり、必要な支援が集められる関係性。マイノリティのそのままの姿であることが許され、かつそれがサブカルチャーとして独自性を獲得していく場所。マイノリティが安心してほっと息をつげる居場所。マジョリティの世界にひっそりと浮かぶ小島。マイノリティ・コミュニティの誕生である。

たとえば、女性が「名前のない問題」に名前をつけるCR（consciousness raising）グループ。[15]たとえば、ゲイや他の性的マイノリティにとっての新宿二丁目の小さなバー。[5][54]たとえば、障害者たちの自立生活センター[1]。たとえば、アルコール依存症者にとってのAA[17]。たとえば、DV被害者のシェルター。たとえば、性暴力のサバイバーが語らいあうホームページ[44][46]。

そこでは、ロールモデルとなる人間が育ち、後からくる者の導き手になるだろう。「青にちがいない」と言ってくれる人だけでなく、「たしかに青にも見ようと思えば見えるよね。向こう側から見たら、赤に見えないこともないけど」と言ったり、「赤に見える人にはね、こうやって接したらいい」と言ってマジョリティの世界とつなげてくれる人、そこでサバイブするコツをこっそり教えてくれる人も出てくるだろう[48]。弁の立つ者がいれば外に向けて発信もしていくだろう。独自の文学や美術、音楽など芸術的創造性をのばしていく者もあるだろう。

マイノリティ・コミュニティはつねに流動的で過渡的である。マジョリティにも閉じられてはいない。必要な助けを得られればさっさとコミュニティを出ていく者もいるだろう。最初からコミュニティを避けて通る者だっているだろうし、外ではパッシング（マジョリティになりすますこと）をする人もいるだろう。いっぱい世話になったくせに二度と思い出したくないと嫌う者だっているだろう。「裏切り者」や「スパイ」と言われる者だって続出するかもしれない。マイノリティ・コミュニティにアンビバレンスはつきものである。マイノリティの中での多様性を抑圧すれば、もはやマイノリティらしさを失う。だから摩擦は覚悟しなければならない[11][12][21][47][52]。けれども安心してけんかができる場所でもあるかもしれない。「わかちあい、ひとりだち、ときはなち」とセルフヘルプ・グループについて岡が言うように[42]、コミュニティの維持が目的ではなく、そこからも解放されていくことが目的の場所[11][12]。

マイノリティ・コミュニティの形成過程は、そのマイノリティの特性やマジョリティの社会からの反応によって千差万別だろう。民族マイノリティに比べ、それ以外のマイノリティに特徴的なことは「出身国コミュニティ」のない場合が多いことである。民族マイノリティの場合、移住国と民族コミュニティだけでなく、出身国コミュニティともつながりを保っていることが多い(33)。民族コミュニティも出身国から支援を受けていることが多いし、なにより民族というすでに確立したアイデンティティのもとに個々人が集まることができる（もちろんいつでも境界線上に位置する人はいるが(48)）。

しかし、世界のどこかにゲイの国があるわけでも、ろう者の国があるわけでもない。自分のアイデンティティのよりどころにできる祖国の歴史や文化があるわけでもない。移民というよりも故郷なき難民、流浪の民である。だからへたをすると自分たちがアイデンティティをもち、そのアイデンティティのもとに「同類」なのだという認識に至るまでに恐ろしく時間がかかる。バラバラに存在していた人間が何らかのかたちでつながり「同類」だと気づくことで、逆にアイデンティティは生まれる(5)(47)。そしてそこにネガティブな価値だけでなく、ポジティブな、またはニュートラルな価値を付与することでコミュニティが生まれる。自分たちのもつマジョリティの人間との差異を、解消すべきものと捉えていては、集まる気にもならないだろうからだ。

近年注目を浴びているセルフヘルプ・グループやピア・カウンセリングの動きは、意識的にマイノリティ・コミュニティを形成し、発展する試みといえる(1)(15)(42)(43)。安全な場所で、マイノリティとして傷ついた（傷つけられた）アイデンティティを互いに見つめ直し、自分たちの生きづらさを率直に認めること。深いレベルでの自己尊重と愛情。マイノリティのことをよく知っていると自称する「専門家」からも一歩距離を置き、地域という空間にとどまっていては出会えない「同類」とつくる選択的共同体(注3)(36)。

マイノリティ・コミュニティがいったんできあがれば、つぎの世代にとってはそこが故郷、「母国」になるかもしれない。そこを心のよりどころにして、新たなマイノリティ・コミュニティをあちこちに花咲かせることができる。盲人たちは、盲学校をつくり、三施療を優先的に確保することで、盲独特の文化と歴史をつくってきたし、[20][49][50] ろう者は手話という独自の言語体系を発達させ、ろう者同士のネットワークと文化をはぐくんできた。[10][16] また、すでにコミュニティの概念そのものが地域性から解放され、仮想空間のホームページ（まさにホーム＝故郷！）などの場に移っているものもある。

アイデンティティを確立する過程で、幻想の母国を想定するという作戦もあるだろう。たとえば自閉症者が自分たちを地球にやってきた宇宙人になぞらえることはまさにそうだし、[40] 自分たちと同様の特性をもつ歴史上の人物を自分たちの先輩・先祖と捉えること（たとえばゲイの作家の歴史をたどるなど）も、方向性は同じである。なによりも「異文化」というメタファーを使って自分たちを定義するとしたら、それ自体が、どこかに幻想の自文化を想定しているのだから。

## 5　移住のハイリスク要因とマイノリティ

移住者のメンタルヘルスへのハイリスク要因についても、他のマイノリティにどの程度応用しうるかを少し見ておこう。

（一）まず、社会的・経済的地位の低下は、マイノリティであることで仕事に就けなかったり、職域が限られたりすることとつながる。移住者が言葉や教育レベルの問題だけでなく、偏見によって仕事が限られるのと同様、他のマイノリティでも仕事に必要とされる能力の障害によるものとよらないもの、つまり偏見や人格的・道徳的評価からくるものに分けることができるかもしれない。

（二）言葉については、独自の言葉をもつかどうか（たとえばろう者）、マジョリティの人たちとのコミュニケーション手段そのものが障害となっているかどうか（たとえば重症小児麻痺の人たち）で、生きやすさはかなり違うかもしれない。また、マイノリティのタイプによっては、自分たちは違う言語を話しているのだと気づくこと自体が大きな意味をもつこともありえよう（たとえば自閉症者）。

（三）受け入れ国の友好的な態度の欠如は、社会における制度的差別や偏見忌避の有無、スティグマ付与の程度ということになろう。また、表面上は友好的であってもオープンな語らいをすることにタブー感がつきまとうかどうかということも問題であるように思われる[14]。

（四）年齢については、思春期はあらゆるタイプのマイノリティにとって、自分がマイノリティであること、周りの人間とはなにかが違うことを認識する時期である。また自分が社会からどう見られ、社会の中で相対的にどこに位置するのかを認識する時期でもある。そのうえ、性や親密性、生活自立、経済的自立といった発達上の「課題」も加わり、危機を引き起こしやすい時期であることはまちがいない。老齢期については、老齢者自体が社会的弱者、マイノリティであることが影響しよう。各種マイノリティ・グループの活動の歴史が浅く、まだ老いの問題に向き合うまでに至っていないことも、現実に存在するマイノリティの老齢者の苦難を予測させる。

（五）移住に先立つ心的外傷体験もしくは持続したストレスは、過去の強烈な被差別体験や自己実現の挫折が影響しているだろう。障害児の強制的施設収容なども外傷体験になりうる。

（六）家族離散もしくは家族との別離は、マイノリティ性と家族がどう関わるのかという問題と対応するだろう。たとえば、遺伝性障害のように家族がマイノリティ性を共有するのか、それともゲイのようにマイノリティ性を自覚することで、家族との間に溝を生みやすいのか、といった違いである。柴谷は『比較サベツ論』で、被差別部落出身者と同性愛者への差別を比較し、傷ついたときに家族の庇護を受けられるかどうか、という点に差異を見出している。[47]

（七）同じ文化圏の人々に接触できないことというのは、端的に言って、マイノリティ・コミュニティの存在の有無とアクセスのしやすさの程度ということになろうか。

## 6　さいごに

メンタルヘルスという言葉は、どこか薄っぺらい。社会適応を重視し、健康至上主義的で、マイノリティの異議申し立ての動きとは本質的に肌の合わない部分がある。たしかに精神医学は、精神障害などのレッテル貼りと隔離政策をとおして、マイノリティが生き難くなるような社会をつくるのに大きく貢献してきた。[56] 心理的アプローチが社会改革のアリバイづくりに利用される危険性もあるだろう。[39] けれどメンタルヘルスは本来、人がその人らしく生きていくこと、口幅ったい言葉で言えば「幸福であること」と直結している。何が幸福なのかはマイノリティが決めるのだ。マイノリティは研究の対象ではなく主体である。治療モデルではなくサバイバルモデルを発展させるために利用するのだ。[51] そこまで言い切ったうえであれば、精神医学の既存の「知見」とこのようなかたちで戯れてみることも悪くないのではないだろうか。

もちろん、それぞれのマイノリティには民族マイノリティとは違う固有の問題が存在するから、安易な類比は危険であろう。なによりも、他者から名づけられるのではなく、名のり出るものとしてマイノリティ・アイデンティティやコミュニティ、「固有文化」が生まれることは認識されなければならない[50]。ただ冒頭に述べたように、そういったマイノリティの運動や抵抗、悩みや困難にはおどろくほど共通点が見られるのも事実である。それらはアイデンティティ・ポリティックスや権力関係、自己肯定やエンパワメントといったキーワードで表され[4][15][19][23][24]、同時にセルフヘルプ・グループ、ピア・カウンセリング、選択的共同体といった具体的な方向性をもつものである。それならば、異なるタイプのマイノリティ同士が情報を交換し、戦略を練りあうのも、おもしろいかもしれない。

移住そのものが精神的な危機になるのではなく、ある特定の条件における移住が危険であるにすぎないように、そしていかに危険であっても人は文化を越境せざるをえないことがあるように、マイノリティも、何が危険かをわかりつつ、けれどもときにはその危ない橋を渡り、ときには回避して、したたかにかつしなやかに生き延びることがきっといま重要なのだと思う[22]。他のマイノリティのサバイバル手段を知ることは、民族マイノリティにとっても資するところがあるにちがいない。

本稿では移住者（民族マイノリティ）のメンタルヘルスへのハイリスク要因と対応策について整理をし、それを他のマイノリティの生き残り戦略に応用して議論をすすめてみた。これらの分野は文化精神医学、心理学、異文化コミュニケーション論などから人類学、カルチュラル・スタディーズに至るまで、もともと学際的に議論されてきた。本稿はそのうえに、フェミニズム[35][52]や障害学[10][11]、ゲイ・スタディーズ(54)やクイア・スタディーズ、(5)(55)差別論や人権論(47)(52)などをもつなげていこうという無謀な試みともいえる。学際的であることが、まさに異なる言語で語り合い、競い合う異文化摩擦の場でもあることを認識したうえで、今後、本稿で示した出発点を発展させていきたいと思う。(23)(34)

最後に、ジュリア・クリステヴァが著作『外国人』に引用しているアウグスティヌスの言葉を紹介して、この文章を締めくくろう。(18)

「人間社会は、各人が他人とは違う存在であることを自覚している個人の集合、つまり住民すべてが異邦人ともいうべき異邦人国家に移行すべきである」（二四五頁）

（注1）外的な抑圧をなくし、内的な抑圧を減らしていくことで本来もっている力を取り戻すこと。力を回復することと。社会的弱者が経済・政治・社会的力を身につけることも含むが、個人的な努力だけでなく、不公平な社会構造を改める運動や法律、システムの改革が重要とされる。フェミニズムやカウンセリングだけでなく教育、社会福祉、人権、人口・開発問題など多くの分野で使われるようになっている。

（注2）医師や特別な専門家を介在せず、一定の条件を共有する仲間（ピア）同士で話や気持ちを聞きあうこと。障害をもつ者同士が対等な立場で話を聞きあいサポートしあうことで、自己信頼を回復し、自己選択や自己決定能力を高めていく機能をもつ。障害者運動の中で各地に自立生活センターを作り出していくエネルギーの源ともなってきた。

（注3）宗像はコミュニティ（共同体）を親族、家、村落、言語、民族といった非選択的共同体から自己選択的共同体へ、また選択的ではあっても信仰や任侠に基づく伝統的共同体から自助グループなどの今日的共同体へと移り変わりつつある現状を整理している。そこでは従来の階層性、協調性、従順性が強調される人間関係ではなく、自発性、主体性、対等性を重視した人間関係が育まれることになる。これは社会の多様化、個性化、情報化という変化の流れとも密接につながっている。今日的共同体では、お互いが自立しつつ共感しあう、自分らしく生きる、楽しく自由に行動でき心身が健康になるとされる。

## 文献


（1）安積遊歩・野上温子編『ピア・カウンセリングという名の戦略』青英舎、一九九九。
（2）Canadian Task Force on Mental Health Issues Affecting Immigrants and Refugees 1988. Review of the Literature on Migrant Mental Health. Canadian Task Force on Mental Health Issues Affecting Immigrants and Refugees.
（3）Canadian Task Force on Mental Health Issues Affecting Immigrants and Refugees 1988. After the Door Has Opened. Canadian Task Force on Mental Health Issues Affecting Immigrants and Refugees.
（4）鄭暎恵「アイデンティティを越えて」、井上俊・上野千鶴子ほか編『現代社会学15　差別と共生の社会学』所収、岩波書店、一九九六、一―三三頁。
（5）伏見憲明編『クイア・パラダイス』翔泳社、一九九六。
（6）春田有二・植本雅治「中国帰国者のメンタルヘルス」、大西守編『多文化間精神医学の潮流』診療新社、一九九八、二四〇―二五六頁。
（7）橋本秀雄『男でも女でもない性――インターセックスを生きる』青弓社、一九九八。
（8）ジュディス・L・ハーマン（中井久夫訳）『心的外傷と回復』みすず書房、一九九六。
（9）ベル・フックス、アイス・キューブ（西本あずさ訳）「アイス・キューブ・カルチャー――共に胸熱く真実を語る」、『現代思想』一九九七年十一月号、二四二―二五九頁。
（10）池上善彦編「総特集ろう文化」『現代思想』一九九六年五月号。
（11）石川准・長瀬修編著『障害学への招待』明石書店、一九九九。
（12）石川准『人はなぜ認められたいのか』旬報社、一九九九。
（13）伊藤みどり『外国人のためのお弁当』関西生命線、一九九六。
（14）角岡伸彦『被差別部落の青春』講談社、一九九九。
（15）河野喜代美『女性のためのグループ・トレーニング』学陽書房、一九九五。
（16）木村晴美・市田泰弘「ろう文化宣言」、『現代思想』一九九五年三月号、三五四―三六二頁。

（17）コロ　AA（アルコホリック・アノニマスの会）「死の淵からの生還」、大阪セルフヘルプ支援センター編『セルフヘルプ　グループ』所収、朝日新聞厚生文化事業団、一九九八、三〇—三三頁。
（18）ジュリア・クリステヴァ（池田和子訳）『外国人——我らの内なるもの』法政大学出版局、一九九〇。
（19）久木田純・渡辺文夫編「エンパワーメント」、『現代のエスプリ』三七六号、一九九八。
（20）倉本智明「障害者文化と障害者身体——盲文化を中心に」、『解放社会学研究』三号、一九九八、三一—四二頁。
（21）倉本智明「異形のパラドックス——青い芝・ドッグレッグス・劇団態変」、前掲『障害学への招待』所収、二一九—二五五頁。
（22）松田博幸「大阪セルフヘルプ支援センターとは？——「したたかさ」「しなやかさ」のネットワーク」、前掲『セルフヘルプ　グループ』所収、七三—七八頁。
（23）松波めぐみ「冒険心のすすめ」、『アムネスティ・インターナショナル日本支部ニュースレター』一九九六年六月号。
（24）宮地尚子「死にゆく人をめぐるポリティックス」、早川門多・森岡正博編、日文研叢書『現代生命論研究』所収、一九九六、三二一—四一頁。
（25）宮地尚子「ボストンからの報告」、鈴木満・立見泰彦・太田博昭編『邦人海外渡航者の精神保健対策——欧州地域を中心とした活動の記録』所収、信山社、一九九七、一九四—二一二頁。
（26）宮地尚子When two cultures meet.『異文化を生きる』星和書店、二〇〇二。
（27）宮地尚子「電話相談活動と文化精神医学——AMDA国際医療情報センターの活動を通して」、大西守編『多文化間精神医学の潮流』診療新社、一九九八、三〇六—三一六頁。
（28）宮地尚子「フィールドの入り口で——あるいは文化精神医学らしさという呪縛」『文化とこころ』二巻三号、一九九八、二三〇—二三七頁（本書収録）。
（29）宮地尚子「現代社会と女性のメンタルヘルス」、高畑直彦・三田俊夫編『臨床精神医学講座第23巻　多文化間精神医学』所収、中山書店、一九九八、九九—一一〇頁。
（30）宮地尚子「ニューカマーの子どもと異文化ストレス」（講演録、一九九八年十月二十六日）中国帰国者定着促進センターホームページ　http://www.kikokusha-center.or.jp/resource/resource_f.htm

(31) 宮地尚子「揺らぐアイデンティティと多文化間精神医学」、『文化とこころ』三巻二号、一九九九、九二―一〇三頁（本書収録）。
(32) 宮地尚子「難民を救えるか?」、稲賀繁美編『異文化理解の倫理』所収、名古屋大学出版会、二〇〇〇（本書収録）。
(33) 宮地尚子「移住者のメンタルヘルスケアシステム」、『文化とこころ』四巻一・二号、二〇〇〇、三〇―三七頁（本書収録）。
(34) 森実『参加型学習がひらく未来――「人権教育10年」と同和教育』解放出版社、一九九八。
(35) 森田ゆり『子どもと暴力』岩波書店、一九九九。
(36) 宗像恒次「自己選択的共同体の時代」、『メンタルヘルスの社会学』五号、一九九九、二―四頁。
(37) Murphy, H. B. M.: Migration, Culture and mental health. *Psychol. Med.* 7, 1977, 677–684.
(38) 奈良県高等学校同和教育研究会　推進教員連絡会議資料　二〇〇〇年一月十四日。
(39) 日本社会臨床学会編『カウンセリング・幻想と現実』現代書館、二〇〇〇。
(40) ニキリンコ　自閉連邦在地球領事館附属図書館　http://member.nifty.ne.jp/unifedaut/index.htm
(41) 野田文隆「多様化する多文化間ストレス」、高畑直彦・三田俊夫編『臨床精神医学講座第23巻　多文化間精神医学』所収、中山書店、一九九八、一九―三二頁。
(42) 岡知史『セルフヘルプグループ　わかちあい・ひとりだち・ときはなち』星和書店、一九九九。
(43) 大阪セルフヘルプ支援センター編『セルフヘルプ　グループ』朝日新聞厚生文化事業団、一九九八。
(44) パーシーの花園（実父・家族によるSA（性虐待）サバイバー会員制フォーラム）ホームページ www.cainj.org/Percy/index.html
(45) 坂田伸子　豊中国際交流センター　一九九九年九月四日発表。
(46) S&Sネットワークホームページ　http://member.nifty.ne.jp/S-SNET/index.html
(47) 柴谷篤弘『比較サベツ論』明石ライブラリー3、明石書店、一九九八。
(48) 杉原達『越境する民――近代大阪の朝鮮人史研究』新幹社、一九九八。
(49) 杉野昭博「障害の文化分析――日本文化における「盲目のパラドクス」」、『民族学研究』五四巻四号、一九九九〇、四三九―四六三頁。

(50) 杉野昭博「「障害の文化」と「共生」の課題」、青木保他編『文化人類学第8巻 異文化の共存』所収、岩波書店、一九九七、二四七―二七四頁。

(51) 高松里「セルフヘルプグループと専門職とのかかわり――「サバイバル・モデル」の提案」、前掲『セルフヘルプ グループ』所収、四六―五〇頁。

(52) 上野千鶴子「複合差別論」、井上俊他編『差別と共生の社会学』所収、岩波書店、一九九六、二〇三―二三二頁。

(53) ケビン内田(小林洋子訳)「アイス・キューブ・カルチャーにみられる自己愛について」、『現代思想』一九九七年十一月号、二六〇―二六六頁。

(54) キース・ヴィンセント、風間孝、河口和也『ゲイ・スタディーズ』青土社、一九九七。

(55) Warner, Michael ed.: *Fear of a queer planet:queer politics and social theory*, University of Minnesota Press, 1994.

(56) 山田富秋「障害学から見た精神障害――精神障害の社会学」、前掲『障害学への招待』所収、二八五―三一一頁。

(57) 横塚晃一『母よ! 殺すな』すずさわ書店、一九八一。

# 難民を救えるか？——国際医療援助の現場に走る世界の断層

……私にとってもっとも興味のある脱構築的実践の側面は、次のような一連のことがらだ。すなわちまず、その内部でいえば、どのような探求の努力であれ、その出発点は、かりそめの、扱いにくいものであると認識すること。知への意志が対立をつくり出す場となっている共謀関係を暴露すること。その共謀関係を暴露するにあたって、主体－としての－批評家自身が、彼女の批評の対象と共謀関係にあると主張すること。その共謀関係の「痕跡」である、「歴史」と倫理的・政治的なもの——つまりそれは、われわれが、そのような痕跡を免れた、明確に定義された批評的空間に住んでいるわけではない証拠でもある——を強調すること。そして最後に、それ自体の用いる言説が、取りあげる例にとって決して適切ではありえないと認めることである。

ガヤトリ・C・スピヴァック(1)

## ジブチの難民キャンプから

私は一九九三年の春、アフリカ東部のジブチ共和国[2]という国にいました。あるＮＧＯの医療援助プロジェクト[3]で、ソマリア紛争[4]のために流れてくる難民を受け入れる難民キャンプ[5]で医師として仕事をしていたのです。

私はいま、そのときの「ナマの経験（raw experience）」をもとにして異文化交流の倫理について書くことを求められています。途方に暮れます。何をどう書けば「ナマの経験」をわかってもらえるのでしょう[6]。資料は「終わったプロジェクト」の棚にしまっても、自分の中で整理しきれていない経験を。

いえ、「書くことを求められている」などと受け身で語ることはよくないにちがいありません。書くことを承知したのは私なのですから。書きたいことはあるのです。伝えたいことはあるのです。ただ、それらがたくさんありすぎて、いちどきにあふれ、いろんな方向に散らばっていくのです[7]。なのに時間がたてばそれら一切が、伝える価値のない私の些細なこだわりのように思えてくるのです[8]。もどかしいのです。言葉が。表象が。言説が。

けれども、冒頭に引いたスピヴァックの言うように出発点はかりそめでいいのかもしれません。こわがることはありません。最終的には、「それ自体の用いる言説が適切ではありえないと認めること」さえ、予定されてしまっているのですから。ノーテンキに解釈すればそれは、オトシマエをつけないで語ってしまえばいい、終わりもかりそめでいい、ということなのですから。そして希望的観測を言えば、それはすべての物事が学問的言説や知識に回収されるわけではないということの証なのかもしれないのですから。

本稿では、「難民を救う」という意志と実践（および非実践）をとおして、非倫理的な世界で倫理的でありたいと願うこと、そして、他者を尊重しながらも同時に自己の影響力を及ぼしたいと願うこと、という二つのディレンマについて考えたいと思います。稿を（かりそめにも）終えるために「世界システムのあり方への冷徹なまなざし」、そして「恣意性への存在論的肯定」という答えめいたことを書き散らすかもしれません。そこまでのプロセスで「自分自身も痕跡を免れない共謀関係」が少しでもあぶり出せたらと思います。(9)

## 写　真

二十四時間テレビなどで、世界のどこかの戦争や内戦、飢饉や災害などに見舞われた人たちの姿が映し出されます。ぼろをまとい身のまわりのものを頭にのせて、黙々と国境を越えていく難民たち。目が落ちくぼみ、腕と足はガリガリなのに、おなかだけが膨らんだ赤ん坊。テレビの前にいる人は心を痛めます。

つぎに、白衣の医師の姿がクローズアップされます。先進国からかけつけた医療援助団体。テレビの前にいる人はほっとします。医者が駆けつけたんだから、もうだいじょうぶ。

つぎの瞬間にはテレビの画面はコマーシャルに変わっています。新発売のチョコが出てるんだって？　今度コンビニに買いにいって、そのときは釣り銭でもチャリティの箱に入れておこう。心はツルンとまるくなり、痛みは消えています。(10)

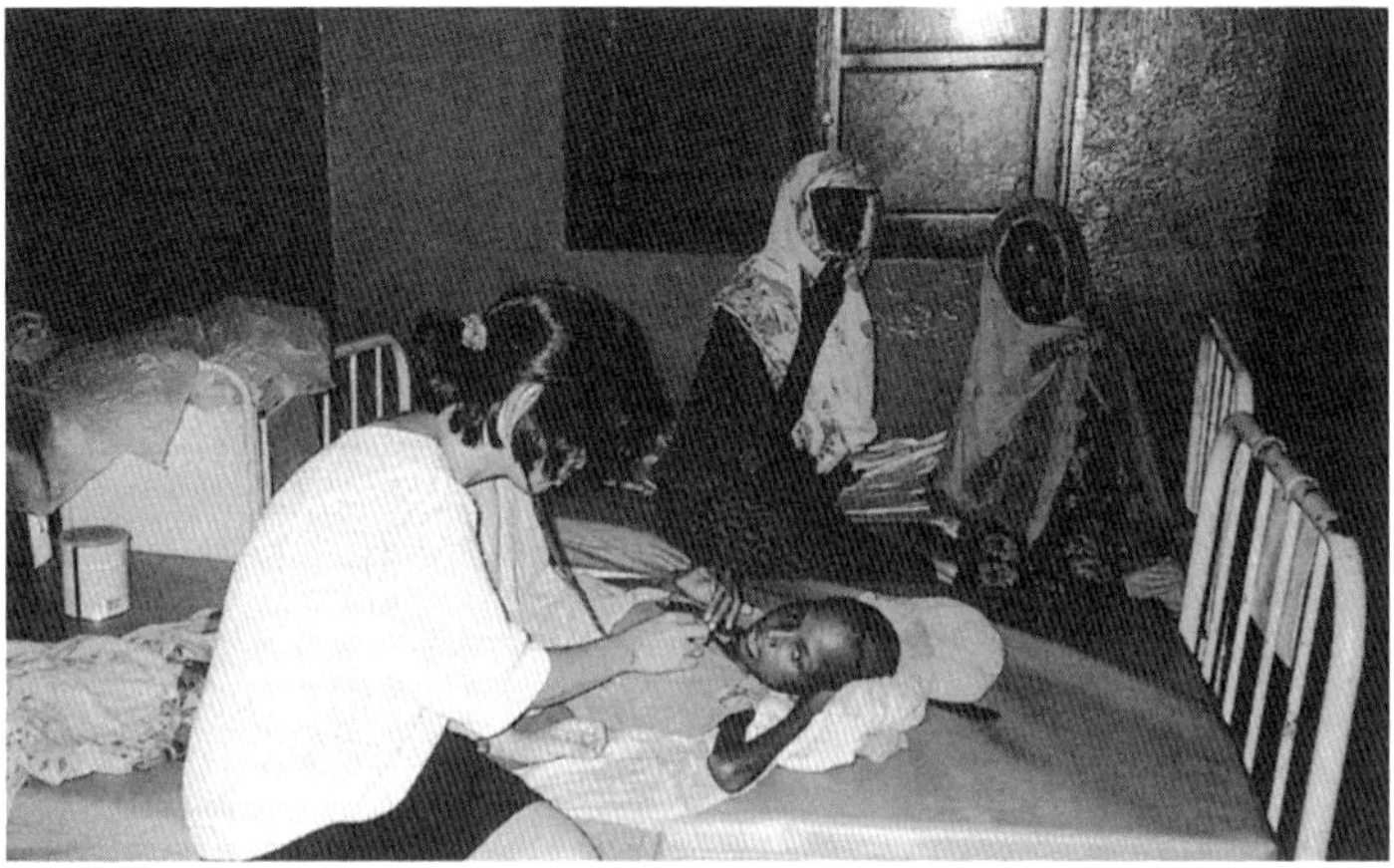

写真 1

本稿のかりそめの出発点は、一葉の写真です（写真1）。ベッドに横たわっている難民の少女（髪を剃られているのでそう見えないかもしれませんが）の胸に私が聴診器をあてています。帰国後、国際医療協力についての講演を頼まれたときや、ジブチでの活動が雑誌に紹介されたときに、よく使われた写真です。

そこには「難民を救う」という私の意志と実践が表象されて――写真を媒体として、かたちづくり、あらわされて――います。けれども、私の胸はざわつきます。この写真にはいくつかの意味で「嘘」が隠されているからです。

彼女の名前はシヤド。十二歳。エチオピアのオガデン地方の出身で、母親と一緒に半年前に難民キャンプに着きました。調査の必要があってキャンプのテントを巡回していたときに呼び止められ、テントの中に入ってみたら、彼女が寝ていました。シヤドは歩くどころか、立ち上がることさえできませんでした。ガリガりにやせ、声を上げる気力もありませんでした。ときおり苦しそうに咳をし、熱もありました。そんな状態がもう二カ月以上続いているとのことでした。母親も年老いて力がなく、とても彼女を運んでいけないということで、診療所には一度も来たことがありませんでした。父親は別の難民キャンプに他の妻と子どもと一緒にいるということでした。担架と人手を呼び寄せ、診療所に連れていったときに撮ったのが写真2です。身長は一四七センチ、体重はわずか二一・七キロでした。立っているように見えますが、これはお母さんが後ろから支えているのです。

キャンプには入院施設も検査設備もありません。何が衰弱の原因かわかりません。シヤドは病院に移ることになりました。病院でレントゲンをとると、彼女の片方の肺はつぶれてまったく機能していませんでした。けれどもそれ以上の検査や治療は進みませんでした。病院にも十分な資源や設備がないのです。それに病院に入ってしまえば、私たちの管轄ではありません。滞在中、何度かシヤドの様子を見にいきましたが、よくなる兆しはありませんでした。シヤドが今生きているか死んでしまったか私は知りません。「難民を救う」という実践は実行されたわけではなく、写真に表象《うつしだ》されたにすぎないのです。

**治療活動**

そもそも私は「難民を救う」という自分の意志や実践を、純粋に信じていたわけではありませんでした。ジブチに行く前に私は三年間、米国で医療人類学や文化精神医学を勉強していました。国際保健のコースもとりました。そして世界で起こっている医療問題が国際政治や経済、文化や宗教などとどれほど深く絡んでいるか、先進国の人間の安易な救済者願望が被援助者側にどれほどの害を与えるか、現代医学（biomedicine）の普遍的有効性という主張がどれほど欺瞞的であるか、そんな知識をあふれ出るほど頭につめこんでいました。ささいな人道的援助で何が変わるのか、と懐疑的にもなっていました。[11] けれど留学を終え、日本での博士課程も修了し、ジブチの医療援助プロジェクトの話が舞い込んできたとき、私は医師として参加することに迷いはありませんでした。はじめての海外援助、やってみなくては問題もわかりません。少なくとも医療人類学者としてフィールドで何も介入せず観察だけするよりは許される行為のように思えました。[12]

現地の文化を尊重し、難民の人たちのニーズを重視し、自分たちがいなくなっても持続できるよう

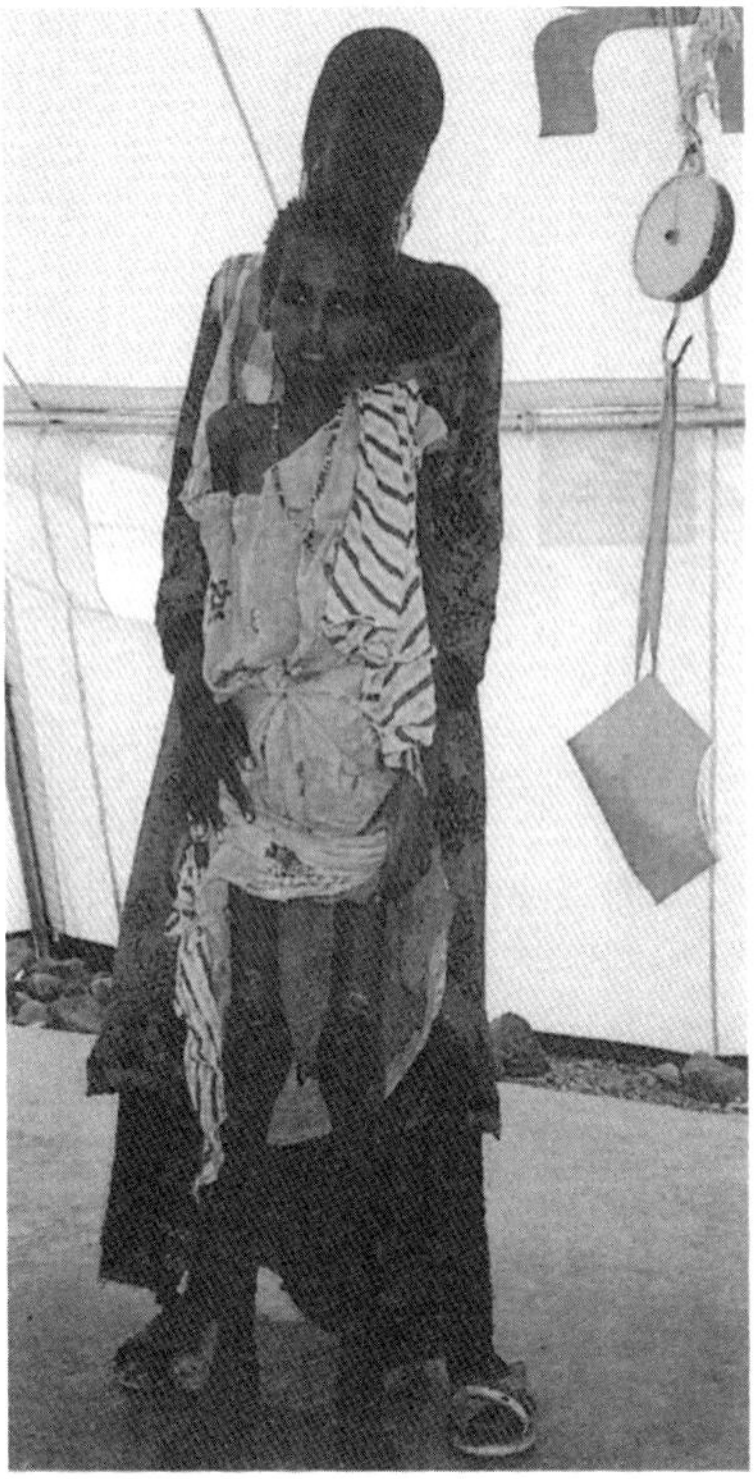

写真 2

なかたちで医療援助、「難民を救う」という「介入」をしてみよう。そう決めました。

難民キャンプの状況は予想通りたいへんなものでした。食料配給も十分ではなく、消毒液、抗生物質など基本物品の不足のため、日本でなら簡単に治療できる人がたくさん死んでいました。下痢、呼吸器感染症、貧血、寄生虫症、結核、マラリアなどが猛威を振るい、栄養不良の子どもの割合は多いキャンプで一五—二〇%に達していました。

絶対的な資源不足のうえに環境の問題がのしかかってきます。薬があっても必ずしも解決になりません。たとえば下痢で脱水症状を起こした子どもを診ます。脱水の治療をし、抗生剤を与え、どうにか生命の危機は脱します。栄養不良もひどいので、補助栄養プログラムに入れるように手はずもします。けれども、トイレもなく水源は汚染され、衛生状態は劣悪な難民キャンプです。一、二週間もすれば同じ子どもが同じ症状でまた母親に抱きかかえられ診療所にくるのです。

このような状況に合わせ、私たちの活動は診療より物品の補給や公衆衛生的な予防対策に重点を置くようになりました。診療所では政府所属の医療スタッフのサポート役にまわりました。薬品や必要物資を調達し適切に保管・配布すること、キャンプでの難民の死亡や罹患状況をモニターし対策をたてること、キャンプの衛生状態を改善し、難民に適切な生活習慣を指導すること、それらが最終的には現地スタッフだけで行えるようスタッフへの教育指導をすること、などが私たちの仕事の中心になりました。

「難民を救う」ということは、シヤドという少女の病気を治すことではなく、このように地道で絵にならない、効果も目に見えない活動を黙々とこなすことでした。診療行為をする医師だけが脚光を浴び、活動の中心のように見せてしまうことも、私は自分の写真の「嘘」だと感じています。

## 文化的なことは政治的なこと

では、地道な活動なら「難民を救う」という実践はうまくいくのでしょうか。そうではありません。地道な活動ほど現地の文化理解が必要になります。ところがこの文化を理解しようとする行為が、ことごとく思いがけない抵抗にあってしまうのです。

たとえば、私たちはせめて死亡に至る例を減らしたいと考え、死亡者の発病からのプロセスを社会文化的に分析することにしました。(13) その調査で死亡者の家族にインタビューをしたとき、通訳をしてくれたCHW（コミュニティ・ヘルス・ワーカー）がそっと忠告してくれました。家族がみな「どうして死んだ人のことなんか尋ねるんだ」と不安がっているというのです。「死んだ人のことを調べて何になるんだ、生き返るわけでもないのに」という理由でした。生死はすべてアラーの思し召しと考える彼らには、過去の死から学ぶことで現在の生をコントロールするという考えはなじまないようでした。けれども、実は別の理由がありました。彼らは必ずしも家族の死亡をキャンプ当局に通知していませんでした。通知すると、ただでさえ少ない配給が減るからです。私たちの調査は配給のための資料になるのではと恐れられていたのでした。(14)

こんなこともありました。私たちは難民の生活をもっと知ろうとキャンプでの宿泊を計画しました。難民出身の医療スタッフやその友人たちと、彼らが作ったなけなしの郷土料理や私たちが持参した食料を食べ、ゲームや話をして楽しみました。気になったのは、ふだんは診療所に顔も出さないキャンプ・マネジャーがずっと私たちのそばにいたことでした。退屈しのぎかと思っていたのですが、難民たちが用意してくれた私たちの寝場所が急にジブチ人スタッフのテントに変更になり、はじめて私たちはキャンプ・マネジャーが難民と私たちを監視していたことに気づいたのです。

新しいCHWや通訳などのスタッフを選ぶときにも問題が起こりました。あるとき新しいCHWにジブチ国籍の若者が雇われました。キャンプのことは何も知らず、保健医療の知識もほとんどありませんでした。それまでCHWをしていたのは難民で、医療知識も経験もかなり豊富でしたが、最後の給料ももらえずに解雇されました。難民局に意見を言ってもむだでした。現地スタッフのまとめ役の主任看護師は自分がジブチの主要部族出身でないこともあり、巻き込まれるのを避けていました。キャンプ・マネジャーと新任CHWは主要部族出身でした。

私たちの目標は、現地の文化と難民のニーズに合った援助でした。けれど、それは部族や国籍、難民と非難民などの、分断され反発し合う動きの中で、うまく立ちまわるということでした。調和のとれた均質な文化などありません。フェミニズムの有名なスローガン「個人的なことは政治的だ」をもじって言えば、「文化的なことは政治的」でした。現地の文化と難民のニーズといっても、誰に情報を得るかによって見え方は大きく変わってきます。私たちは「難民を救う」という目標のもと、つい現地政府関係者を敵視してしまっていました。けれど困っているのは難民だけではありません。[15] ジブチは国全体が貧しく、失業率も高く、医療も行きわたっていません。私たちがキャンプで努力すればするほど、国民より難民のほうがいい医療を受けるという皮肉な結果を生みます。重症の難民患者を病院に送れば、国民にしわ寄せがいきます。お昼の補助栄養食配給の時間には、近隣の村人たちが難民のふりをして食事に来ているという噂もありました。海外からの救援活動はさまざまな利権を生みます。難民受け入れ国にとって海外援助は一種の産業であり雇用対策になります。難民の自主自律よりも政府関係者が自分の部族の者への就職斡旋を優先するのも無理はありません[16]。援助の名のもとに流れ込む金や物、それらの分配をめぐって現地の人々の間にさまざまな思惑が飛び交い、予想外の影響を及ぼすのは当然なのです[17]。

それに、地道な活動とはいえ、私たちのしていたことはキャンプの管理であり、コントロールでした。統計や調査によって全体の状況を把握し、それに対して「効率」よく「成果」があがる予防策をたてる。そういう枠組み自体が、瞬く間に荒れ地を更地に変えていくブルドーザーのようなものだったのかもしれません。いえ、現地の文化を理解し、尊重して進めているつもりの分だけ、もっとたちが悪いのかもしれません。現地の社会文化的背景を把握するということは、文化＝政治のひだに入り込んでいくことです。知識や情報こそマイクロ・ポリティックスにおける最大の操作対象なのですから。他者を尊重しながらも自己の影響力を及ぼしたいと願うこと、介入をするかぎり、大きな成果は望まれる目標であり、現地に抵抗を起こすような混乱を生むのは必然でもあるのです[18]。

## 帰国と語り部

さて、私はシヤドを治療することが難民を救うことではないとすでに書きました。けれども直截に彼女を救うことは、本当にいけないことなのでしょうか。

実は私は病院に送ったあとも、彼女のことが気になってしかたがありませんでした。なぜなのかはっきりとはわかりません。ただ、大きな黒い目に怒りを、世界の理不尽さに対する怒りを見たような気がしました。すでに半分あきらめたかのように何も語らない、何も要求しない、にもかかわらず彼女のまなざしは強さと美しさを失っていませんでした。女の子だということで彼女に自分を重ね合わせ、同時に自分の無力感と怒りを彼女に投影していたのかもしれません。

ひそかに彼女を日本に連れて帰るという案を考えてみました。日本で医療を受けたら彼女は助かるでしょう。「行きすぎた行為」だというのはわかっています。お金も手間もたくさんかかります。所属団体から賛成は得られないでしょうから、個人でするしかありません。夫はびっくりするでしょうが、経緯を説明し、私の決意が固いと知れば協力してくれそうな気はします。養女として育てていくことも可能かもしれません。

けれども結局、私はそんな考えを誰にも告げないまま帰国しました。言葉の壁、文化の違い、シヤドと母親との絆……あまりにも非現実的で突拍子もない考えのように思えました。そもそもシヤドや母親がそれを望むのか、なぜ彼女だけを救うのか、それが現地の人たちにどんな影響を及ぼすのか、日本での生活がどのようなものになるのか、すべての問いに否定的な答えが出そうでした。

そのかわり私がもって帰ったのは、ガリガリに痩せたシヤドの写真、そして彼女を診察している私の写真でした。帰国後、写真をスライドにし、私はいくつもの講演や講義をこなしました。現地の惨状に関心をもってもらい、理解してもらうこと、活動資金を得ること、後に続く人たちを育てること……ジブチでの経験を話すことは期待される役割であり、必要なことでもありました。けれども、「難民・飢餓・病気などが待ち受ける土地で活躍する日本人女性たち。彼女たちを国際協力に駆り立てる力はいったい何なのだろう」[19]といったヒロイックな紹介をされながら、私は罪悪感を感じていました。私はシヤドを助けてなんかいない。なのに彼女を見世物にし、なおかつ助けたかのような写真を見せびらかしている……。

南部スーダンで飢え死に寸前の少女を背後からハゲワシが狙っている写真が、世界に衝撃を与えたことがあります。ケヴィン・カーターというその写真家は名誉ある賞を受賞したけれども、なぜ助けなかったのだという批判をも浴びました。[20]しばらくして彼は自殺しました。自殺の理由を直線的に説明しうることなどほとんどありませんから、写真と自殺がどう関係していたのかはわかりません。ただ言いようのないショックが残りました。

カーターの写真は、周りに人がいない場所だけに、「写真を撮ったのは誰だろう？」と見る人に思わせてしまうものでした。つまり、写真を見た人の頭の中には、写真の像の手前にそれを撮るカメラマンの姿もはっきり写っていたのです。だからこそ、この写真は衝撃的だったのだと私は思います。助けなかった、もしくは助けられなかったカメラマンに、世界の人々は自分を重ねてしまったのです。そして本来、傍観者である自分に向けるべき怒りやいらだちを、カメラマンに向かってすべて吐き出したのです。

とすれば私のしていることは何なのでしょう。二十四時間テレビと同様、人々を心配させ、つぎに安心させ、心をツルンとさせるだけではないのでしょうか。たとえ、講演の中でいかに自分が現地で無力だったかを強調したとしても。

## 救済

ジブチから帰国して数年後、私は米国留学時代の友人クリスティーナからメールを受け取りました。私とは同年代のカナダの医師で、国際保健や医療人類学など関心も似ているためセミナーなどでよく顔を合わせ、仲良くなったのです。彼女は米国で公衆衛生の修士号をとった後、医療人類学の博士課程に進み、カナダで急増するソマリア難民に関心をもち、彼らの故郷であるエチオピアのオガデン地方でのフィールド・ワークを終えたところでした。メールは私を驚かせました。彼女はソマリア人の少女を養女にしていたのでした。

顚末はこうです。あるとき、彼女はインフォーマントの知り合いの家で、下痢と栄養不良の悪循環で体重はたったの二・三キロ、命も危なくなっている三カ月の赤ん坊を見つけました。母親は出産時に死亡、父親は他に四人の子どもを抱えていました（奇しくも彼らはジブチの難民キャンプから帰還してきた家族でした。そしてキャンプにいた頃に他の四人の子どもを亡くしたといいます）。見るに見かねてクリスティーナはイフラというその赤ん坊を自分の家に連れて帰り、治療をし栄養を与え命を助けました。ところがイフラが元気になっても、親族の誰も彼女を引き取ろうとしませんでした。彼らはクリスティーナを、イフラの命を救いカナダに連れて帰るためにアラーがよこした使いだとみなしていました(21)。クリスティーナ自身も世話をしているうちにイフラが愛しくなっていました。

現在イフラは三歳を越え、カナダで元気いっぱいに育っています。もちろんクリスティーナの生活は大きく変わりました。シングル・ペアレントかつ勤労学生として目のまわるような日々、家族や恋人との関係にも与えた影響は大きかったようです。

似たような話が『ウェルカム・トゥ・サラエボ』[22]という、映画化もされた本にも出てきます。イギリスのジャーナリストである著者マイケル・ニコルソンは、戦場と化したサラエボでの取材から、孤児院の九歳の少女ナターシャを連れて帰ります。

なぜ連れ出したのか。なぜその子でなければならなかったのか。なぜその子だけなのか。絶望的な状況の中では、連れ出すことだけが唯一の「救済」です。人間のふるまいがジャーナリストや人類学者としての役割からはみ出ないことのほうが不思議です。ニコルソンは、子どもを異なる文化で育てるのはよくないという学者たちや、ジャーナリストの非介入という不文律を問うインタビュアーに、苛立たしげに反駁の言葉を記しています。

ただ、誰かを救済することは、誰かを見捨てることになります。むしろ倫理的にはこちらのほうが重い問題なのかもしれません。

クリスティーナはなぜイフラを助けたのかという問いに、「私はエチオピアで物乞いの子どもたちをずっと見て見ぬふりをしてきた。ただイフラのときは見えないふりができなかっただけだ」と言います[23]。

ニコルソンは、ナターシャがカメラ写りのいい顔であること、輝いていて、ここ（サラエボ）にいるべきでないように見えたことを、正直に書き記しています。そして「ここにいるべき子どもなど一人もいない」と言い返す孤児院の院長との重い会話のそばに、精神障害を負った少年がたたずんでいることも描写しています。また、帰国後「ナターシャだけ助けてアフリカの餓死する子どもたちをほうっておくのは白人主義者だ」と非難された経験も書いています。

すべての人を救えないなら誰も救わないほうがいい、そんなばかなことはありません。救うということが一方的な行為であったとしても、逆の選択肢が死や抹殺でしかないのなら、それを文化帝国主義だとか傲慢さの裏返しだと批判するのは白々しいことです。恣意的に選ぶこと、ある意味で無思慮に行動すること。それを抜きに「救う」という行為はありえないのかもしれません。そして一人を救うことが、数多くの救われずにいる人たち、その場に残され、殺され、痕跡を消された人たちを[24]、忘却や無関心の縁から甦らせることにつながるのかもしれません。私は、クリスティーナの、そしてニコルソンの行動に感動します。シャドを連れて帰るという「突拍子もない」行動をしなかった自分を恥じもします。

けれどそう書いたとたん、頭の中に、ずっと以前に見た映画『キリング・フィールド[25]』のシーンが甦ります。プノンペンにクメール・ルージュが迫ってきたとき、主人公の米国人記者たちが友人のカンボジア人男性記者を脱出させようと偽のパスポートをつくります。私はなぜこの手の映画の主人公はいつも欧米人なのだろうと思いながら映画を見ていました。悲劇は、ベトナム人やカンボジア人に数百倍もふりかかったはずなのに、と。そして、土壇場で米国人に助けてもらうには最低限英語ができないとダメなのだと冷静に考えていました。映画のテーマが民族を越えた友情の絆だったとしても、英語ができなければ友情も始まりません。一緒にいたカンボジア人の運転手には偽のパスポートは与えられません。自分を「救われる側」、カンボジア人の立場に置いて見ると、問題は生きのびるかどうかです。残され、殺され、その後哀悼されたってしかたありません。

救えるかどうか、誰を救うかどうかを悩めるなんて、なんて恵まれた場所にいるのでしょう。恣意的に選ぶとき、無思慮に行動するとき、たしかにそこには世界レベルの、マクロ・ミクロ入り乱れた社会構造とその権力が作用しています。かわいいとか、愛しいとか、気持ちが通じ合うとか、友情や愛情のレベルに権力は容赦なく入り込んでいます[26]。そこまで理解して、それでも恣意性を受け入れ、行動するしかない。「救う」側としては、それ以外の結論はありません[27]。恣意的な行動が権力であり、選ばれなかったものにとっては暴力になることに気づきながらも、行動するしかないのです。しかも、なんて恵まれた場所にいるのでしょう、と繰り返し言われ（もしくは自分でつぶやき）つづけながら[28]。そして行動が問題への答えなのではなく、新たな問題群を引き起こす始まりにすぎないのだとうすうす予感しながら。

**世界の段差をこえること**

ようやく恣意性という言葉までたどりつきました[29]。

今の世界は悲惨です[30]。非倫理的です。内戦、災害、飢饉、貧困、環境破壊、経済政策の歪み、原因は何であれ、生まれた場所や境遇によって命の重みは極端な格差を生じています。たとえばエイズは先進国では治療法の発展で必ずしも死に至る病いではなくなってきましたが、いまやＨＩＶ感染者の九四％は途上国にいます[31]。彼らのほとんどは最新の治療の恩恵を受けることはできません。一般の保健医療サービスさえ利用できない人が多いのです。エイズワクチンの開発が期待されていますが、Ｂ型肝炎のワクチンは一人あたりの年間医療費より高額なため、多くの途上国で利用されずにきたという歴史もあります[32]。平等であるはずの人間の価値は値踏みされ、ボーダーレス・エコノミーの原動力となり、国際臓器売買を生み[33]、世界の別の場所に利潤や幸福（Quality of Life！）をもたらします。一方、世界人口の三分の一近くの一三億人が一日一ドル未満で生活し、五億人以上が慢性の栄養失調状態にあります[34]。

他者を尊重するということは、ただ眺めていることではありません。異文化理解の倫理とは、非倫理的な世界で倫理的でありたいと願うこと、倫理的に行動しようと試みることです。

世界のあちこちに走る段差。その段差の部分でバランスを崩したみっともない恰好のまま立ちつづけること、整合性のない複数の日常を行き来し、残酷なまでの恣意性を自らに引き受けるタフさといいかげんさが、世界の非倫理がどのようなシステムによって形成、維持されているのかを冷徹に読み解く「知性」と同時に求められているのかもしれません。

難民キャンプでの経験を異文化体験として語るか、北から南への援助活動として語るかで、不思議なほど倫理的な含意が変わってくることを、私は書きながら感じていました[35]。その場で人がどう行動すべきかを判断するのが倫理であるならば、それは同一になるはずであるにもかかわらず、異文化体験と南北間の援助活動の「語り方」の間には深い溝があります。難民キャンプという段差における困難を、「難民を救う」というほとんどアナクロニックな言葉でたどっていったこの文章は、その溝をどこまでのぞき込んだでしょうか。

**追記**　難民キャンプでともに悩みながら仕事をしたAMDAフィリピンのエマ・パラゾ医師が、一九九九年十二月七日、航空機事故で逝去されました。本稿を彼女に捧げます。

（1）ガヤトリ・C・スピヴァック（鈴木聡・大野雅子・鵜飼信光・片岡信訳）『文化としての他者』紀伊國屋書店、一九九〇、二四八頁。

（2）ジブチ共和国はアフリカ北東部に位置し、紅海、エチオピア、ソマリアに囲まれた面積二・三万平方キロの九州の半分程度の国。十九世紀後半よりフランス植民地となり、一九七七年に独立したが、現在も中東・アフリカにおけるフランスの重要な軍事基地である。人口は約三九万人、ソマリア系イッサ族四七％、エチオピア系アファル族三七％、ヨーロッパ系八％、アラブ系六％（一九八九）。公用語はフランス語、アラブ語、ソマリア語、アファル語。イスラム教（スンニー派）信者が九四％、GDP一五四七ドル、平均寿命四八・三歳、識字率四三・二％、乳児死亡率一一五／一〇〇〇人、合計特殊出生率五・八（一九九二）。民族融和政策をはかっているもののイッサ系住民とアファル系住民の間で政治抗争が継続中である。

　気候はステップ／砂漠気候で、日中は五〇度近く。国土の多くが半砂漠の荒地で資源もなく、日常物資は輸入に依存している。人口の七割は首都に集中し、遊牧民は減少中。女性は夜でも町中を歩けるなど原理主義のイスラム教国に比べると開放的だが、一夫多妻制も存続し、女子の割礼（ファラオ型陰部封閉）も広く行われている。

（3）私の所属していたNGOは、AMDA（Association of Medical Doctors of Asia　アジア医師連絡協議会）といい、世界二〇カ国に支部をもつ国連登録NGOである。一九八四年に発足し、相互扶助の精神を旨にルワンダ、サハリンなど世界各地で緊急医療支援や地域保健医療を行っている。国内ではAMDA国際医療情報センターが在日外国人への医療情報を提供している。詳しくはhttp://www.amda.or.jp。ジブチ・ソマリア難民キャンプ医療プロジェクトに関しても詳しい情報が得られる。ただし本稿はあくまでも著者個人の見解であり、AMDAの公式見解ではないことを明記しておく。

（4）ソマリア紛争について簡単に説明しておく。

　ジブチを含むアフリカ東部は、十九世紀後半に民族の広がりと無関係に英仏伊などの植民地国に分割され（ジブチでもっともありふれた食事は、フランスパンとスパゲッティ、山羊肉のシチューだった。植民地国の影響力がよくわかる）、それをもとに現在の国境が定められたため、ソマリア系部族はソマリア、エチオピア、ジブチにまたがって存在している。この地域が政情不安定なのもこの人工的な国境によるところが大きいといえよう。一九七八年には大ソマリア主義を唱えるソマリアがエチオピアに侵攻して大量の難民を生み、一九八五年のエチオピアの飢饉の際も多くの難民がソマリアに流れた。部族抗争に世界列強国の援助・介入が絡んで状況はより不安定化し、一九九一年初頭のソマリア政変後はとくに北ソマリアから難民がジブチに流れた。その後もエチオピアではたび重なる戦争や飢饉で生活が苦しいところに旱魃があったため、さらに多くの難民が流れてきた。一九九三年当時、ジブチ国内の難民は十万人弱と推定され、難民の七割は首都でスラムを形成していた。四つの難民キャンプにはソマリアおよびエチオピアからの難民が約三万三千人存在していた（Davidson, B.: *The Black Man's Burden: Africa and the Curse of the Nation-State*. Times Books, 1992）。ソマリ民族と文化、歴史、女性の生活については、アマン（口述）ヴァージリア・リー・バーンズ、ジャニス・ボディ（構成）高野裕美子（訳）『裸のアマン――ソマリ人少女の物語』早川書房、一九九五が参考になる。ミシェル・レリス（岡谷公二・田中淳一・高橋達明訳）『幻のアフリカ』河出書房新社、一九九五、も参考になる。一九三一―三三年のダカール・ジブチ、アフリカ横断調査団の記録で、当時の「異文化理解」の状況だけでなく植民地政策と民族学、学問と個人的経験との関係など、多面的な読み方のできるきわめて魅力的な書である。また、宮本正興・松田素二編『新書アフリカ史』講談社現代新書、一九九七、も有用である。世界史の授業でアフリカの歴史を学んだ人は少ないかもしれないが、学校教育の「隠れたカリキュラム」（何が重要で何が学ぶに足りない知識かを暗黙のうちに伝える機能）に対抗する術はあるわけだ。

（5）難民キャンプは一九八八年より設置され、ジブチ内務省難民局がジブチ保健省、国連難民高等弁務官事務所、World Food Program の協力のもとに運営していた。NGOはAMDAと国境なき医師団（MSF）が活動していた。難民局、保健省、UNHCR、MSF、AMDAから成るヘルスコミッティが毎週開かれ、ヘルスワーカーの配置などキャンプの保健医療活動の細かな調整を行っていた。各キャンプの診療所には、難民局所属の主任看護師一名、ヘルス・アシスタント一―三名、コミュニティ・ヘルスワーカー（CHW）五名、Traditional Birth Attendant（産婆）一―二名が配属されていた。

（6）ナマの経験、自分が巻き込まれている状況を正確に描写することは、たとえ経験した本人であっても、おそらく不可能だろう。

他者を表象することの政治性については人類学の危機的問題として多く語られてきた。そして、観察者が自己のポジショナリティ（発話の位置）を認識し、自身をも記述に含めることが解答の一つとして実践されたりもしてきた。けれどもそれは、より厄介な問題を政治的にも実存的にも抱え込むことになる。どこまで自己開示が必要とされるのか？　誰に向かって自己開示するのか？　自己のポジションを語ることは、ときにカミングアウト（マイノリティとして名乗り出ること）であり、バルネラブル（攻撃性を受けやすい・脆弱）な状況に自分を置くことであり、現実の政治的（マクロ／ミクロ両方の意味において）な状況判断のもとでなさざるをえない、複雑かつ危険な行為である。けれどもそれは同時に自己パフォーマンスでもある。情けない自分を描写するというのは、一つの作戦でもありうる。一見権威（Authority）を失うようで実は真実味（Truth effect, Authenticity）を増し、また自己の攻撃力を低く見せかけることで、自己に刻印される被害者性／加害者性のレベルを調節する。そんな効果ももちうる。

参考までに、ティム・オブライエンの『本当の戦争の話をしよう』（村上春樹訳。ページ数は文春文庫版、一九九八）から、経験を語ることの困難さに言及した部分をいくつか引用しておく。

「往々にして、本当の戦争の話には話のポイントさえ存在しない。あるいはもしあったとしても君は二十年後までそのポイントに思いあたらない」（一三六頁）「どうも品性に欠ける話だなと思うようならそれは真実の戦争の話だ」（一一七頁）「本当の戦争の話というのはいつまでたってもきちんと終わりそうにないものだ、そのときも終わらないし、そのあとでもずっと終わらない」（一一七頁）

最後に彼は、本当の戦争の話とは「何に対してもきちんと耳を傾けて聴こうとしない人々についての話である」（一四〇頁）と結んでいる。真実性とは、語る側より聴く側に問われるべきことなのかもしれない。

（7）リゾームをそのまま映し出せる文体はないものだろうか。ジル・ドゥルーズ、フェリックス・ガタリ『千のプラトー』河出書房新社、一九九四。

（8）こだわり、こわばりという言葉については、中川米造『医療のクリニック』新曜社、一九九四を参照。

（9）それはたとえば、安彦一恵・大庭健・溝口宏平編『道徳の理由　Why be moral ?』叢書「エチカ」1、昭和堂、一九九二、など倫理学プロパーの議論とはほとんど重ならないようである。

（10）「心がツルン」については、村上龍『ラブ&ポップ』幻冬社、一九九六、四九頁より。「去年の夏、『アンネの日記』のドキュメンタリーをＮＨＫの衛星放送で見て、恐くて、でも感動して、泣いた。次の日の午前中、「バイト」のため『JJ』を見ていたら、心が既にツルンとしているのに自分で気付いた」鷲田清一「時が去りゆく、物が消える」、『中央公論』一九九八年五月号、一八二―一九一頁は、本稿とはまったく異なる文脈においてであるが、やはりこの表現から思索をめぐらせている。

(11) 医療人類学の医療に対する応用的側面と、ラディカルな批判的側面の二面性については、宮地尚子「医療人類学と自らの癒し」(『現代のエスプリ』三三五号、一九九五、一七四―一八三頁、本書収録)を、医療人類学と国際保健の関係については、宮地尚子「難民医療援助プロジェクトにおける社会文化的アプローチ――その問題点と可能性」(『日本保健医療行動科学会年報』九号、一九九四、一八〇―一九九頁)を参照のこと。

(12) それはちょうど阪神淡路大震災のときに、震災の様子は見てみたいけれども物見遊山は恥ずかしいのでボランティアとして行くという心理と近いものだったような気がする。だからといって震災ボランティアの志がいい加減だと言いたいのではない。

(13) この「主要疾患と死亡者についての社会文化的調査」は、UNHCRやMSFのメンバーから大きな期待が寄せられた。「外部からの介入は社会文化的理解のもとで」という認識はすでに国際協力の常識のようだ。けれども、ヘルスコミッティに現地スタッフの主任看護士を含めるという私たちの提案を強く拒否したのも彼らであった。

(14) 家族だけではなく、人数報告を調整して物資の横流しをするキャンプ関係者がいることもCHWは教えてくれた(U.S. State Dept. (1993) Country Reports on Human Rights Practice. 71-78などにも報告あり)。難民の正確な数は、全体的な保健統計の把握に不可欠なので、私たちは何度も管轄の難民局に問い合わせたが、答えは聞くたびに変化し、死亡や出生数、新着難民数と足し引きしても合わなかった。人数確認という単純な私たちの要請は、キャンプのもっともセンシティブな「文化」に触れてしまっていたのである。

(15) 難民のほうも一枚岩ではない。出身地や部族、教育程度によって、また政治難民か経済難民かなどで多様に分かれている。私たちが主に情報を得た難民は、英語の話せる、教育程度の高い、キャンプでは少数部族の政治難民であり、彼らはしばしば他の難民に軽蔑感を抱いていて、通訳を頼んでも自分たちで答えてしまうことがたびたびあった。

また「難民を救う」というものの、難民は本当に救われることを望んでいるのかも考えてみる必要がある。十五歳位の意識不明の少女を髄膜炎の疑いで町に救急車で移送しようとして、付き添いの母親に「この子は死ぬのだからこのままテントにいさせたい」と反対されたことがあった。兄弟の説得でどうにか救急車に乗せたが、母親はまた渋りはじめ、「町の病院に連れていったら、私は何を食べればいいのか。キャンプなら何とか食べ物があるけれど」と言った。娘の命より自分の食事が大事なのかと私たちはショックを受け、自分たちの努力をバカにされたような怒りさえ感じた。

死亡者の家族にインタビューしたときも、悲嘆にくれる人に話を聞くのは申し訳ないのではと心配する私たちをよそに、たいていの人は「アラーの思し召しで人は死ぬ」とさばさばと答えていた。三歳の子を前日に亡くしたばかりの若い母親も、乳飲み児を抱えながら近所の女性と談笑している。愛しい子を亡くしたら泣き悲しみ、自分を責めるのが普通ではないか、ましてや、水分を母親がちゃんと与えていたら子どもは助かったかもしれないのに、と私たちは苛立った。

生への執着を見せず、なぜ子どもが死んだのか突きつめて考えないのは、喪失の悲しみに対する防衛規制かもしれない。厳しい環境の中では子どものうちの何人かが死ぬのは当然と考えても無理ないのかもしれない。

いや、事実はもっと単純かもしれない。たしかに病院では家族どころか患者の食事さえ十分に保証はされていない。この母親は物乞いするしか現実に選択はないのだから（物乞いが悲惨なことであるというのは私たちの思いこみにすぎないのかもしれない）。それにキャンプから病院までは救急車で一時間半かかる。歩けば一日以上かかる山道だ。母親は、病院とキャンプがそれぞれどこにあるのかもわからないだろう。現金はもっていない。電話で彼女とキャンプにいる家族が連絡しあうこともできない。これから放り込まれる未知の状況への不安が、食べ物というかたちで表されていたのだと考えてもおかしくはないのだ。

また、感情表現のルールは文化によって大きく異なる。女性の人類学者ウィカンはバリ島で恋人を亡くした直後の若い女性がニコニコと明るく振るまう姿にひどく驚いている。けれど、冷たく非道徳的にみえるその振るまいは、バリの文化的価値体系や世界観（黒魔術との関係など）の中ではむしろ厳しく要求されているのである。感情表現を文化的理解抜きに道徳的判断と結びつけることは非常に危険なのだ（Wikan, Unni: *Managing Turbulent Hearts: A Balinese Formula for Living*. University of Chicago Press, 1990. ほかに Lutz, Catherine A. & Abu-Lughod, Lila eds: *Language and the Politics of Emotion*. Cambridge University Press, 1990 も参照のこと）。

難民は救われることを望んでいるのか、一見簡単にわかりそうなことも実は判断は困難である。ただ、こういった根本的な問いを頭に置いておくことはきわめて貴重だと私は思う。

(16) 派遣者が殺人事件などに巻き込まれるのは、現地での雇用のもつれから起こることが多いというのは国際協力専門家の常識といえるかもしれない。

(17) 武井秀夫「保健所という名のカーゴ」、波平恵美子編『人類学と医療』所収、弘文堂、一九九二、四四—六九頁。

(18) 人類学の表象の危機は、文化内部に潜む政治性や権力、差異や葛藤、多様性に目を向け、人々の行動の意志や戦略的側面をも視野にいれる方向性を生み出した。けれど、周辺の、応用に近い場所でこそ、このポストモダン的問題をより劇的なかたちで経験し、鋭い感受性を必要とする。応用の場所では観察する者とされる者の間の距離は限りなく近づく。表象の問題は、ただちに政策に結びつくような価値判断として迫ってくる。難民を善人として一括りにし、政府関係者を悪人とすれば、それは必然的に活動方針を決めてしまう。一方、文化相対主義の姿勢を維持しようとしても、判断を停止したまま中立を保つことは現場では不可能である。すでに国際協力団体は現地のマイクロ・ポリティックスに取り込まれているからだ。何もしないことさえも一つの勢力への加担になるのである。

(19) 宮地尚子・中満泉・工藤絵理「リレーエッセイ国際協力の現場から」、『外交フォーラム』一九九七年一月—一九九八年三月号。

(20) 写真は『ニューヨーク・タイムズ』一九九三年三月二十六日初出。論争についてはNHK「メディアは今——人命か報道優先か？　ピュリツァ賞・写真論争?」一九九四年六月三十日放送参照。上記情報については栗本英世氏に感謝する。

(21) 類似の現象として人類学者が魔女とみなされたりすることもある。鍵谷明子『インドネシアの魔女』学生社、一九九六。

(22) マイケル・ニコルソン（小林令子訳）『ウェルカム・トゥ・サラエボ』青山出版社、一九九八。

(23) Zarowsky, Christina : Ifrah's Story. McGill News, Summer 1997 (http://www.mcgill.ca/alumni/news/s97/ifrah.htm)

(24) ガヤトリ・C・スピヴァク（上村忠男訳）『サバルタンは語ることができるか』みすず書房、一九九八。

(25) ローランド・ジョフェ監督『キリング・フィールド』（イギリス＝アメリカ）ワーナーブラザーズ、一九八四。

(26) なぜ、ハゲワシに襲われそうな少女、シヤド、イフラ、ナターシャ、いずれも少女なのかを考えてみるとよいかもしれない。それははたして偶然だろうか? 多少ずれはあるが、関連するものとして、ピエール・ブルデュー『ディスタンクシオン』(1・2、藤原書店、一九九〇)は、芸術的嗜好に反映される社会構造を、山田昌弘『結婚の社会学』(丸善、一九九六)は恋愛に反映される社会構造を描き出している。

(27) 学問の主体とポジショナリティについては、宮地尚子「文化と生命倫理」、加藤尚武・加茂直樹編『生命倫理学を学ぶ人のために』世界思想社、一九九八、二八九―三〇一頁、宮地尚子「フィールドの入り口で――あるいは文化精神医学らしさという呪縛」、『文化とこころ(多文化間精神医学研究)』二巻三号、一九九八、二三〇―二三七頁(本書収録)、宮地尚子「揺らぐアイデンティティと多文化間精神医学」、『文化とこころ(多文化間精神医学研究)』三巻二号、一九九九、九二―一〇三頁(本書収録)。

(28) 植民地に生まれたシクスーが「偶然、偶発事、落下」について思考をめぐらせているのも、無関係ではないだろう。エレーヌ・シクスー「私のアルジェリアンス」、『現代思想』一九九七年十二月号、一三四―一六一頁。

(29) 恣意性という言葉は、柴谷篤弘、池田清彦両氏の議論(本稿とはまったく異なる文脈においてなのだが)を参考にしている。柴谷篤弘『比較サベツ論』明石書店、一九九八、池田清彦『思考するクワガタ』宝島社、一九九四など参照。

(30) パトリック・シャンパーニュ(杉山光信訳)「社会学対話についての考察 P・ブルデュー『世界の悲惨』をめぐって」、『思想』一九九七年二月号、八六―一〇一頁。

(31) 開発・発展が一方向に向かうかのようなニュアンスに抵抗を感じながらも、便宜上本稿では途上国、先進国という言葉を用いている。

(32) Ijsselmuiden, C.B., Faden, R.R.: Research and Informed Consent in Africa: Another Look. *New England Journal of Medicine* 326, 830–834, 1992.

(33) Rothman, D.J. *et al.*: The Bellagio Task Force Report on Transplantation, Bodily Integrity, and the International Traffic in Organs. *Transplantation Proceedings* 29, 2739–2745, 1997.

(34) 国連開発計画編『UNDP人間開発報告書』国際協力出版会、一九九七。

(35) 西崎真理子他『国際協力を仕事として』弥生書房、一九九五、の中に、「ソマリア難民キャンプでの医療援助」

と題して難民キャンプの経験について報告を書いたが、本稿とはかなり温度差があるかもしれない（一七〇—一八九頁）。この本ではそのほか国際協力に関わる日本女性たちが率直に自分の経験を語っている。ユニークなのは、国際協力の仕事を今はやめてしまった人、挫折した人の話も含まれていることである。

# あとがき

あまのじゃくな私は、つい人がしないことをしたくなる。それなのに気がついてみると、二十世紀末から二十一世紀初頭にかけての最大の（？）流行りものともいうべき「トラウマ」の本を出そうとしているのだから、笑ってしまう。運命のカミさまも、あまのじゃくなのかもしれない。

本書は、初出一覧にあるように、私がこの十年ほどの間に書いた文章をまとめたものである。この十年は世界的にも大変動の時期だった。東西の冷戦が終わって人々が平和に希望を抱いたのもつかの間、あちこちで内戦が起き、「民族浄化」という名の虐殺が続いた。二〇〇一年の9・11以降、世界の暴力化は加速していき、二〇〇四年にはアブグレイブの拷問の写真が新聞の一面を飾った。いまやアメリカ入国の際には指紋押捺と写真撮影が必要になり、在日コリアンの人たちが長年味わってきた屈辱感をみんなが共有する機会が皮肉にも与えられるようになっている。日本でも阪神淡路大震災と地下鉄サリン事件が起きた戦後五〇年の年から始まって、さまざまな事件や事故が起こるたびにトラウマという言葉が飛び交うようになった。本書は、そんな時間の流れを背景にしている。

第一部は二〇〇一年から『こころの臨床アラカルト』に連載してきた「トラウマの医療人類学」を主に構成した。その基盤には、現勤務先、一橋大学での「平和社会論」「地球社会と日本」「地球社会と生命」の講義がある。活発に議論に参加してくれた受講生たちに感謝したい。季節ごとに文章をまとめる機会とスペースと締め切り（これがいちばん重要だった！）を与えてくれた星和書店編集部の方々にも感謝したい。

第二部は、PTSDと暴力と法をめぐる文章を集めた。トラウマの真っただ中でもがき苦しむクライアントたちのリアリティと、それが社会や医療、法制度の中で扱われるときの捉えられ方には、果てしない距離がある。臨床現場で出会ったクライアントたちの、言葉にならないうめき声や叫びを、少しでも「冷静な第三者」に理解してもらえるよう翻訳をすること。それが、私に与えられた役割だろうと考えて書き綴った文章群だが、その試みはどれだけ成功しているだろうか。もしまがりなりにも成功しているとしたら、それはこれまで出会ってきたクライアントの方たちのおかげである。とくに私が心の中で「午後の五人組」と呼んでいるクライアントの方たちには、ここに名前を出すことはできないが、最大の感謝を捧げたい。二〇〇〇年から二〇〇一年にかけての冬の、私の臨床日の午後を占めていた五人。私の東京への転居に伴って、回復の途上で別れを告げざるをえなかったが、今も五人とも生きていてくれることは、私にとって大きな励ましとなる（もちろん後継の治療者の方々のおかげでもある）。

第三部は、より広く文化・社会と医療や精神医学についての文章を集めている。私がトラウマに焦点を絞る前に書いたものも多いが、読み返してみると当時から似たようなことに関心をもっていたことがよくわかる。医療人類学の視点を先に得ていたからこそ、今の自分のトラウマ臨床や思考が成り立っていることにも、あらためて気づく。「他者の存在」「異世界との出会い」そして「治療者（専門職者）－クライアント（病者、素人、弱者）間の権力関係」という視点抜きには、私はここまでトラウマについての思考を進めることはできなかった。あまりに思考の基礎を成しているため、引用文献リストには逆に載らなくなってしまうような師というものが誰にでもいると思う。私にとってそのような医療人類学の師、Arthur Kleinman, Byron and Mary-Jo Good に、ここであらためて感謝の念を捧げたい。

こうして謝辞を述べ出すと、いろんな人の顔が次々に浮かんでくる。始めるときりがなくなりそうなので、一人一人の名前を挙げることは差し控えるが、大切な友人や同僚の方たち、そして家族にこころからありがとうと言いたい。このようなかたちで本をまとめさせてくださったみすず書房の守田省吾さん、紹介の労をとってくださった中井久夫先生にも感謝する。

また、本書は、平成十六―十九年度日本学術振興会――科学研究費補助金助成（基盤研究Ｂ２『「外傷性精神障害」からみたトラウマとジェンダーの相互的影響』課題番号16310171　代表者　宮地尚子）による研究成果の一部である。記して感謝したい。

初出一覧にあるように、各部の中ではなるべく執筆時の時系列に沿って文章を配置している。校正の段階で大幅な加筆修正の誘惑にかられる文章もあったが、書いた内容はその時々で、私自身の思考の限界も含めて一つのまとまったかたちをなしていると思ったので、最小限の事実関係や細かい字句の訂正に限った。それでも浅学のゆえ、気づかない間違いが多々あるのではないかと思う。読者の方々からのご指摘をお願いしたい。

答えよりも問いを多く提出しているような本である。分析の枠組みまで提示しながら、まだ考察が進んでいないところもたくさんある。私の未熟さはおくとして、トラウマを考えるということはそういうことなのだろうとも思う。判断保留のまま、オープンに風を通しながら、次の時が熟すのを待ってみたい。情報が過剰に溢れ、それらがすぐに忘れ去られていく現在、ミヒャエル・エンデの『モモ』の時間泥棒が真実味を増してくる時代だからこそ。ゆっくりと、一緒に考えていきましょう。

緑深まる大学の木立を眺めつつ　二〇〇五年五月二十七日

宮地　尚子

## Ⅲ　文化精神医学と国際協力

医療人類学と自らの癒し（『現代のエスプリ』335号、1995年６月、至文堂）
フィールドの入り口で——あるいは文化精神医学らしさという呪縛（『文化とこころ』（多文化間精神医学会誌）２巻３号、相川書房、1998年６月）
揺らぐアイデンティティと多文化間精神医学（『文化とこころ』３巻２号、相川書房、1999年５月）
移住者のこころの健康と〈ヘルスケア・システム〉（『文化とこころ』４巻１・２号、相川書房、2000年４月。初出時のタイトルは「移住者のメンタルヘルスケアシステム」）
マイノリティのための精神医学（書き下ろし）
難民を救えるか？——国際医療援助の現場に走る世界の断層（稲賀繁美編『異文化理解の倫理にむけて』所収、名古屋大学出版会、2000年５月）

# 初出一覧

## Ⅰ　トラウマの医療人類学

トラウマと歴史・社会／トラウマと距離／「加害者」の恐怖／ベトナム帰還兵とは誰のことか？／2002年に観る『ショアー』／トラウマの演出と証言の真実らしさ／マイノリティのトラウマ／マイノリティと狭義のトラウマ体験／薬害エイズとトラウマ／薬害エイズと告知／ハルモニの証言と傷の存在・不在／身体について／子どものトラウマの半世紀後の影響――ACE研究について／オノ・ヨーコの世界／アブグレイブの写真（以上は星和書店の季刊誌『こころの臨床アラカルト』の連載「トラウマの医療人類学」1-15、2001年９月－2005年3月を初出とする。この連載は現在も継続中である。本書の収録にあたって一部順序を入れ替えた）

9・11以前と以後に（『書斎の窓』2002年７・８月号、有斐閣）

「慰安婦」問題と現代の性暴力（『あるおばあさんの話――元『慰安婦』の証言資料集』所収、一橋証言委員会、2004年１月）

## Ⅱ　トラウマ・暴力・法

想像力と「意味」――性暴力と心的外傷試論（酒井明夫・下地明友・宮西照夫・江口重幸編『文化精神医学序説――病い・物語・民族誌』所収、金剛出版、2001年２月）

PTSD概念を法はどう受け止めるべきか？（『ジュリスト』2002年７月15日号、有斐閣）

精神医療と日本文化――「失調」と「障害」についての一考察（『こころの科学』2003年５月号、日本評論社）

拷問とトラウマ（『トラウマティック・ストレス』２巻１号、2004年２月、日本トラウマティック・ストレス学会）

## 著者略歴

（みやじ・なおこ）

一橋大学大学院社会学研究科地球社会研究専攻・教授．精神科医師．医学博士．1986年京都府立医科大学卒業．1993年同大学院修了．1989年から1992年，ハーバード大学医学部社会医学教室および法学部人権講座に客員研究員として留学．1993年より近畿大学医学部衛生学教室勤務を経て，2001年より現職．専門は文化精神医学，医療人類学，ジェンダーとセクシュアリティ．著書に『異文化を生きる』（星和書店，2002），『環状島＝トラウマの地政学』（みすず書房，2007），『傷を愛せるか』（大月書店，2010），『震災トラウマと復興ストレス』（岩波ブックレット，2011），『トラウマ』（岩波新書，2013），『はははがうまれる』（福音館書店，2016），編著に『トラウマとジェンダー——臨床からの声』（金剛出版，2004），『性的支配と歴史——植民地主義から民族浄化まで』（大月書店，2008），『医療現場におけるDV被害者への対応ハンドブック』（明石書店，2008），共著に『文化精神医学序説』（金剛出版，2001）など．訳書にはコーエン『多重人格者の心の内側の世界』（監訳，2003），ガートナー『少年への性的虐待——男性被害者の心的外傷と精神分析治療』（共訳，2005，ともに作品社），バイヤリー『子どもが性被害をうけたとき——お母さんと，支援者のための本』（監訳，明石書店，2010）他がある．

トラウマの医療人類学

2019年9月27日　新装版第1刷発行
2025年6月18日　新装版第6刷発行

著　者　　宮地尚子
発行所　　株式会社 みすず書房
〒113-0033 東京都文京区本郷2丁目20-7
電話 03-3814-0131(営業) 03-3815-9181(編集)
www.msz.co.jp
印刷・製本　大日本印刷株式会社


Printed in Japan
ISBN 978-4-622-08871-4
[トラウマのいりょうじんるいがく]

本書は、みすず書房より2005年7月20日、第1刷として発行した『トラウマの医療人類学』の2011年8月15日発行、第3刷を底本としています。